你并不是孤勇者

108位乳腺癌患者的生命热度

杜庆洁
马 飞 主编
李艳萍

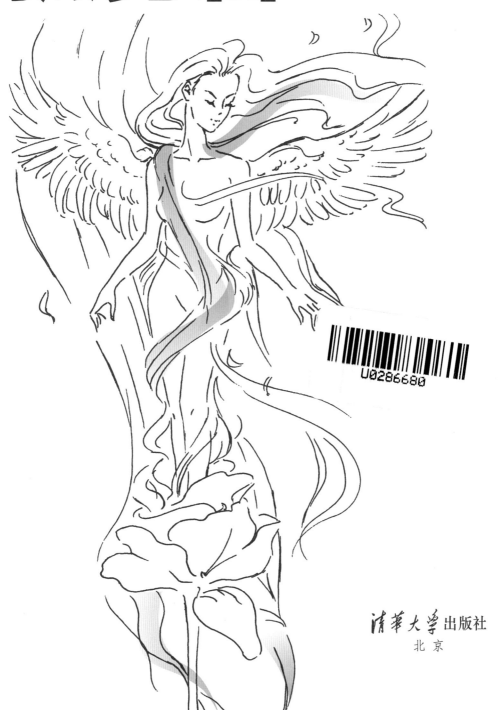

清华大学出版社
北京

图书在版编目（CIP）数据

你并不是孤勇者：108位乳腺癌患者的生命热度 / 杜庆洁，马飞，李艳萍主编 . — 北京：清华大学
出版社，2023.7（2024.2重印）

ISBN 978-7-302-64232-9

Ⅰ. ①你… Ⅱ. ①杜… ②马… ③李… Ⅲ. ①乳腺癌—防治 Ⅳ. ① R737.9

中国国家版本馆CIP数据核字（2023）第132642号

责任编辑：孙　宇
封面设计：杜庆洁
责任校对：李建庄
责任印制：沈　露

出版发行：清华大学出版社
　　　　网　　　址：https://www.tup.com.cn，https://www.wqxuetang.com
　　　　地　　　址：北京清华大学学研大厦 A 座　　　邮　　　编：100084
　　　　社 总 机：010-83470000　　　　　　　　　邮　　　购：010-62786544
　　　　投稿与读者服务：010-62776969，c-service@tup.tsinghua.edu.cn
　　　　质量反馈：010-62772015，zhiliang@tup.tsinghua.edu.cn
印 装 者：小森印刷霸州有限公司
经　　销：全国新华书店
开　　本：185mm×260mm　　　　印　张：22.5　　　字　数：492千字
版　　次：2023 年 8 月第 1 版　　　　　　　　　印　次：2024 年 2 月第 4 次印刷
定　　价：108.00 元

产品编号：103538-01

编委名单

前　言

　　在中国，癌症是一个被忌讳的字眼，伴随这个字眼而来的是患者和家属无尽的恐惧、绝望及其身后无数个家庭的悲剧，这样的故事每天都在各种平台上上演。他们乞求帮助，他们乞求生的希望。面对生命的遗憾，我们总是伴随着惋惜。但不曾想有一天，这个禁忌之词会发生在自己或自己的家庭身上。

　　面对厄运的突然降临，我们会怎么做？本书记录了108位乳腺癌患者的真实抗癌经历，由三位院士及全国二十多位乳腺肿瘤博士专家共同参与完成，进行了有关科普、感悟、公益等方面的诠释。

　　这可能是和你想象中不一样的故事。她们曾经无限接近死神，你却未能在她们的生活中嗅到一丝绝望的气息；她们是医学上定义的癌症患者，但她们的生活依然丰富多彩；她们有着各自不同的人生轨迹，却因为相同的经历惺惺相惜。

　　通过她们的故事，走进她们的内心世界，你会发现这是从另外一个角度真实地去了解癌症。很遗憾，人生经历了这样一个字眼，它打破了原本所规划的未来。但，很骄傲，她们挣脱癌症的魔爪续写了一段自己的传奇。对生命全新的认知，成为荆棘丛中绽放的玫瑰，往后余生怒放属于自己的光彩。

　　咱们，以后还能……吗？这是很多乳腺癌患者经常问的问题，带着对未来未知的恐惧。

　　然而，为什么不能？这108个故事就是最好的例子。医学的进步、越来越多新药的问世带给患者更好的预后以及更高的生活质量。我们也很荣幸地邀请到众多专家，从科学的角度带你全面正确认识乳腺癌。

　　创作本书的初心在于：给予正在经历治疗的患者以信心，也希望改变社会对这个特殊群体的固有看法，并给未病的女性朋友们以警醒，健康的生活才能带来整个家庭的幸福和谐。

　　直面癌症，我们不再有惋惜，每个人都有创造奇迹的潜力。通过别人的故事，强大自己的内心，改变人们的固有偏见，让更多的患者早日回归她们所向往的生活中。

　　咱们的以后还有很多以后，每个人的生命历程都将是一段传奇。

杨　菁

2023年7月18日

目 录

序言篇

每一位癌症患者都不应该轻言放弃 ……………………………… 徐兵河 002

防癌道路并不孤独 …………………………………………………… 詹启敏 004

一束温暖的光 ………………………………………………………… 乔 杰 006

抗癌之路,可以"两全"其美 ……………………………………… 马 飞 008

阻断肿瘤病理发生条件的癌症预防策略——微损伤与癌症 ……… 师建国 010

人物故事篇

奉献·榜样

爱心传递生命力量 …………………………………………………… 史安利 013

付出只为架起一座桥梁 ……………………………………………… 贾紫平 016

和乳腺癌做闺蜜 ……………………………………………………… 关竞红 019

为活着的每一天感恩 ………………………………………………… 陆柳梅 022

在自我疗愈中走向完整 ……………………………………………… 郭 健 025

用优选法选择生活方式 ……………………………………………… 梁玉珍 028

春天的燕子 …………………………………………………………… 宋春燕 031

我是幸运者 …………………………………………………………… 李胡胡 034

相信生命的意义 ……………………………………………………… 杜庆洁 036

唤醒·灵魂

走出自杀意念抱团取暖 ……………………………………………… 丁春贤 041

用全身心奏响生命的凯歌 …………………………………………… 刘和洪 044

认真反思从中获益 …………………………………………………… 马 泰 046

走出迷茫寻找良药 …………………………………………………… 王彦琨 048

用爱点燃生命的希望······················马复荣 051

与乳腺癌抗争是一场战役···················温美茵 054

爱让我坚强··························张 爽 057

怒放的生命··························任燕君 060

跟癌细胞做朋友共存共赢···················郑海莹 063

赠人玫瑰　手留余香·····················张圣邡 066

跨界的斜杠二姐·······················欧阳雪梅 068

希望·绽放

我的这十年··························严茗月 070

携手伙伴快乐康复······················孙 敬 073

成为一束光照亮他人·····················熊东华 075

夫妻抗癌携手共进······················程玉玲 077

向阳而生　温暖幸福·····················韩美清 079

与癌共舞十年························杨咏莉 082

亲情大爱让我振作起来····················张晓芳 084

心中充满爱·癌跑玫瑰开···················李 敏 086

我的生命之花························刘万芬 089

当命运没有善待你请善待自己·················杨 菁 091

向阳而生··························胡艺花 094

活力·盼望

有一种成长叫创伤后的成长··················于兰英 096

再过十年依然相见······················王兰梅 099

感恩生命··························吴春子 101

因为有爱所以遇见······················王健颖 104

做最好的自己························李念芸 106

生命礼赞··························米 霞 108

拥抱暖阳与爱同行······················赵美侠 110

风雨过后生命更加美丽····················文 佳 112

与自己和解··························王 丹 114

相信相信的力量·······················沐 熙 117

生病治疗不是孤单的旅程···················邬国萍 120

坚毅·勇敢

做不被定义的自己…………………………………………… 郑雪莹　122

你当像鸟飞往你的山………………………………………… 小晴天　124

前方有路，未来可期………………………………………… 肖　妍　126

千淘万漉虽辛苦，千锤百炼始成金………………………… 毕承红　128

生命至上不离不弃…………………………………………… 小冰晶　130

我生命中的奇迹……………………………………………… 幸福树　132

坦然面对癌症………………………………………………… 鲁大海　134

乳腺癌让我重生……………………………………………… 晨　宇　136

攻克癌症不是个人的单打独斗……………………………… 惠　子　138

致我不平凡的余生…………………………………………… 聂彬彬　141

产后复发为爱活出精彩……………………………………… 张美玲　143

理解·接纳

独行也芬芳…………………………………………………… 霍勤勤　146

爱让生命更美丽……………………………………………… 黄厚娟　148

认领裂痕，走向光之来处…………………………………… 静　贻　151

生命的张力…………………………………………………… 雨　竹　153

推进手术室的那一刻………………………………………… 岳秀云　156

我的精彩我做主……………………………………………… 张燕妮　158

沉舟侧畔千帆过　病树前头万木春………………………… 付俊平　160

我的喜与悲…………………………………………………… 聂学红　162

即使无人欣赏依然保持芬芳………………………………… 徐贵芳　164

一路坚持勇敢前行…………………………………………… 刘静宜　166

心简单世界才会简单………………………………………… 柴　路　169

重生·涅槃

用尽全力好好活着…………………………………………… 门　静　171

用爱经营的家………………………………………………… 宋　丹　174

用快乐愈人、愈己、愈世界………………………………… 金凤娟　177

我的蜕变之旅………………………………………………… 李　芳　180

一张纸打破了我的梦想……………………………………… 郭秀君　183

忘却病痛，让生命的羽翼丰满……………………………… 阎　红　186

路不平　走下去……………………………………………… 李　立　189

播下希望的种子，收获生命的美好……………………………………朱 力 192

人生的岔路口……………………………………………………………清 泉 194

忘记自己是个患者………………………………………………………马景然 196

传承·温暖

活着我们可以追梦………………………………………………………张 勤 198

眼泪永远无济于事………………………………………………………刘 丽 200

帮助他人快乐自己………………………………………………………李亚琴 203

走出阴霾心态很重要……………………………………………………田改华 206

向死而生不向厄运低头…………………………………………………邱先平 208

重生十五年………………………………………………………………刘玉娥 211

心态的力量………………………………………………………………石 云 213

跟姐妹们分享康复经验…………………………………………………李金玲 215

爱的包容和陪伴…………………………………………………………李艳丽 217

让梦想的种子开美丽的花………………………………………………王开阳 219

乐观的心态是希望的渡船………………………………………………岳玉兰 221

美好·见证

做自己的光温暖而有力量………………………………………………李 光 223

拥抱自然，怡情乐活……………………………………………………李秀玲 226

感悟独特的生命价值……………………………………………………赵 伟 228

医生说怎么治就怎么治…………………………………………………张梦妤 230

予人玫瑰手有余香………………………………………………………周建宏 232

广阔天地体验重生………………………………………………………刘秀红 234

笑看明天…………………………………………………………………梁屹立 236

抛去忧郁迎接新生活……………………………………………………王庆华 239

帮助别人就像拯救曾经的自己…………………………………………宁培军 241

用心倾听陪伴成长………………………………………………………杜桂格 243

真正的乐观态度是勇于面对死亡………………………………………李京梅 245

守护·陪伴

愿做抗癌路上的标杆……………………………………………………倪素娟 247

抗癌路上的乐观与坚持…………………………………………………王秀娟 249

涅槃之兰　向幸福出发…………………………………………………周改兰 251

我只想好好地活着………………………………………………………孟凡荣 254

在抗癌路上一直走下去……………………………………童芷玲 256
披荆斩棘传递爱的光辉……………………………………韩 毅 259
春风化雨历艰难 领悟生命的可贵…………………………曹凤琴 262
坚持传递爱的力量…………………………………………王凤茹 264
为了家人一定要活下来……………………………………刘有志 266
帮助他人是我们的共同心愿………………………………陈 丽 268
小棉袄是我战胜病魔的最大的动力………………………蕙质兰心 270
帮患者开创自己的第二春…………………………………姜 军 273

专家科普篇

乳腺癌治疗更规范、更精准、更人性化——三十余年工作体会……………李艳萍 277
乳腺癌生育力保存…………………………………………李 蓉 280
乳腺癌放疗意味着什么?……………………………………王 玉 282
医患同心 共克疾病…………………………………………张永强 285
乳腺疾病患者需要关注妇科健康…………………………白文佩 287
乳腺癌患者怎样学会自我营养管理………………………石汉平 289
中医药在乳腺癌治疗与康复中的作用……………………万冬桂 291
分清体质,打好"乳腺"保卫战……………………………姜 敏 294
手法淋巴引流技术在肿瘤康复中的地位和作用…………张 路 299
乳腺癌术后乳房重建………………………………………吕淑贞 302
医务社工:为患者提供社会与心理支持…………………李 原 304
乳腺癌患者的口腔健康维护………………………………黄 懂 306
乳腺癌患者的亲密关系困境………………………………唐 婧 309
乳腺癌患者的护理及家庭照顾……………………………刘 娟 311
乳腺癌随访复查的意义……………………………………袁可玉 313
乳腺癌术后康复者的福音…………………………………王文俊 316
呼啦舞蹈可给乳腺癌患者带来的帮助……………………暗香闫莹 319
易筋经对女性乳腺"未病"的益处与功效…………………臧运良 321
做一条流入沙漠的河………………………………安之(宋威) 323
向美而生 让生命成为人间绽放的烟火……………………蒋 硕 325

爱心祝福篇

爱心祝福…………………………………………………………………327

序言篇

每一位癌症患者都不应该轻言放弃

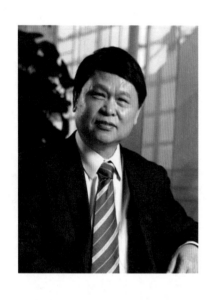

徐兵河

肿瘤学专家

中国工程院院士

中国医学科学院学部委员

北京协和医学院长聘教授

中国抗癌协会乳腺癌专业委员会名誉主任委员

癌症，是"众病之王"，治愈，是人类的心愿。

乳腺癌是我国乃至全球女性发病率最高的恶性肿瘤。每年我国乳腺癌的发病者数约为42万，并且以每年3%～4%的速度递增，是全球最快的。所幸的是，经过合理规范治疗后，85%的患者能够生存5年以上。

目前，乳腺癌治疗有手术、放化疗、靶向治疗、内分泌治疗、免疫治疗等，早期以手术为主，晚期治疗比较复杂，但经过规范治疗，许多患者的生存期仍能显著延长。我们的信心来自不断创新的药物以及丰富的治疗手段。以难治的晚期乳腺癌为例，我刚参加工作的时候，乳腺癌肝转移的中位生存期1年多点，肺转移最多2年，骨转移也就2～3年。现在的骨转移，在我院治疗的患者，平均可以存活超过5年，甚至超10年的患者也不在少数。另外，HER2阳性的乳腺癌，过去生存期也就是1年左右，现在以曲妥珠单抗、帕妥珠单抗、ADC类药物、小分子靶向药物为基础联合治疗，近一半的患者都能够生存5年以上。

我曾经有一位乳腺癌晚期患者，她本人是一位超声科医生，肝、肺转移，大量腹水，黄疸非常严重。不治疗，可能活不到1个月；而治疗又根本无法用药，因为肝脏无法解毒，用药反而会中毒而死。我们对病情仔细分析后发现，她黄疸严重的原因，不是弥漫性肿瘤把细小胆道堵塞，而是一个大肿瘤把总胆管挤扁了。于是，我们请介入科医生做支架把胆汁引流出来，黄疸很快就消退，肝脏恢复功能也就可以用药了。随着她的身体逐渐好转，我们从单一用药到强化治疗，肿瘤慢慢缩小，最后竟然完全消失，患者回到了工作中，高质量地存活了很多年。

乳腺癌和其他肿瘤不太一样，发病年龄通常在50岁左右，这个年龄不少患者本身就合并基础疾病，比如高血压、糖尿病、高血脂，还有些心脑血管的疾病，同时随着患者治疗时间的延长，有些晚期复发的患者还可能要终身治疗，长期用药也会引起心脏不适、骨质疏松、子宫内膜增厚等。这个时候就要从疾病治疗过渡到疾病管理，即全方位、全周期管理。过去只在做手术或放化疗时期进行管理，实际上很多乳腺癌患者需要长期治疗，由此带来的并发症需要加入跨学科管理，不单需要肿瘤专科医生，还需要普通内科、心内科、消化科、妇科、精神科甚至心理科的医生来共同地参与。管理的目的，一是尽量延长患者的生存期，二是提高她们的生活质量，尤其是晚期的乳腺癌患者要终身上好这门"管理课"，在长期带瘤生存的状态下，活得要有质量，少一点折磨。

与过去30年相比，目前我国在乳腺癌领域的治疗和研究方面进步非常明显，与国际先进水平的差距越来越小，甚至在某些领域实现了超越。例如自主研发的国产创新药吡咯替尼，打破了HER-2靶点被进口药长期垄断的局面；我国学者还参与了早期和晚期乳腺癌国际指南的制订，这些说明中国医生取得的成就已经越来越被国际同行认可。

目前，我国一些大型肿瘤专科医院的诊疗水平已经基本跟国际接轨，但东西部之间、城乡之间、专科医院与综合医院之间依旧存在很大的差异，整体来说发展还不是特别平衡。如何做到全国乳腺癌诊疗同质化、规范化，这是我们今后的努力方向。同时，要在规范的基础上进行个体化治疗。每位患者乳腺癌的病理类型和分子分型是不一样的，因此，针对不同患者进行个体化治疗是非常重要的。

乳腺癌治疗可能导致的心血管等疾病风险的增加，还有一些治疗手段可能引发高血脂、骨质疏松、子宫内膜增厚甚至子宫内膜癌、精神及心理疾病等，也让全方位、全周期的跨学科管理受到重视。如何降低这些疾病的发生风险，或在发生后如何及时治疗，从而提高乳腺癌患者的整体生存率，也是我们今后研究的方向。

肿瘤患者是一类特殊群体，其规范诊治的过程相对较长，还要经历放化疗及手术带来的痛苦，身心都承受着巨大的压力，需要家人、朋友乃至全社会更多的关爱和鼓励。乳腺癌可防可治，现在也有越来越多的新药、越来越多的治疗方法应用于临床，即使到了晚期，不少患者也能有非常好的治疗效果，每一位乳腺癌患者都不应该轻言放弃。

防癌道路并不孤独

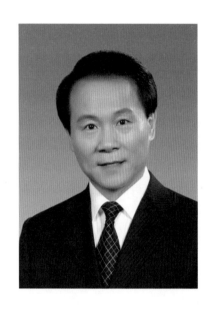

詹启敏

中国工程院院士
北京大学国际癌症研究院院长
北京大学健康医疗大数据国家研究院院长
教育部长江学者特聘教授
国家杰出青年基金获得者
新世纪百千万人才工程国家级人选
国家自然科学基金委创新群体首席专家
国家973重大基础研究项目首席科学家
享受国务院政府特殊津贴

在这世上，有一种爱叫"妈妈"，有一种温柔叫"妻子"，有一种贴心叫"女儿"。中国女性常常期望在每种角色中都能做到尽善尽美，其肩负的责任与压力总是比我们看到的要大很多。但她们也会有生病的时候，甚至会遭遇癌症，特别是乳腺癌。女性乳腺癌患者往往表面上表现得坚韧而勇敢，但她们内心的声音也值得被家人和社会听见。

我们是大自然的一部分，我们的身体同样也是。人生之复杂，比医学问题复杂得多。面对肿瘤，面对生命的不确定性，用艺术视角、旁观视角、创作者视角去面对、去参与、去沉浸、去脱俗，救赎才能持久一点。"救赎"不该是一个抽象的东西，而应该当作一件具体的、自己可以做到的事情。坂本龙一说："一旦记忆淡去消逝，可能就此淹没在历史的洪流中，彻底消失无踪，但是只要一谱写成歌曲，就可能成为民族或世代的共有记忆，不断流传下去，将事情从个人体验中抽离而出，实际留存在音乐世界中，就能借此跨越时空的限制，逐渐与他人共有，音乐正具备这样的力量。"对于肿瘤患者来说，自己有超脱、超越的心态和思想，再加上具体方法实时治疗，该是很好的生存状态。古人说，"长恨此身非我有，何时忘却营营"。现如今，"务必请你，一而再，再而三，三而不竭，千次万次，毫不犹豫地救自己于这世间水火"。

人生就是一场经历，你有多少财富、多少刻骨铭心，都会化作一缕烟云。倒不如无论发生什么，都随时不辞辛苦地感受着、创造着、超越着。那样的人生张力，就不限于那些起起伏伏，那些绝地逢生。人生的张力，就是你全部力量的跨度和呈现，没有低谷高峰，怎会有张力呢？

这是一段向着未来的生命科学之旅，也是一段向着内心的自我能量之旅。

癌症不等于死亡。在配合医生治疗的同时，也要积极地调整好心态。积极向上的生活态度是对付肿瘤的"利器"，通过丰富的情绪调节方法促进心理健康，以正向的心态与疾病斗争，终将赢得胜利。尝试寻找一些兴趣爱好，冲破笼罩的阴霾，追求生命的阳光！

肿瘤治疗是一场漫长的战斗，患者承受躯体痛苦的同时，也伴随着巨大的心理压力。在癌症面前，她们都曾沮丧和迷茫过。也许生命的长度难以掌控，但我们能通过艺术的形式改善生命的品质和厚度，与癌共舞，为时光赋予生命的精彩！"送你一朵小红花"，相信身边永远有人默默爱着你。正是这广义的爱，推动了世界默默运转。死亡随时可能到来，我们唯一要做的就是爱和珍惜。

从爱出发，让爱延续，希望科学与艺术的融合可以帮助更多女性肿瘤患者开启希望之门。肿瘤的医治决不是一场终究不成功的战事，在现如今严格的临床标准之下，维持标准的医治，高品质长存活并不是梦。惟愿每一名癌症患者和家属都能见到，有人前方点灯，何不逐光前行！防癌道路并不孤独。一起为癌症患者加油鼓气！

一束温暖的光

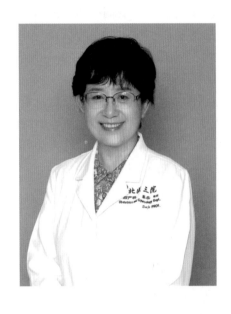

乔　杰

中国工程院院士

中国科协副主席

北京大学常务副校长、医学部主任

当看到书中的一篇篇文稿，我发现，与我之前受邀作序的那些著作不同，这本小书没有庞大复杂的肿瘤诊疗相关知识的构架和解读，而是来自许多乳腺癌患者的亲笔实录。这些经历过生死煎熬的作者们的文字真切入骨，感人至深。每一个字都凝聚着患者的心声，每一段文都讲述着患者从最初的煎熬到找对生活前行方向的曲折心路历程，特别欣喜于她们能战胜心魔甚至病魔，对生活抱有热忱，在相互鼓励和关爱他人中找到自己继续勇敢、乐观生活的意义和价值。

与此同时，作为一名生殖医学专家的我也想到，大多数乳腺癌患者在肿瘤治疗后可长期生存，但特别值得注意的是，我国乳腺癌患者的发病过半发生在绝经前，而受抗肿瘤治疗的影响，乳腺癌患者的妊娠率与普通人群相比降低了67%。因此，对于有生育要求的年轻乳腺癌患者，在制订肿瘤治疗方案前，我们必须考虑到患者的生育意愿，根据不同患者的不同个体情况，联合外科、肿瘤科、妇产科、生殖科等多学科医生团队为患者提供生育咨询，并尽早制订合理的方案，在治疗疾病的同时，合理保护患者的生育功能，给她们一个更为完美的人生。

希望这本小书是一束温暖的光，让更多患者从中汲取力量，在家庭、朋友的关爱支持下，不断丰富自己的生活；也希望从事临床肿瘤诊疗和妇产生殖医学等多学科的大夫们可以从这些患者的经历中，更深刻地体会到她们的不易，更加理解有温度医学的价值所在，为自己不断攀登医学高峰找到初心。我相信，这也是编者将这些书稿汇集在一起的初衷所在。

抗癌之路，可以"两全"其美

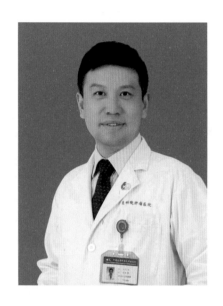

马 飞

北京协和医学院长聘教授

教育部长江学者特聘教授

健康中国国家健康科普专家

国家癌症中心／中国医学科学院

肿瘤医院主任医师

　　乳腺癌是严重威胁全球女性健康的重大疾病。2020 年，我国乳腺癌新发病例数约 42 万例。目前尽管我国乳腺癌的整体发病率低于欧美国家，但是以每年 3%~4% 的速度在增长，这个增长速度显著高于欧美国家，也高于全球平均水平。

　　近年来，随着肿瘤诊疗技术的进步，乳腺癌的治愈率显著提高，患者的生存期得到显著延长。然而患者伴随的心血管等非肿瘤相关疾病，以及年轻肿瘤患者面临的生育功能保护等相关问题也日渐突出。《"健康中国 2030"规划纲要》提出，到 2030 年实现全人群、全生命周期的慢性病健康管理，总体癌症 5 年生存率提高 15%。我们不仅要延长癌症患者的生存期，还要改善患者的生活质量。在此背景下，以"全方位提升、全周期促进"为核心的肿瘤健康管理的创新模式应运而生。

　　以乳腺癌为例，"全方位提升"的核心理念是把既往以乳腺癌为中心的诊疗模式转变为以患者为中心的模式。全面关注乳腺癌患者所面临的所有健康问题，多维度扩展健康关爱，而不仅仅是关注乳腺癌的相关问题。除了对乳腺癌患者的诊疗进行关注以外，我们还要对肿瘤以外的健康问题进行关注，比如说心血管健康问题、骨健康问题、心理健康问题、生育力保护问题等，实际上是从一个空间轴上，把肿瘤患者面临的所有健康问题进行综合的跨学科管理，在控制肿瘤相关健康威胁的同时，进一步降低非肿瘤相关健康风险，改善患者的生活质量，使患者以最佳的状态回归家庭、回归社会。

　　"全周期促进"，一方面要关注患者急病周期的规范诊疗和癌后周期的全方位康复，另一方面，要将乳腺癌防控战线前移，对高危人群进行规范的筛查、早期诊断、早期治疗，提高治愈率；还要进一步加强科学普及和健康管理，降低乳腺癌的发病率，进一步降低乳腺癌对于人类健康的危害。"全周期"是从时间轴上来进行肿瘤的防控管理，通过全生命周期的科学预防、筛查、诊疗、康复，全面促进乳腺癌的防治效果。

我们需要广大患者介入自身的健康管理中来，除了关注规范化的科学诊疗以外，还需要关注发生率较高、对生活质量影响比较明显的伴随疾病。首先是心血管疾病，心血管疾病会显著增加乳腺癌患者的死亡风险。美国一项研究显示，绝经后的早期乳腺癌患者，十年以后死亡的首要原因不是乳腺癌而是心血管疾病。在临床实践当中，我们的确发现有一些患者治愈了肿瘤，但最后竟然死于心衰或死于冠心病。第二个是骨健康问题，因为乳腺癌疾病本身的特点，以及乳腺癌治疗导致激素水平下调，影响了骨代谢的异常，1/3 的患者会出现骨质疏松，甚至有 20% 的患者会出现骨折。第三个是心理问题，实际上 50% 的乳腺癌患者有不同程度的心理障碍。我们曾经遇到过，患者治疗很成功，肿瘤已彻底治愈，但是她走不出内心的阴影转身就自杀了。这对我们触动也很大，因为我们做了很大的努力，花了很多的医疗成本来治愈一位肿瘤患者，但她自己就轻易放弃了，这也说明我们的治疗还不算成功。

此外，还有一些其他的领域，如在中国特别有生殖需求的肿瘤领域。在中国乳腺癌平均发病年龄比西方国家要年轻 10 ~ 15 岁，中国有很多 35 岁以前，甚至 25 岁以前的乳腺癌患者，我们把疾病治愈了以后，还要关注她未来的生活，这就涉及生育问题，尤其是国家放开了二胎政策以后，我们就要更加关注如何减少肿瘤治疗对生殖的危害。作为医生遗憾于即使治愈了年轻的肿瘤患者，如果使她丧失了做母亲的权利，那么她的人生也是不完美的。

在乳腺癌领域落地"两全"健康管理模式，进行全生命周期的全方位跨学科健康管理，贯穿于癌前防控、规范诊疗和科学康复全过程，全方位、全生命周期地维护人民健康，也是健康中国的含义所在！抗癌路上从来不是，也绝不应该是一个人的战斗。要相信医生一直以"治病救人"为天职，不仅关注患者的疾病，更会想办法解决治病所带来的不适与压力，在治疗过程中遇到困难，或心理有任何过不去的坎儿，都要学会寻求帮助。毕竟，疾病治疗的最终目的，是有质量地活下去！勿忧"毕其功于一役"，要争取尽可能回归正常生活，活得幸福！衷心希望肿瘤病友们携手同行，关注健康，配合诊疗，不仅可以活得更长，而且可以活得更好，实现"全方位、全周期"健康提升的目标，达到肿瘤慢病管理"两全"其美的理想境界！

阻断肿瘤病理发生条件的癌症预防策略
——微损伤与癌症

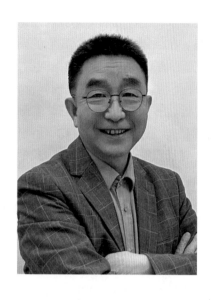

师建国

空军军医大学（第四军医大学）病理学教授

主任医师

博士生导师

中国抗癌协会康复分会主任委员

　　我们仿佛正在面对越来越多的致癌物质，不包括行为因素，仅在动物实验中发现的致癌物质已有千余种。若要防癌，人们是否需要拒绝所有致癌或有潜在致癌可能性的物质呢？如果是，我们又用什么方法去做到？何况还在不断地发现新的致癌物或因素。面对纷繁，人们可能有无可奈何之感。我们换一个视角来看一下。

　　肿瘤是细胞变异的产物，一切生命体都存在发生变异的潜在可能性，条件具备时，基因的微损伤所导致的细胞变异的发生普遍存在。"变异"会在各自的环境中诞生、选择、保存、发展，新的"变异"又会在新的存在中继续发生，在人体这个"立体细胞培养基"里，细胞在细胞外液的"海洋"里，各种不同的细胞变异事件总在发生，这种变异随机且不确定，有害？有益？无意义？由于胚系细胞或体系细胞的不同，变异给个体带来的可以是：①致死性的；②细胞功能结构的丧失或新生；③细胞功能结构增强或减弱。每一种变异，在机体环境中被选择、淘汰、保存、发展。但更多的内外因素所造成的环境不稳态，将增加个体灾害性基因负荷。"肿瘤变异"作为其中变异的一种，变异机会的增加就意味着肿瘤变异机会的增加。从细胞病理学上看，在概率上增加细胞发生肿瘤性变异的机会，与细胞发生"损伤""修复""增生"的机会划等号，哲学中常提的机械运动、物理运动、化学运动、生物运动、社会运动因素都可以通过作用于细胞及其微环境，影响基因序列和调控过程，使基因损伤、修改，增加细胞变异和肿瘤性变异的机会。

生活中的"穷人易得食管癌、富人得结直肠癌"与这些运动方式的具体形态对细胞、基因围困正相关，如吃得多、粗、硬、烫、霉变、高盐、狼吞虎咽与食道癌，或食量小、运动少、食物构成纤维素少等与肠癌，牙齿反颌或口腔不良修复物与舌癌或口腔癌，东西北人的"炕癌"，克什米尔地区的"怀炉癌"，肝炎、肝硬化、长期酗酒、华支睾吸虫、血吸虫肝病等各种长期慢性肝病与肝癌，机械损伤与骨肉瘤，摩擦的黑痣易癌变，瘢痕癌的发生，久坐与前列腺癌，"处女不得宫颈癌"，不同机体平面的同种组织癌变率的差异，再生障碍性贫血转化为白血病（很多再生障碍性贫血的骨髓实际是在经历着不断的变态反应性损伤、修复、增生的过程），慢性白血病急变，人的胃癌为什么好发于胃后壁（猪在下壁多发），空腔通道器官的癌症易发生在收缩狭窄的"门"处，良性肿瘤比正常组织容易发生癌变，炎性增生的病变比正常组织容易发生癌变，在自然界中风吹日晒久了的老人的脸容易有老年斑（多系变异性良性增生）。

所有这些，在病理学上展开了一条癌症和其他变异性疾病发生的链条，即损伤的机会多、修复的机会多、增生的机会多、变异的机会多、癌变的机会多。所有这些损伤、修复、增生机会的增多，既可以单独导致变异，也可以复合或链锁着为变异和癌变提供更多的机会，"这种机会"既可通过微损伤直接修改 DNA，也可通过提供机会增加 DNA 复制、转录中"图纸"自然出错的绝对值。且不说那些典型的致癌物透过特定微损伤导致基因变异的强度（在遗传基因背景脆弱性的情况下更甚），单就 DNA 遗传物质遭受周而复始的损伤、修复、增生，变异和癌变的绝对值就自然增加。而细胞进入"增生"机会增加以后，参与变异的细胞个体数量和频率也会增加，包括细胞复制过程中沉默基因的表达，都更增加了各种变异和癌变。损伤、修复、增生，在病理发生的"机会条件层面"增加了癌症发生的概率。类似的情形临床上比比皆是。即使肿瘤本身由于癌细胞比一般增生组织的增生速度更快，其增殖过程中，就有了更多增生、变异的机会，于是恶性肿瘤细胞很容易产生新的附加变异，形成亚克隆之间的"异质性"，而那些更具生存和侵袭力的克隆被选择出来，导致肿瘤朝着越变越恶的方向演进，而肿瘤细胞异质性表现出的形态、行为差异、侵袭力、生长速度、对激素的反应、对抗癌药的敏感性、免疫原性等，也给诊断和治疗带来了更多困难。

面对纷繁的致癌物和相关因素，虽然我们很难一一屏蔽致癌物，却可以在"机会条件"层面减少迁延性损伤、修复、增生的机会，从而减少变异和癌变的机会。因此，"减少和避免慢性迁延性损伤、修复、增生性疾患和行为就是防癌"，这是一个关乎大众防癌的策略。依据这个策略，易于融会贯通。人们可以通过这个癌症发生底层逻辑的认知和举例说明，更生动地意识到癌病发生的风险因素，有利于逐渐远离不健康的生活方式．减少过分的环境伤害性因素，维持人体这个立体细胞培养基的平衡，积极诊疗慢性损伤增生性疾患，从而预防减少癌症的发生。这个从病理层面提出的防癌策略，如果能够更加常识化地深入人心，会使人们的防癌实践由繁变简，从必然王国走到自由王国中来，而且有可能帮助人们预防一些原因不明的癌症发生。

人物故事篇

爱心传递生命力量

史安利

苏格拉底的话，未经审查的人生是不值得过的。那么，人生的意义是什么？我们到底要过怎样的一生？

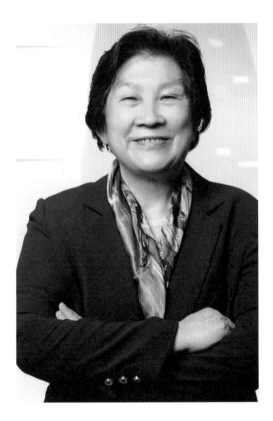

对每一位不幸患癌的人来说，当一场大病来袭，改变他们既定的人生轨迹，甚至威胁生命时，这个平日无暇思考的哲学命题会悄然出现在他们脑中。历经种种考验，他们倍加珍惜生命，开始思索人生，追求生命的真正意义。他们在各处，散发着自身的微光，用爱心传递着生命的力量。

而患者组织，一个不被大众所熟知的团体，以一种抱团取暖的方式，汇聚起众多的微光，他们照亮彼此，在完成身体康复后，获得真正意义上的精神康复，勇敢回归社会，并为医疗卫生事业贡献力量。身为中国抗癌协会康复分会主任委员，对此我有着深切的体会，并且有幸在这个组织里尽自己的一份力，为大家做一些有意义的事情。

伴随肿瘤发病率的持续攀升以及医学的发展，患者生存期延长，总患者数持续增加。如何满足广大患者的康复需求，使他们获得更好的生活质量，是我一直思考的问题。我带领分会，利用各种机会，在全国各地建立患者康复组织，尤其是边远地区。对于没有资源的普通患者，想发展起一个康复组织极其困难。我深切感受到这种不易，也因此每年组织康复组织骨干培训班，以提高各地患者组织骨干的能力建设，推动各地康复组织的发展。通过10年骨干培训，使各地患者组织逐步建立了完善规范的体系。

每一位癌症患者都有自己独一无二的生命故事，有2个感人至深的患者故事令我记忆犹新。

其中一位患者的抗癌故事曾被拍成故事片，激励很多人。2009年，北京癌症康复

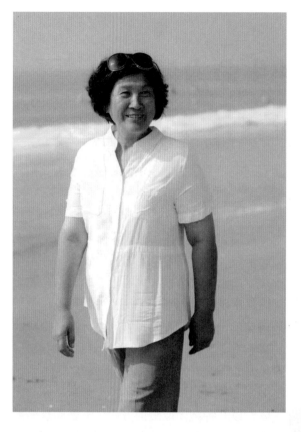

分会举办年度会议期间，组织部部长找到时任北京癌症康复会副会长的我，告知晚上有位患者要结婚，邀请我担任证婚人，我爽快地答应了。容纳一千多人的大礼堂座无虚席，从后台走出一位身穿婚纱、美丽动人的新娘，旁边是她高大帅气的丈夫，新郎挽着新娘走向台前，全体起立鼓掌迎接。

"由于没戴老视镜，工作人员写了大大的证婚提示词给我，念到新娘名字的时候，我难过得怎么都念不出来。她在后面告诉我她的名字，我说我知道，但就是念不出来。回身我就抱着她丈夫，连声说谢谢，他说您放心吧，我一定照顾好她。"一面是步入婚姻殿堂，奔向美好新生活的喜悦，另一面却是癌症晚期的残酷现实。回想起那天的情形，至今我仍情绪难平。

两人结婚那年，患者还是一位年仅22岁的小姑娘，乳腺癌却已经到了晚期，肝、肺等主要脏器都出现了转移，之前为了治病买药，卖了家里的房子。后来有了赫赛汀患者援助项目，我第一时间打电话给她。她回复说已经和爱人去了日本，那边药费全免，让把药留给别人。她通过赫赛汀维持治疗了10年左右，出现耐药后又用了帕捷特（通用名帕妥珠单抗），共生存了15年。

从这位患者身上，我看到了抗HER2靶向药神奇的治疗效果，但遗憾的是，并非所有医生都了解这个药物。

我自己第三次患癌住院时，病房新收进一位患者，聊天中那位患者讲述了自己的故事。她是一个渔民，家境贫穷，诊断为早期乳腺癌，历经手术、放化疗各种治疗后，仍旧出现了转移。我听后感到非常生气，患者已经到了三甲医院，却没做过基因检测，而是按照常规老式的方法进行治疗，愣是把早期变成了晚期。我当即让这位病友找来主管医生，请他赶紧做一个HER2基因检测，结果一出，HER2基因呈强阳性。我马上通知基金会负责患者援助项目的人，特批免去15万的基础用药费用，为这位病友提供了援助。

夫妻俩当场就给我跪下了。我女儿以前都不了解我在做什么，看到这情形她都哭了，她说才知道我妈在做这么好的事。做这份工作真是既揪心，又很有成就感。

2003年退休后，我便开始了癌症康复的工作，为帮助更多病友奔波劳碌，如今我76岁高龄，仍在为患者组织服务。

有很多人不理解，都这么大岁数了，怎么还做这个呢？该享受一下了。但我觉得工

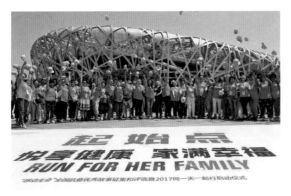

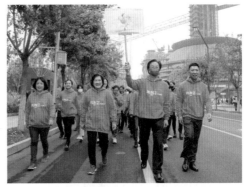

作也是享受，需要做点自己喜欢又有意义的事，这是不一样的感受。人到了这个年纪，就是想做点善事，情不自禁地就想帮人家，同时也是帮助了自己。

对工作、对生活我都抱有极大的热情，总能发现其中的闪光点，从中找到乐趣。"特有意思""特别好""特感人""太震撼了"……这些感情充沛的词语，是我的习惯表达。

投入工作时，时常忘了自我，滔滔不绝地讲完后，回到家里才感到疲惫不堪，躺下后就不想动了。对病友我有发自心底的爱，患癌后的坚韧、积极乐观，也带给病友无限鼓励与力量。患者组织正是汇聚了这些润物细无声的力量，才展现出欣欣向荣的风貌。

患者组织从患者群体中孕育、发芽、生长，它们深刻理解患者和照护者所面临的艰难与挑战，以及未被满足的需求。随着数量的增加，患者组织的职能也在不断优化拓展，除了在患者援助、科普宣教、康复支持、求医问药、疾病管理等方面发挥至关重要的作用外，还在药物研发、临床试验、审评准入等方面发挥积极作用。

打造"以患者为中心"的医疗卫生生态圈已成为未来发展不可阻挡的趋势，患者组织如今获得各界认可，靠的是一步步地稳扎稳打，有为才能有位。我们将服务患者、服务医疗、服务社会作为自己的使命，用实际行动书写着自身的价值，也必将成为实现"健康中国"不可或缺的力量。

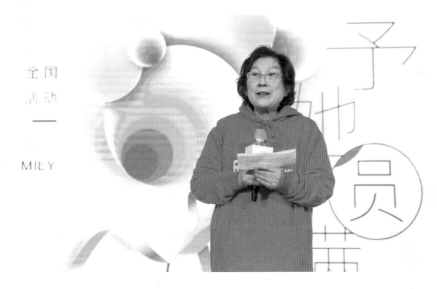

付出只为架起一座桥梁

贾紫平

开怀就是我的人生使命。有缘和姐妹们成为相知相惜，彼此关爱，互相帮助的一家人，这缘分将跨越时空，长长久久。

苦难磨砺下，我活出全新的生命。癌症夺去我的乳房，却也给我一记棒喝，令我必须珍惜生命，活出意义。当人生谢幕时，我将知道，我此生值得，没有遗憾。

写下这篇文章时，我正在医院陪伴母亲。她102岁，因脑出血急诊住院，正在走人生最后半里路。我安静地陪坐在床边，母亲正在昏睡，我轻抚她略显冰凉的手臂，看着

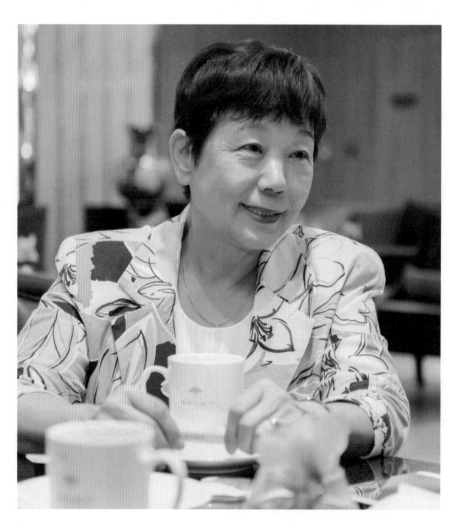

她因努力呼吸而起伏的胸膛，心里有些难受，而她非常虚弱，却显得平静而安详。

2022年9月，我把母亲一生的故事写成《糊里糊涂百岁过》一书，以谢她一生为家庭牺牲奉献，令母亲欣然快慰。

梦呓中，母亲突然伸出手，在空虚中摇动，嘴角含着笑意，喃喃地呼唤着"妈妈！妈妈！"这样的情景令我心酸不已，我知道她在梦中看到外婆来了。我搂着她说"别怕！妈妈来了"，不禁泪如雨下。

"别怕！妈妈来了。"由这句话穿越到我42岁罹患乳腺癌那年，在手术前一晚，母亲从美国坐了16小时的飞机回中国台湾，赶到医院，看到我的第一句话就是"别怕！妈妈来了。"我像孩子似的流泪、哭泣。妈妈就为我祷告，给了我勇气和力

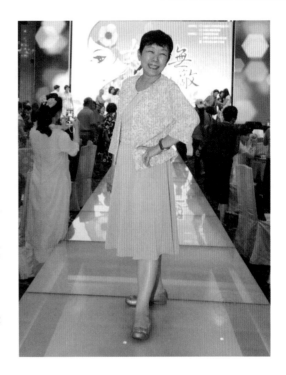

量，我终于安心地进了手术室内。我告诉自己，一定要好好活着，为了自己，也为我爱的家人。

身患乳腺癌，尝到了手术和化疗的苦头，便萌生了帮助其他病患姐妹的念头。完成第12次化疗那天，我将一张写着自己姓名、电话的便条纸，交给我的主治医师，对他说："如果你要宣判哪个女人罹患乳腺癌，请将我的电话给她，我可以帮助她。"由此，台中市开怀协会在1994年正式成立。这段故事被传为佳话，并记录在开怀协会的历史上。我32岁成为南投县生命线协会的志工，从事自杀防治的心理咨询辅导工作。那十年是一段非常重要的学习与准备，也是此后我经常帮助别人的动力和信心源泉。

此生最宝贵，相聚在开怀。在带领开怀发展的过程中，我满怀感恩。姐妹们对我的认可，对我的信任支持和敬爱，让我明白，开怀就是我的人生使命。有缘和姐妹们成为相知相惜，彼此关爱，互相帮助的一家人，这缘分将跨越时空，长长久久。

记得多年前，我在美国女儿家度假时，深夜2点半突然接到一位姐妹跨越万里的来电，原来是她病情垂危之际，频频向周围人询问"怎么没看见紫平？"我在电话中和她告别，泪流不止，默默祝愿她获得真正的安宁。还有一位姐妹临终时，让先生打电话给我："紫平姐，你可以来医院看看阿美吗？她念着你！"这是又一次直面死亡和伤心的告别。这场疾病带来特殊的缘分，姐妹们在弥留之际仍然念着我，这份情谊是如此温暖厚重。

开怀成立至今已经29年，回顾过往时光匆匆；细细思索却有许多掺着笑与泪的鲜活往事。姊妹们传递爱心，把"开怀"扎根在无数乳癌病友的生命里。在开怀，我们探索自我，发挥潜能，汇集在一起，为生命做最后的拼搏，展现出独特的生命力，成就了抗癌事业，合奏出无数动人的生命乐章。何其有幸，近30年来，我和开怀一步一个脚印，

协助各地乳腺癌组织创建并运行起来，广结善缘，足迹遍布许多城市及国家。

这些年，我一直在做，也一直不断问自己，还能为病友多做些什么？由此展开了更多的工作。1997 年，开怀开始进行国际交流，寻找借鉴组织运行的新方向。每次组团我都尽可能随行，赴纽约参访，到旧金山学习，参加 UICC 新加坡会议；去雅典、日本、香港、韩国、马来西亚、澳门、中国大陆等地交流，建起广泛的国际链接。

一天，我接到一位开怀姊妹来电，她泣不成声地说："我自己得了乳腺癌也就算了，但为什么又让我女儿也得了乳腺癌？她才 35 岁啊！老天爷对我太残忍，太不公平啊！"交谈中得知，她女儿住在美国旧金山，才刚结婚生子便查出罹患乳腺癌，的确令人叹息。好在我们同当时旧金山美华防癌协会会长有联系，当即为她女儿建起协助的通道。

我们在不断地出访，与世界上的团体交流学习中，深感全球各个华人乳腺癌组织都有着自然的亲近感。因此兴起，何不促成华人病友团体的相互合作？虽然对于如何开始和能做什么，我们仍然迷惘困惑，但是那份华人互助的使命感，驱策我们不畏困难，一路前进。

万事开头难，好在我们怀抱梦想，通过数次讨论逐渐形成共识，终于启动了联盟活动。第一届全球联盟研习营就取得超乎预期的热烈回响。来自中国香港、新加坡、马来西亚、美国纽约、上海、北京等地的海内外代表，共计 100 多人，出席了为期三天的研习会，达成决议：串联起合作的网络平台，成立一个全球华人乳腺癌组织的大联盟，形成跨地域的支持系统。这便是全球华人乳腺癌组织联盟的由来。

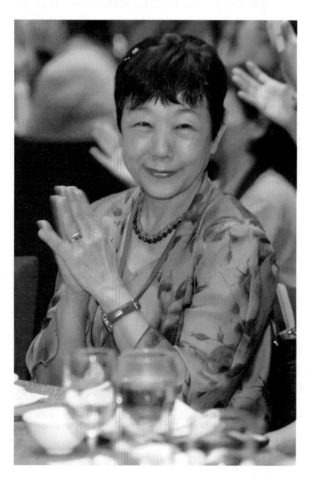

2007 年，我有幸被推选为全球华人乳腺癌组织联盟第一届主席。华人乳腺癌姊妹无论身在何处，都能得到最及时的温暖与帮助。为此付出很多，我感到人间一遭，此生值得。

近年来，我也背起行囊，独自上路，圆了年轻时的流浪梦。打包起满满的热情，游走在各个病友组织之间，传递开怀精神与开怀经验，做一个粉红大使，不为名，不为利，只为架起一座桥梁，串联起更多的癌患姊妹组织，让更多的人获得更多更好的帮助。

和乳腺癌做闺蜜

关竞红

从医生变成患者，角色转换之后，更加发现患者是多么不容易。与癌共舞，也可山高水长。

谈癌色变，应该是大多数老百姓的第一反应。毕竟，在朴素的观念里，癌症的病程是和生命的长度相关联的，幸福的人生应该与癌症绝缘，躲还来不及，怎能做上闺蜜呢？

但事情就这样发生了，三十年间，经历四种角色，从毫无防备的突然，到自然而然的坦然，我和乳腺癌成了闺蜜。

初识：妈妈患病，我成了乳癌患者家属

30多年前，我还在广东中山医科大学学习，在毕业考试前夕，妈妈病了，她没有立刻告诉我，直到最后一门考试结束，我才得知情况赶回北京，妈妈在北京肿瘤医院做的乳房根治手术。那一代的老人非常勇敢，或者说，在母亲的年龄，对尽可能地切除病灶保全生命的需求，已经远远超过是否还能保存女性特征完好的焦虑，至少，她一直没有告诉我。这是我第一次近距离直面乳腺癌，来得突然。今年（2023年），母亲83岁了，她是一个活生生的例子，乳腺癌不是不可对抗的。

对治：志在攻克，我在协和医院乳腺外科做医生

1993年大学毕业，我入职协和医院，一直在大外科轮转，后来去基本外科，2004年细分专业，我定岗在乳腺外科，那会儿的乳腺外科团队，还是孙

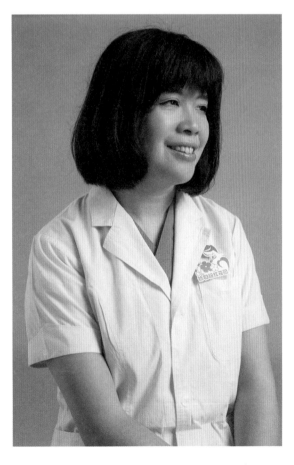

强主任带着几位男医生组成的，我算是当时补充进去的第一位女大夫。这是高频运转的20 年，协和人科研力强，我的研究兴趣在乳癌淋巴水肿的特殊治理上，这是一个非常精细的领域。由此可窥见，如今乳腺癌的治疗手段是非常丰富的；协和人协同力强，乳腺和妇科、内分泌、麻醉、整形外科、营养等多科室都有交叉需求，多科会诊联动机制非常完善；协和人传承力强，一直有着老教授、大医生直到住院医的大查房传统，365 天天天如此。我跟团队一起度过了 20 多轮这样的 365 天，肯定会面对离别，但更多是生的希望，甚至有个患者在术后恢复后，生育了三个子女，堪称传奇。作为医生，有时治愈，常常帮助，总是安慰。

陪伴：志愿服务，创办粉红花园志愿者组织

乳腺癌和其他癌症很大的不同，在于它和女性身份的关联太强，手术成功、缝线完美，但是乳房可能没有了。我们在门诊，分给患者的时间只有短短几分钟，对于心理支持，却有些爱莫能助。有感于此，在 2007 年时，孙强主任提议定期组织患者联谊会，为年轻患者、围绝经期患者和老年患者答疑解惑。我主动承担起了联谊会的组织工作，患者雅薇百合、护士石纳经常帮助出主意，做事情。为了更好地帮助更多的姐妹，2009 年，我们将联谊会的服务升级，正式搭建了"粉红花园"志愿者平台，以病房探访及门诊咨询服务为主，后来又相继成立合唱团、舞蹈队、摄影班，还有了两张原创专辑《生命的礼物》和《粉红花园我的家》。春秋之旅、青葱玫瑰等活动也有序开展。2014 年，粉红

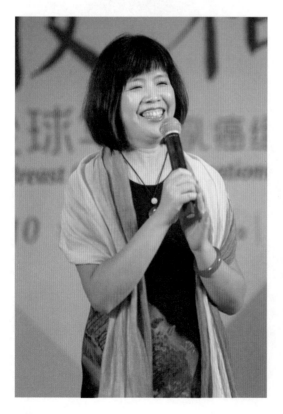

花园主办了第五届全球华人乳腺癌病友组织联盟大会，我是当届的联盟主席，这次大会活动，给来自全球各地的 300 多位医护患代表留下了深刻印象。

粉红花园自成立以来，一直得到了社工部和协和医学基金会的大力支持，花园属于乳腺外科，属于协和医院，属于所有的患者姐妹。

如今，粉红花园已进入 2.0 时代（现代用语，也叫二时代。是现在人们对当今社会模式的一种流行时尚语）。自 2020 年年初，为了让科学防疫与志愿服务更好结合，我们将公众号、视频号、小红书三箭齐发，用作科普宣传和患者教育，同时重启花园微信群，加强了线上的患者答疑工作；开辟"衣食住行疗愈法"，润物细无声地提供医学支持和心灵支持，提供一种陪伴与同行的温暖氛围。

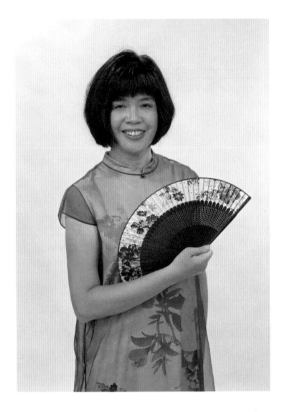 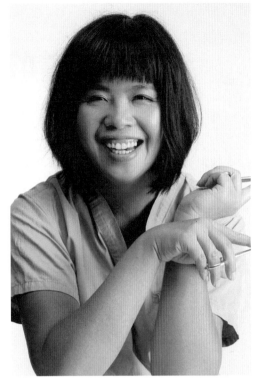

共生：病了哭了，但身体力行，回归正常生活

除了家属、医生、志愿者之外，我的另一重身份，是乳腺癌患者。

2014 年，我从医生变成了患者，角色转换之后，更加发现患者是多么不容易。面对何时手术、如何手术，我也忐忑。感谢好几位医生挚友的陪伴，她们甚至感性地对我说，要是不想手术，咱就再等等。当年 4 月，孙强主任亲自为我做的手术，病理结果出来，我也哭了，茅枫医生从别的手术间隙特意过来看我，给我打气鼓励，说咱做前哨，创伤小。周易冬大夫为我绑的绷带，松紧适度堪称完美，以至于术后没多久，我带着绷带就投入了第五届全球华人乳腺癌病友组织联盟大会的筹备工作。大会 8 月召开，确实来不及等我恢复，忙碌让我暂时忘记了自己的病痛。记得后期有一次大查房，主题之一是患者的乳房再造，我第一次在工作的场景中忍不住哭了，一直以来的忙碌，让我忽视了自己也是同样议题的适用者。

妈妈一直不知道我生病的事情，丈夫和孩子又因我母亲预后的良好状态得到正能量反馈，视它为一种没什么大不了的慢性病，一直没有将我特殊化。在忙碌的工作之外，我还有着博物馆研究、骑行等充分滋养自己的爱好，总感觉时间不够用。

三十年间，经历四种角色，我和乳腺癌的关系就像是正常生活中那个知道相互间的秘密，能帮自己正视问题，陪自己勇敢前行的闺蜜。与癌共舞，也可山高水长。（**王皎为关竞红代笔**）

为活着的每一天感恩

陆柳梅

流泪谷变泉源之地，且有秋雨之福盖满了全谷。

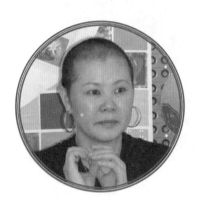

我叫陆柳梅，居住在上海，2006 年我 42 岁，在一次体检时被确诊为乳腺癌三期，当知道自己得了乳腺癌的那一刻，真是晴天霹雳，我仿佛像一辆高速运转的火车被撞击脱了轨，人生没有了方向，我无法接受自己得乳腺癌这个事实。经历了 17 个年头的内心波涛汹涌，我逐渐走出阴霾，找到了对生命新的认知与热爱。

当时被诊断为乳腺癌，我非常惊慌害怕。因为缺乏相关的知识和信息，我无从下手，不知道自己的存活率有多高。此外，当时的医疗条件并没有像现在这样先进，所以我的情况真心不容乐观。相比之下，现在的五年生存率已经大大提高，如果当时我有充足的了解和知识，可能情况会更好一些。

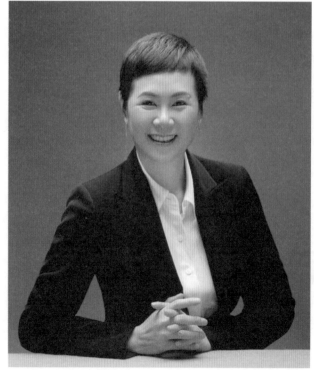

随着漫长而艰辛的化疗、放疗结束，心灵的冲击更是接踵而来，有很长一段时间，我不敢照镜子看自己的伤口，我无法接受失去乳房残缺的自己。我常常问，为什么是我？那时，我才刚刚离婚不久，我要独自抚养一对年幼的儿女，我还能活多久？我害怕要是我死了，我的孩子怎么办？我每天以泪洗面，仿佛行走在生离死别之间的"流泪谷"。

生病前的我喜爱运动，也很注重饮食结构，不抽烟，不喝酒，身体一直都是棒棒哒，为什么得了这种病呢？按照中医的说法，乳腺癌是一种情志性的病。反观自己，我发现乳房下面的那颗"心"的确是伤痕累累，我的心曾经被很多的心结堵住了。我常常被怨恨紧紧地抓住，苦不堪言。我发现，如果不能跟过去告别，去原谅饶恕那曾经伤害我的人，我将永远活在苦毒、自怜、怨恨里，即使我的身体得到医治，我的心灵仍然活在牢笼里，心没有被医治，身体又怎能痊愈？当我认识到这一点，我祷告，求上帝来帮助我，来医治我。我开始了一段饶恕的路，我饶恕自己没好好善待自己的身体，我饶恕他人对我的伤害，当我这样去做了，发现人轻松了，好像身上放下很多石头，我的喜乐回来了。

饶恕是一条治愈自我和与他人关系的出路，也是一条心灵康复之路，喜乐的心是良药，我形容它是预防复发转移的最好良方。

在我的康复路上，我非常感恩，遇见一位好医生，他给了我最好的治疗和照顾，同时我得到同是乳腺癌姐妹的陪伴、关心和支持。

在我康复期间，我认识了一群病友的姐妹们，她们陪伴我，关心我，她们的爱心深深的感动我，我想，等我康复了也要跟她们一样，成为一名志愿者，去陪伴其他生病的姐妹。

在有关方面大力帮助下，2011 年，我们在上海成立了粉红天使癌症病友关爱中心。我们探索了一套病友的身、心、社、灵全人，全家，全程，全队关怀服务模式，按照患者的需求，提供多样化服务项目，包括"开怀学苑""电话关怀""贫困救助""音乐疗愈""一对一的同伴支持"。其他，我们还有龙舟队、茶艺小组等，丰富病友的生活内容。

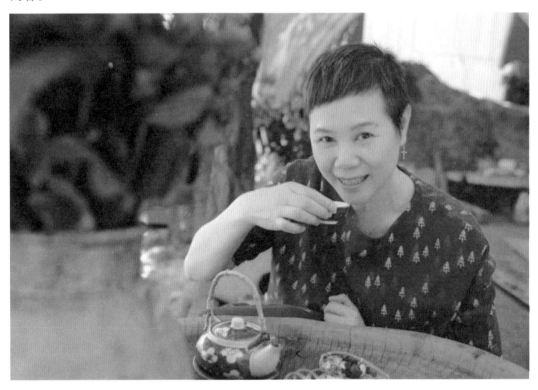

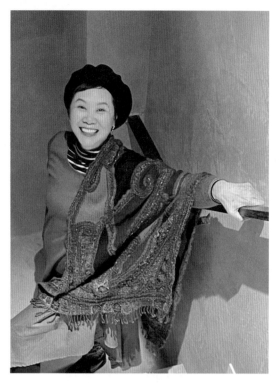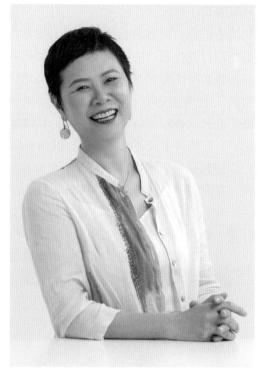

2016 年，我们在上海成功举办第六届全球华人乳腺癌组织联盟大会。我们的使命是以专业服务提升生命品质，以全人关怀让乳腺癌成为祝福。

今年是我在康复路上走过的第 17 个年头，如果有人问我的抗癌经验，我总结大概就是以下五点：第一配合医生完成治疗，遵医嘱定期服药和检查；第二存一颗感恩的心，为活着的每一天来感恩，为身边每一个人来感恩；第三与自己和好也原谅饶恕别人的过错；第四保持一颗喜乐的心。当我们可以为身边的一切来感恩，愿意放下自己和别人，我们的生活就会充满喜乐，喜乐是最好的良药；第五有意义的过好每一天，成为别人的帮助。

回顾从生病到全人医治，到成立粉红天使关爱中心，这些年来，陪伴过很多乳腺癌姐妹走过艰难的日子。其实，我自己才是最大的受益者，看到病友们在治疗时有很多艰辛和不容易，但她们仍然不放弃，她们的那份坚强、勇敢，深深地激励着我，她们也在陪伴着我，滋养着我的生命成长，今天我也要给她们这个机会一起加油，一起同行。最后我用圣经这句话做为我对大家的祷告，他们经过"流泪谷"，叫这谷变为泉源之地；且有秋雨之福盖满了全谷。祝福癌患姐妹们身体健康、喜乐、平安。

在自我疗愈中走向完整

郭　健

疾病也是一份美好的礼物，它给我一个机会，让我重生，学会在自我疗愈的过程中走向完整。

我是郭健，从事临床医学工作二十年，对乳腺癌是有一定认知的，我非常清晰地知道，乳腺癌它本身对身体会带来什么样的一些结果，乳腺癌会有淋巴转移、骨转移、脑转移、肺转移，甚至还有肝转移。

当我发现自己有淋巴转移的可能时，当下就知道，只有两个结果：第一，我会失去一侧乳房；第二，如果是重要的脏器转移，还可能会失去生命。

当时，我的心态就是要好好的，所以，该治疗就治疗，该手术就手术。而且对于手术，切除乳房我也是有足够的思想准备。这个认知就是，我会觉得比较干脆一些。所以当时拒绝了保乳手术，但是希望能够保留我的胸大肌。

在整个治疗过程中，化疗是让我稍微排斥的，我尝试了4次化疗，有2次没做，包

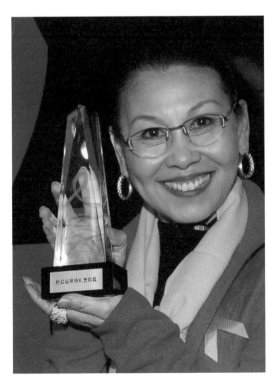
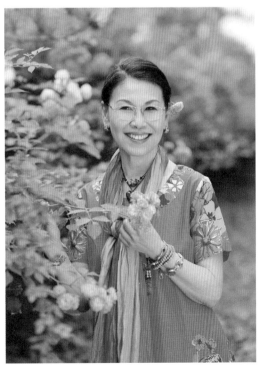

括放疗也没做。因为化疗造成了身心虚弱的状态，我觉得自己的承受能力已经到了极限。

俗话说，祸兮福所倚，福兮祸所伏。在那个时候，我非常示弱地表达需要陪伴，需要爱。所以，在这个时候，我也得到了很多学生和朋友的关爱。这个疾病虽然让我痛苦，但是我也拥有一个更好的机会，让更多女性因为我的故事，意识到要爱自己。我还接受了《时尚健康》的邀请，拍了粉红丝带公益活动的照片，以此提醒警示更多人关注这个疾病，让更多女性远离乳腺癌。

我本身是从事生命关怀教育、身心成长培训的工作，这个疾病也让我找到了自己的人生使命，就是通过这个疾病，给自己找到了一份使命。

在患病后的 20 年里，我基本上都是比较高密度高强度地在传播粉红丝带，用这种健康讲座和公益讲座的方式，呼吁女性要好好善待自己，远离乳腺癌，呼吁早预防、早发现、早治疗。

我的心态一直比较积极乐观。手术化疗后，最重要的是手臂的康复，练习瑜伽动作对手臂养护、淋巴肿胀的康复有很大的帮助。

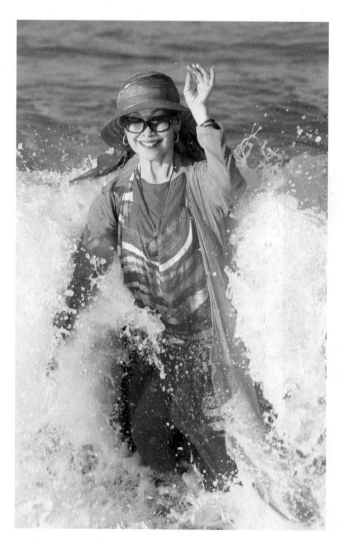

几乎每个生病的人都会问自己为什么会得病，我也曾反省总结过。我 14 岁就当兵，长期洗冷水澡，值夜班，饮食生活完全不健康，性格上又追求完美，比较较真，对自己比较苛刻，赋予了自己非常大的压力，这些综合因素，都是得病的原因。

最初，我得的是乳腺增生，检查结果是良性的，也曾经做过三次手术。但是，到了更年期 50 岁的时候，这个肿块就发展成为恶性。从那之后，我走向了瑜伽，觉悟自我的身心成长之路。

生活上，我增加了很多兴趣爱好，除了练习瑜伽，也猛练厨艺，享受美食。我也很喜欢运动。目前，我一天中的大部分时间会放在运动上，每天晨运走路，坚持练习瑜伽，舞动疗愈。静态的有打坐、冥想。

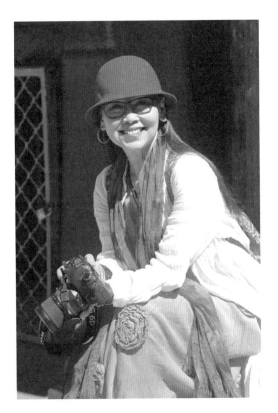
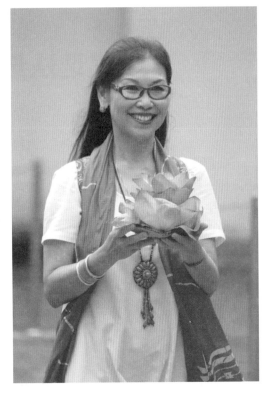

运动不仅可以锻炼身体，最主要的是能保持阳光般的心态。另外，我也喜欢旅行，享受大自然的美景。我已 70 岁了，精气神非常好，体能也非常好，整个生命状态显得年轻，精力非常充沛。

我和"铿锵玫瑰战友团"结缘于公益课程，在帮助别人的过程中，我最大的收获是这些年一直都在传播健康，传播美丽，传播爱，无论是授课也好，还是健康讲座也好。最重要的就是，不断地做正向的情绪输出。在输出过程中，自己也在不断地学习成长，之后又能收到许多的正反馈。我感觉自己过得非常有意义、有价值感。

未来，我会继续做自己喜欢做的事，"传播健康，传播美丽，传播爱"是我永远的使命。活出美好的自己，用生命影响生命。

用优选法选择生活方式

梁玉珍

我们掌握不了命运，但能掌握自己。当知道生命所剩的时间已经不多时，要用优选法选择一种适合于自己的生活方式，把余生过得有滋有味有色彩，不求生命辉煌再现，但求人生无怨无悔。

儿子一把抓过肩上的挎包，狠狠地摔在地上，接下来是一个38岁男子汉的嚎啕大哭，他无论如何也想不通，高中时最要好的同学就这样匆匆地走了，年轻的生命戛然而止在人生正当年的37岁，从发病入院到生命终结只有短短的20天。那些天里，他日日陪伴在同学身边，照顾同学，也照顾同学的父母，"癌症晚期"几个字给他心里留下深深的刺痛和浓重的阴影。

儿子心里的痛只能让他自己去平复，这种时候，谁的劝解都是苍白无力的。令他意想不到的是，仅仅隔了一周时间，我也被诊断出了癌症。那一瞬间，他头上的白发又多了几缕，高大的身躯一下子显得有些萎靡，似不堪重负。

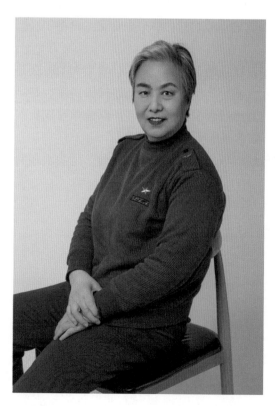

那是2018年的春天，正是"草长莺飞二月天，拂堤杨柳醉春烟"的大好时光，明媚的春光下，绿意盎然，万物生发。我却在这个时期，感觉到生命流逝的速度很快。身上哪个部位都不疼，没有其他任何不适，只是觉得浑身上下有一种前所未有的超级无力感，大脑似乎支配不了我的肢体，心里想着要站起来喝口水，身体却一动不动，长时间软绵绵地窝在沙发上；心里想着要看看手机，却手软得拿不住，总把手机掉在一边；那些天，就连出门晒个太阳都做不到。

连续几天没有出门，引起妹妹的注意，她很不放心过来探问："姐你最近怎么啦？怎么很少出来？"我回答说："也不知怎么回事，感觉浑身无力，连眼皮都抬不起来，一躺下就是好半天，手指头都不想动一动，感觉生命流逝的速度很快，说不定哪天一闭上眼就真的睁不开了。"

3月22日，我到解放军305医院做年度体检，做乳腺B超检查时，那个大夫一脸严肃认真地跟我说："你，左侧乳房长了两个很不好的东西，今天体检过后，你立刻、马上、一天都不要耽误，赶紧去找专科医院再仔细查查，千万别耽误了。"她这话让我心里咯噔一下，有了不好的预感。

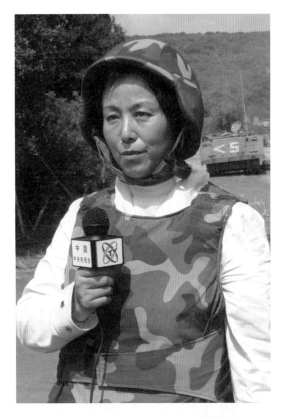

3月26日，我到世纪坛医院乳腺科看门诊，做了钼靶检查，得到相同的结果。27日儿子给我挂了专家李艳萍的门诊号，为的是让她收下住院。4月2日，由李艳萍主任主刀做了左侧乳房切除，摘了几个淋巴。大病理结果出来显示是浸润性乳腺癌，还好是二期，离晚期还有一段距离。

当病理结果没有最后出来，医生还没给定性的时候，心里还抱着一丝侥幸，当无情的现实真正摆在面前时，希望完全破灭了，即使我心理再强大，心胸再开阔，这时也同样情绪低落下来，我是人不是神，其实并不像人们表面看得那么坚强。但是无论如何，这道坎必须要迈过去，没有人能帮到什么，还是那句话"脚下的路自己走，肩上的事自己扛"。

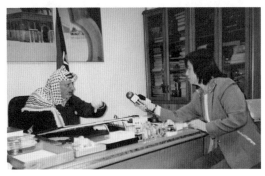

那年，我孙女小和和刚满6岁，这孩子懂事得让人心疼。入院前一天晚上跟她一起睡，她反复问我："奶奶，你的身体怎么啦？"她还跟我探讨"为什么有的人生病能治好，有的人生病了治不好？"这个问题对她来说太深奥了，尽管我很耐心地跟她解答，但总觉得她还是似懂非懂。熄灯前儿媳问和和："不是说好的去欢乐谷吗？明天你还去不去？"欢乐谷是这孩子平时最喜欢去的地方。有一次，她竟然一周去了三次都没玩过瘾。这次小和和却说："我不去欢乐谷了，我要在家多陪陪奶奶。"一句话，赚下了我的眼泪。

作为一名战地记者，驰骋中东动乱地区十年，我没有被机枪扫射吓到，没有在导弹袭击下恐惧，见证过战争、暴乱、空难、地震等多种人间灾难，目睹过数不清死亡后的人体残骸。曾经英勇无畏的我，曾经被称为"中东铁娘子"的我，在感觉到自己生命迹

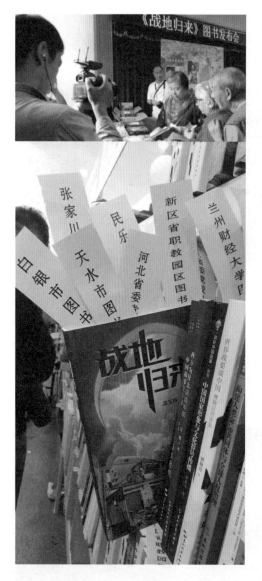

象很快流逝的时候，在住院的前一天，由孙女的一句话带出了心里一种叫作"悲凉"的情绪。

我的一生命运多舛，在我生长的每一个阶段，都被多种疾病缠身，从小到大还遭受过好几次意外伤病。驻外10年间，我更是经历了和平年代里常人很难遇到的战争和动乱，并且多次遭遇意外险情；56岁时去战地采访，遭遇严重车祸而因公致残；65岁这年，又罹患乳腺癌。还好，无论怎样，我都能大难不死，能够化险为夷，一直坚韧地活着，就像一棵小草，看起来柔弱娇小，却有着顽强的生命力，用自己坚韧不拔的毅力诠释着生命的意义。

在术后化疗期间，因为我是严重过敏体质，本该使用的几种化疗药物我都不能用，医生下了很大功夫，反复研究我的治疗用药方案，即使这样，还是发生几次过敏。化疗期间，不知是哪种药物伤害了胰脏，自此又戴上了糖尿病的帽子。

在这个世界上，有不少人因为各种各样的原因被判处死刑，我从一出生就被医生判了死刑说"这个孩子活不了。"然而，胎龄不足7个月，体重只有一公斤的我活到了70岁。人的生命有长有短，岁月匆匆而过，当我知道自己所剩的时间已经不多时，该如何面对死亡？面对那些剩余的日子呢？我的想法是无论遇到什么样的灾难，无论自己处于什么样的境地，都不会让自己沉沦，而是勇敢面对现实，潇洒面对死亡的阴影，用优选法选择一种适合于自己的方式去生活。

就此，我一边调养身体，一边静心写作，完成了24万字的《战地归来》这本书。术后5年来，我把生活过得有滋有味有色彩，让生命的意义在磨难中不断升华。此生不求生命辉煌再现，但求人生无怨无悔。

灾难和机遇往往会同时存在，所有的磨难在将我陷于万劫不复的深渊时，同样也给了我人生历练的机遇和丰富的人生经验，让我有勇气承担大灾大难带来的严重后果。多灾多难的人生经历，也让我对人的生老病死看得比较透彻。我知道，自己能够活到现在，是我人生的奇迹。所以，既然我还活着，就会把生命中的每一天都看成是赚来的，让自己活得更明白，更有意义。

春天的燕子

宋春燕

良好的心态，快乐的心情是治愈所有疾病的良药，我要为不幸的姐妹们燃起希望，照亮前行的方向。

我有好多名字。姐妹们喊我大美丽、小美丽、美丽姐、美丽妹、美丽人生，也有人喊我大群主。妈妈说我是丐帮帮主，还有人管我叫"骄情"。其实，我是一名正在治疗中的晚期乳腺癌患者，癌龄已有5年，不久前同众多姐妹一起，过完5岁重生日。我今年54周岁，在我出生时正逢春暖花开时节，因为爱哭闹，父母说像一只叽叽喳喳的小燕子，便有了宋春燕这个名字。

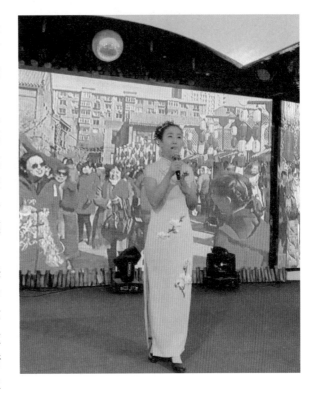

我是东北沈阳人，性格豪爽，快言快语。在生活中享受甜蜜，工作中有充实感，成就感，忙忙碌碌中，不知不觉步入了中年。虽然觉得自己依旧年轻，依旧精力旺盛，疾病却不请自来。2017年8月，我发现左乳房上长了个小肿物，本以为无关紧要，闲聊之中告知了家人，家人非常重视，便开始了就医过程。几经检查得知是恶性肿瘤乳腺癌，需要尽快手术治疗。虽有些吃惊，却并没有慌张，反而安慰痛哭中的家人，感觉自己像个久经沙场的战士。确实也是个老战士，十年前，我便是医院的常客，先后切除了卵巢和子宫，又因肠梗阻多次入院急救。十年的平静生活再次被打破，心里是五味杂陈。

手术切除了整个左乳，术后换药时，我眼望天花板，不忍看自己的身体。随着时间的推移，在内心的驱使下，还是从换药室玻璃的反光中，看到了自己残缺的身体，眼泪瞬间涌出，我咬牙克制着。奇怪的是，当时我却在想，这些可怜的医生和护士，她们天天看着这些残缺的躯体，该是多么的残酷，心理阴影得有多大。

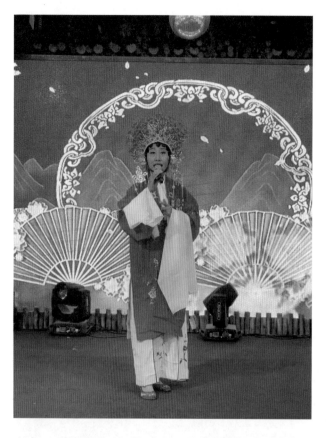

术后的化疗不言而喻相当痛苦，我艰难地熬着。为了适应脱发造成的心理压力，我在术前剪掉了长发，之后又剃了光头。我没有因脱发而哭泣，反而告诉我的病友说："光头多好啊！这才知道男人为什么爱剃短发和光头了"，逗得病友哈哈大笑。

化疗是痛苦的，靶向药是昂贵的，为了生存，没有其他选择。所幸有亲人的关爱温暖着我，想方设法减轻我的痛苦。因为不思饮食，我白细胞过低，差点出风险。

在漫长的治疗过程中，结识了很多病友，我用自己的经历和所学所见，跟病友互帮互助，帮助那些迷茫无助、痛苦挣扎的病友，舒缓她们的精神压力，安抚她们的紧张情绪，让她们逐渐从心理上接受现实，不再慌张不再抑郁，重新昂起头，迎接挑战、迎接新生活。化疗加靶向治疗终于结束了。我想按自己的意愿好好活一回，机缘巧合，无意中参加了一次舞蹈课学习，认识了省肿瘤医院的王妍主任。一句试探性建议成就了我人生中第一次精彩，筹办了一台精彩联欢会——2019年新春医患联欢会。这次活动中，我结识了金凤娟这个大美妞，从此开启了别样人生。

2019年新春刚过，我又不幸中彩，病情有了进展，靶向药耐药了。只有10%转移的概率下，我没有逃得过去，于是开始了新的治疗，虽然感觉有点不幸，但情况并不是很糟糕，新药的上市给我带来了福音。虽然不知道何时能完全康复，漫长的药物化疗何时能结束，但只要能让我见到明天的太阳，我依旧阳光灿烂迎接生活。

在众多病友建议下，我和搭档金凤娟组建了"吃喝玩乐游 * 向快乐出发群"，建群第一天，群成员迅速过百。我知道这是大家的信任和支持。

第一次线下群活动是溢中海洗浴。我要让那些不敢走进公共浴池的病友看看，虽然我们身体有残缺，但我们的精神和心理上没有残缺；第二次群活动是北陵公园患友大聚会。50多名病友在一起唱歌跳舞，一起学习交流，玩得开心快乐；第三次群活动是长白岛森林公园大型联谊活动，有百余人参与，场面热烈火爆。姐妹们高唱群歌，激情澎湃。20多个文艺节目新颖别致。

在这个温暖的大家庭群里，各地病友互相关心，互相安慰，无私地奉献自己的力量，她们主动提出，愿意协助我，义务地为大家教授跳舞、走秀、游泳、瑜伽，小制作等，目前，我们的各种学习小课堂都已常规化。

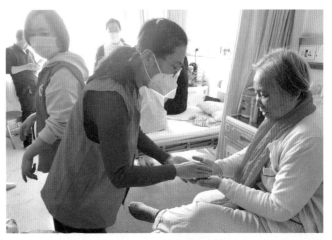

如今，我们已举办多场次大型联谊、庆生、患者学习教育等活动。用我们积极阳光的心态、饱满的热情，感染更多病友，鼓励她们走出家门，走出阴霾。我们创建了自己的公众号，更全面地传递正能量，让饱受病痛折磨的姐妹，重拾生活的勇气开心生活。

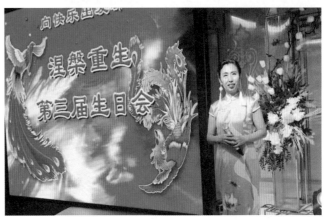

由于疫情的原因，我又组建了志愿者团队，帮助患者顺利、有序地就医，积极地为患友做心理疏导。心理疏导与安抚作用往往大于药物治疗。温暖的话语，正确的指导，给正处于迷茫中的患者很大帮助。

与此同时，我受邀接管了辽宁省肿瘤医院乳腺内科所有的患者群。作为群管理，第一时间与那些情绪崩溃、需要救助的患者接触交流，为她们解答问题。一次，有位患者在复查中查出了癌转移，身在异地的她情绪崩溃，甚至有轻生的倾向。我在安抚疏导的同时，积极为她联系医生，使她及时得以治疗，重燃生的希望。

受疫情影响，线下活动很难进行。我们就在群里开展线上患教活动，利用腾讯会议平台，联合辽宁省肿瘤医院内科全体医生，每周为患者开通线上患教活动，在线答疑解惑，利用便捷的网络，使群里所有患友能及时解除心中的疑惑。腾讯会议患教课至今仍在继续，它既是患者教育课堂，也能为患者解决实际问题。

帮助患友是我的快乐，开展小活动，即锻炼身体又陶治情操。我学会了唱京剧，写意牡丹画，还学会了跳古典舞，感觉自己正在做着一件件非常有意义的事情。我要让所有的姐妹都活得像我的网名一样，拥有一个美丽的人生！

我，宋春燕，送来春天的小燕子。疫情消散，春天来了，我们群的活动又逐一开展起来，今年我和我的团队依旧要为5岁癌龄及5年以上宝宝们，举办一年一度的大型生日联谊会。良好的心态、快乐的心情是治愈所有疾病的良药，我要为不幸的姐妹们燃起希望，照亮前行的方向。

我是幸运者

李胡胡

这些痛苦让我成了幸运者，我可以理解未知事情的发生与到来，也许在我生活中遇到的一些没有答案的事件，其实早早就有了答案。

2013 年，我 43 岁时被确诊得了乳腺癌，经过 4 年的治疗，经历多次大小手术，化放疗达 35 次之多。治疗时间不仅漫长，而且是对身心的巨大折磨。一系列的检查、化验、拍片、复查对家人也是惊心动魄的考验。母亲实在受不了等待结果时心里的那种忐忑不安，在我就诊第四年，她心脏病突发，好在抢救及时，现在还能陪着我与"病魔共舞"。所以，癌症患者经受的是身体的捶打，患者家属经历的是心灵的磋磨。

病情稳定后，2017 年，我公司突然遭遇到经营风险，公司发展停滞，业务一落千丈，甚至发生了金融机构挤兑的现象。当时我非常慌张和茫然，一下子有了天塌地陷的感觉，

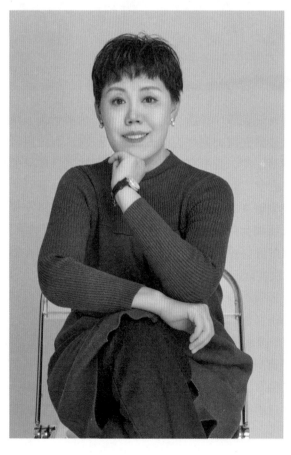

人暴瘦了十多斤，几乎都抑郁了。周围排山倒海的指责和埋怨声让我手足无措，所有的解释都苍白无力，公司何以为继的现实问题让我感受到巨大压力。我心有怨气，老天爷对我太不公平了，先摧毁我的身体，身体刚有所好转，又猝不及防摧毁我的事业，我到底做了什么恶事，一次次遭到老天爷如此重创？这是为什么？妈妈反而很平静，她对我说："人享多少福受多少难，都是有定数的，有些人是前半辈子把福享完了，后半辈子就是受苦。"听了此话，我醍醐灌顶，一下子警醒过来。人们都喜好甜食，但苦的食品也要去品尝。

我快速整理好情绪，以新的人生姿态奔赴职场，带着一种大侠心态"重出江湖"，重新充电学习，重新熟悉工作内容，重新搭建市场框架，亲自参与金融机构以及投资机构的谈判，

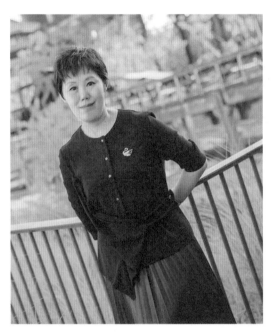
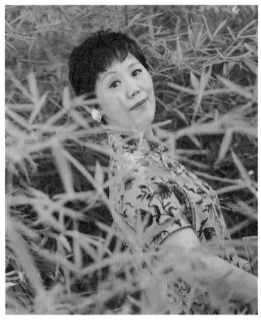

以真诚务实的态度赢得他们的和解。我以一个女性管理者身份，出现在公司的上下游经销商面前，他们起初对我怀有质疑，但既然我能接受病魔对我发起的挑战，那些不实的言论和偏见对我来说也就无所谓了。我迎头接触最为挑剔的经销商，悉心听取他们的意见建议，以实际行动雷厉风行地改进项目设备的短板，发挥技术服务的优势，很快我便重新赢得了各位商家的信任和赞许。

公司和我本人一样，经过一段时间的疗伤，慢慢地经营秩序恢复了正常，公司的员工、股东、投资人就像身体的各个器官，又开始满血复活般地凝聚在一起，按部就班地开始运转，在自身行业领域深耕细作，又信心满满地进入了行业领头位置。如果把重新崛起的公司比喻成一个人，那么他就像我一样，完全蜕变成了一位积极进取的"大女主"模样。

最近，有家财经主流媒体想对我进行一次采访，他们觉得我的励精图治，尤其在疫情期间，多数企业不景气的大环境下，我的公司却能凤凰涅槃，这个经历带有传奇性。但我婉言谢绝了他们的好意，不愿为自己做宣传。这并不是我傲娇摆架子，而是另有想法。当时那位记者问我一个问题："身体疾病的折磨，事业突显的低谷，是不是让你很痛苦，你是如何坚持过来的？"想了许久，我回答说："这些痛苦让我成了幸运者，我可以理解未知事情的发生与到来，既然我是幸运者，也许在我生活中遇到的一些没有答案的事件，其实早早就有了答案，那么就没有必要对一位幸运者进行采访。"

相信生命的意义

杜庆洁

奇事常常有，战场处处是。如何看待自己念在哪里，是一念天堂，享受当下独属于我的风景，还是一念地狱，备受煎熬之苦。全凭自己选择。

信生命的意义，才有爱的力量，心中才有盼望。2013 年 6 月，当时我 37 岁，正忙碌着筹备 8 月即将举办的中国国际瑜伽大会。在试穿大会服装时，无意中摸到一个肿块，作为刚结束哺乳期不久的妈妈，我瞬间警觉起来，第二天就带着一丝担忧到北京世纪坛医院做了加急 B 超，透过医生紧锁的眉头，我意识到情况不妙，一丝阴云笼上心头。

果然，医生安排我做穿刺，在等待结果难熬的三天里，我无数次祈祷着不要出现坏消息。我拥有着一个温馨幸福的家庭和热爱的工作，孩子才刚 1 岁，他需要妈妈的陪伴与呵护。然而，命运并没有眷顾我，6 月 9 日我被确诊了浸润性乳腺癌，第一次遭到突如其来的暴风骤雨，一时间让我手足无措。

刮骨疗伤，用泪水浇筑生命之花。看着懵懂的孩子，我坚定了治疗的信心，当时心

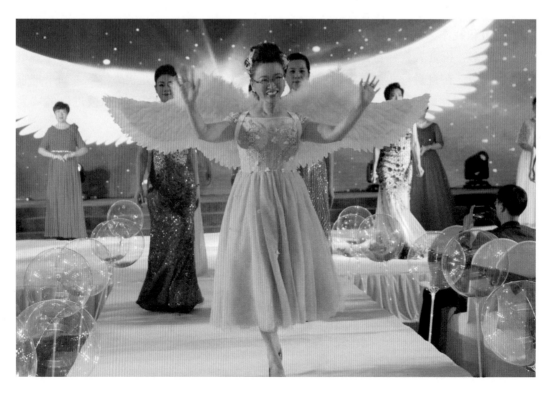

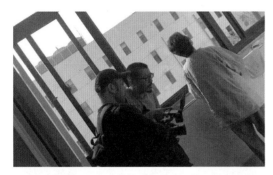

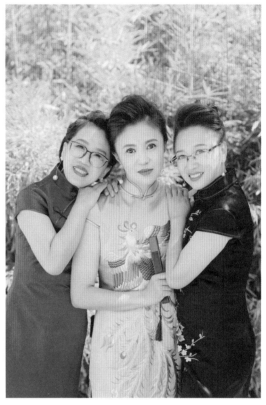

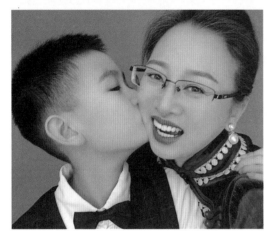

里只有一个念头，那就是我得陪着孩子，哪怕多陪他5年、10年或是15年，那么我就能看着他长大成人。8月的瑜伽大会筹备工作正如火如荼地进行中，手边的工作无人接替，我只能边治疗边工作。

医生给出的治疗方案是先化疗再手术，然而在坚持化疗两次以后，肿瘤却没有明显变小。于是2013年7月22日，我被推进了手术室，那是我终生难忘的结婚纪念日。术后做完大病理确认是内分泌型浸润性乳腺癌，Ⅱ期激素受体阳性。

术后躺在病床上，上半身活动不便，孩子一次又一次跟跟跄跄地爬到我身边，看着年幼孩子婆娑的泪眼，我却无法拥抱他。我无比眷恋这一切，希望能用这次手术换取未来对孩子日日夜夜的陪伴。

瑜伽大会后，我不再工作而是全身心投入治疗，但手术的伤口久久不能愈合，疼痛让我夜夜难寐。医生采取的方法是挖脓、刮骨、去除腐肉重新上药、刮掉再上药，每天这样循环反复……伤口愈合足足用了两个多月时间，我对拿着手术刀的医生产生了恐惧心理。尽管流过无数次眼泪，但看着幼小的儿子，我还是咬着牙坚持下来，接下来，挺过了8次化疗和30次放疗，历时9个月，才完成了所有治疗。

进行第一次化疗时，我听说会掉头发，就把长发提前剪成了寸头。美是美不了，为了我1岁的儿子，我要陪他长大成人，头发算什么呢？虽然做好了心理准备，但是，当第二次化疗结束，伸手就抓掉一大把头发时，心理是崩溃的，那滋味，只有经历过的我们才能共情和了解。心一横，脚一跺，干脆来个长痛不如短痛的了结，含着泪把头发全部剃掉，成为"光头侠"。

出院后戴了假发，可谁能告诉我，为什么我的头皮会过敏，会引起毛囊炎，满脑袋都是红彤彤的小红包。朋友看到我说："你这也太有'洪荒之力'了吧！"无奈之下，只能开启我的光头行走之旅。

旅行一：演员。第三次化疗后，我去杭州出差，出了火车站，打车前往酒店。出租车司机见到我的瞬间，眼睛睁得很大，我看到他一直憋着，欲言又止的样子，很难受。我就说，你想问什么就问吧。他一下子变得不好意思起来，就问："你是演员吗？你来演戏的吗？演的是尼姑吗？演什么寺庙的故事？"我被他问笑了。看来我的精神状态不错，在他看来，应该长得也可以，否则为什么能当演员呢？自此开启了疯狂自恋模式，增强了自信，挺好。

旅行二：撞墙。我感觉自己状况还不错，决定去单位完成未完成的工作，不能因我而影响进度，正当我快要走进单位大厦大门时，阳光很温暖，照在我的脸上、光头上，我感觉自己浑身都在发光，很享受那一刻的心情。就在我独自享受的时候，突然看到一位年长的女士，把手里推的婴儿车竟直接撞墙了，孩子受了惊吓大哭。我赶紧跑过去问："孩子没事吧？"她有点尴尬地说："不好意思，刚刚看你走过来，很好奇，看走神了。"我笑笑说："没事，注意孩子的安全就好。"当我转身的那一刻，心里百感交集，不知想哭还是想笑，有种我不杀伯仁，伯仁却因我而死的感触。

旅行三：地铁。每当坐地铁时，心里都感到为难，因我的左侧是手术患侧，右侧装

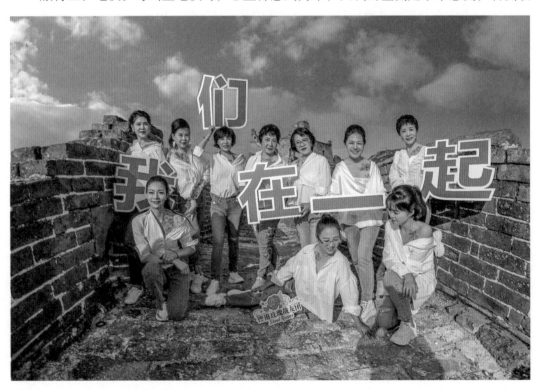

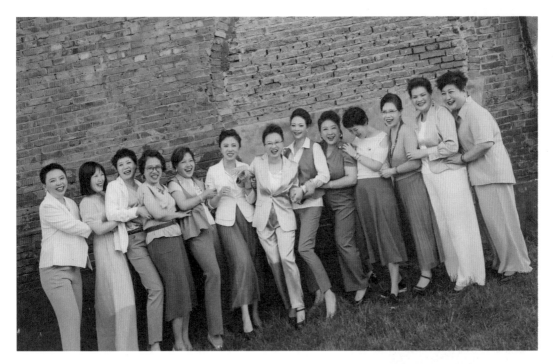

着输液针管，两只手臂都无法抓紧扶手，身体还经常不舒服，如果能找个靠着的地方靠着会好一些，但事情往往不遂心愿。

有时会在心里在想：为什么大家看不到我的光头呢？为什么看不出来我是患者呢？为什么不能给我让个座呢？但是转念又想：嗯，看来我不像患者，大家并不觉得我有病，不需要特别对待和照顾。自己不感觉自己有病，别人同样不会特别注意你，于是光头的我便释然了。

治疗初期，我便意识到乳腺癌给女性带来的灾难有多大，乳腺癌患者的心理阴影有多重，为呼吁全社会女性增强自我防范意识，关注乳腺癌患者的身心康复，帮助更多患者姐妹做一些事情，我牵头成立了"铿锵玫瑰战友团"。随后，相继成立了铿锵玫瑰艺术团，其中有模特队、合唱团、舞蹈队、夏威夷呼啦漫舞队、乐器队、瑜伽队和武术队。目前已有注册会员近 3000 人，常委 19 人，各行业专家顾问 50 人。

2015 年，守护天使志愿者服务队成立，现有志愿者 60 多人。天使队进行病房探访和门诊咨询，为新病友进行心理疏导等服务，8 年来，探访 6000 多人次。2021 年度，获得首都精神文明建设委员会颁发的"首都最佳志愿者服务项目"荣誉证书。

2019 年，铿锵玫瑰健康服务站成立，在社会各界的支持和帮助下，我们走进社区企业，进行乳腺癌预防的大型公益宣教活动，至今已经讲课 20 场，大小活动共计 260 场次。

三年疫情期间，难于像往常一样做公益活动，我便带领大家做了很多线上活动，找到很多大家能静下心来做，但平时又不注意的乐事，发现生活中的美好，转移注意力，放松心态，姐妹们都能积极参与。我还联合北京 8 位专家，为患者进行线上健康讲座，从心理、病理运动，做好在家期间自身的健康管理工作。线上活动效果虽好，但总不如

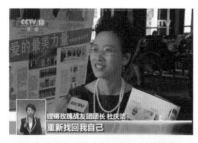

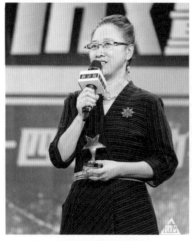

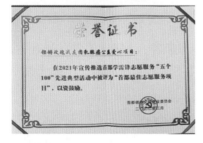

线下活动来得亲切，战友们一直期待着线下相聚的那一天。今年4月，我们恢复了守护天使志愿者服务队的岗前培训。紧接着，恢复了守护天使志愿者服务队病房探访和门诊值班服务。能够帮助到更多的患者，天使姐妹们乐此不疲。

十年来，"铿锵玫瑰战友团"的作为得到了社会广泛认可，全国多家媒体报道高达1800多次。我们还参与了CCTV-1人口栏目、CCTV-13新闻特别关注、CCTV-3向幸福出发，以及几家地方台节目的录制和播出。此外，为全国妇联和中国癌症协会拍摄2部乳腺癌防治纪录片。

"铿锵玫瑰战友团"的故事于2020年10月14日收录到学习强国平台，阅读量达16万。2020年8月，我被评选为北京榜样人物，获得新京报2020第十四届北京感动社区人物金奖。

拥有爱的力量，便有了十年来的相互守护，感谢先生及家人对我默默的支持。爱的力量是伟大的，团队的力量是伟大的，我和姐妹们一步一个脚印地走了十年，创造了奇迹。在这个大家庭里，姐妹们有着共同的经历，共同的体会。大家抱团取暖，共同迎接重生，我们一起加油，会让每个病友都活得更好，活出自己认可的精彩人生。

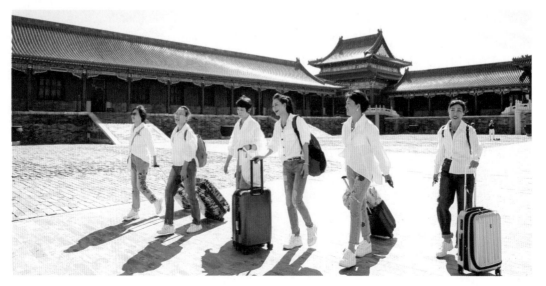

走出自杀意念抱团取暖

丁春贤

所有剩下的时间全是赚的，摆脱了癌症对心理上的恐惧，就有了对健康快乐生活的憧憬和期盼。

我是丁春贤，今年 63 岁，算下来到今年的癌龄正好 10 年，2013 年 6 月，我来到了北京世纪坛医院，被确诊为乳腺癌并完成了 8 次化疗。

癌症这两个字的重量可想而知，从确诊到开始治疗，当时我的心情真的是糟糕透顶，对于未来的日子也十分渺茫，不知道要怎么面对，最难过的时候甚至有想过和同病相怜的病友一起跳楼自杀。化疗过程也实在不好受，它会对自身各个方面造成影响，身体、心理……对于我，尤其是嗅觉，对什么气味都敏感且讨厌，闻不了一丁点刺激性的气味，因为生病导致脾气也不好，对别人说话也没轻没重，人家搞卫生的人进病房收拾，对拎着的墩布那味道闻不了，我就直接把人家轰出去了，现在想想还挺不好意思的。还记得当时我在这个病房还整了个小插曲，因为不想闻到那些气味，我就在自己鼻子里插了两根黄瓜条，大家看到后都不明所以，就觉得挺有趣，也算是自己苦中作乐吧。那时候整个病房的气氛都是昏昏沉沉的，病友们的情绪也都很差。

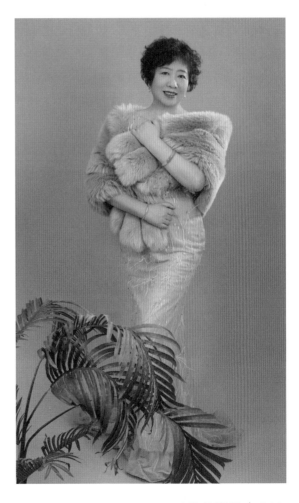

在医院治疗期间我认识了杜庆洁，也就是我们"铿锵玫瑰战友团"的团长，她也是乳腺癌患者，我俩在同一间病房，在我情绪非常低落的时候，她花了整夜的工夫，苦口婆心地教诲我、安慰我，在精神上给了我很大的鼓励，让我摆脱了对癌症的恐惧并重新燃烧起对

生活的希望。

确诊时我 50 多岁，小杜才 30 多岁，记忆很深的是她跟我说的一段话，她说我们俩相比，我大她的这二十多岁就比她多健康了 20 多年，她的儿子才一岁，而我儿子都已经结婚成家，我现在可以无所顾忌地活着，而她还有那么大的负担在那，她都能够这样一往无前地活着，我有什么想不开？我所有剩下的时间全是赚的。听完我突然觉得像有一个点，通过这个点就全想通了，就在那晚感觉一下就都释怀了。不得不说，小杜给予了我精神上极大的帮助，让我逐渐摆脱了癌症对心理上的恐惧，让我对健康快乐生活有了憧憬和期盼。

也是在一次闲聊中，我不经意间说了一句："你把我都说活了，你要是能把姐妹们组织起来一起面对病痛那该多好啊！"没想到小杜居然真的就组建起了"铿锵玫瑰战友团"，团里都是和我们同样有乳腺癌的患者。说实话，当时的我并不是很懂要做些什么，但我深知大家有一点都是一样的，那就是在有了疾病的痛苦之后，内心很无助，我们更需要的是一个"家"，每个人都想在这个"家"里得到温暖，得到陪伴。

回忆当初，那时有小杜、马姐、李姐、杜姐，还有好多好姐妹，我现在无法一一叫出名字，大家晚饭后就相约在病房走廊的尽头组织唱歌活动，各自在小纸条上记满了歌词，有模有样地就那样唱着，一起给自己的生活增添些盼头和乐趣。在病痛笼罩的病房中，组织大家一起唱歌跳舞，当把精力放到学习唱歌上，就能暂时忘记痛苦，重新找到生活的乐趣，哪怕短暂也觉得难得且珍贵，那些情景我现在依然感觉都挺难忘的。

起初这些姐妹都是情绪特别低落的，觉得前途渺茫，无望无光，后来我们在一起相互鼓励、互相激励，心情开朗了，慢慢也把这疾病看淡一些了。大家在一起仿佛有谈不完的话，抱团取暖，我们要为健康美好的生活而不懈努力，拥抱自信，拥抱健康，拥抱

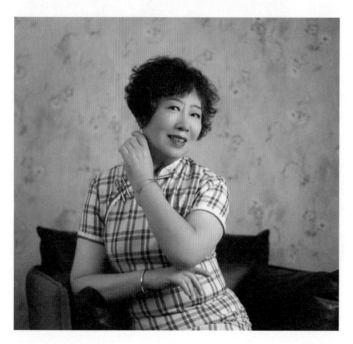

新生活！现在每一位团队成员依然都在不断地努力，互相支持帮助，共同坚持不懈，我为这群"战友"们骄傲！

后来在团长的努力下，我们又组建了"铿锵玫瑰战友团"守护天使队，以便我们可以更好地给患者姐妹们鼓励和开导，我也都积极参加了。那时我没事就站在病区微波炉旁，看到有刚生病情绪低落的姐妹，就用自己的亲身经历和感受去开导她，把曾经的那种心情说出去后，看到她们因为我的鼓励产生笑容时，

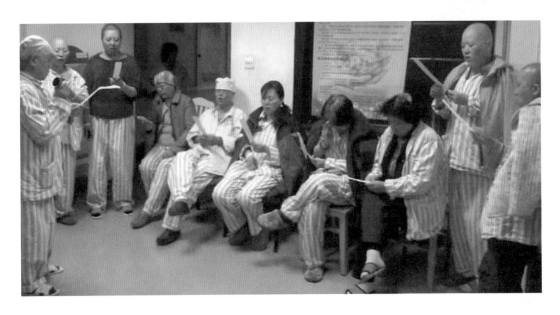

　　我更加坚定了对未来美好生活的信心，能够去帮助别人，我感觉像是肩负起了一份责任，找到了自己的价值，我的心也更加温暖，成了一个更坚强的人。

　　后来我们还成立了"铿锵玫瑰战友团"模特队，由我来担任队长，我们的生活真是越来越丰富多彩。生病是我们无法选择的，但放弃消极、转变心态，和"铿锵玫瑰战友团"姐妹们一起积极面对，反而收获了更多更好的东西，这或许也是一种因祸得福吧。

　　"铿锵玫瑰战友团"就是这样一个温暖又强大的大家庭，就像温暖的港湾一样可以随时接纳我们疲惫的灵魂。我们的故事才刚刚开始，要带给更多乳腺癌患者们勇气，希望把这群拥有着铿锵玫瑰之心的战友们带给大家，让大家知道，所有人都能开创属于自己的梦想，也要让更多的姐妹们能安心、安逸地活下去。

　　我们是一个"特别群体"，每个成员都是乳腺癌患者，但也就像玫瑰一样经历着成长、凋零、重生的历程，我们虽然遭受伤痛，但依然能有新生，也有让生命再次绽放的力量。

　　我喜欢这样的一群人，喜欢我们的这种坚持和永不放弃的精神，当我们拥有这种精神时，就会越来越有能量，正是这样强大的决心和能量，把我们连接在了一起。每个人都不仅为了自己，也为了彼此，每个人都有着不一样的痛苦，却也有着同样温暖的友谊，我们之间不仅拥有共同的梦想，更有共同的坚韧，可以说，这支铿锵玫瑰战友团，实实在在地站起来了，鼓舞了许多人。

　　在乳腺癌康复的旅途中，我克服了无尽的苦难，也懂得了怎样珍惜当下的每一份阳光。相信未来需要的不仅是勇气，更要有一颗满怀希望的心。在"铿锵玫瑰战友团"的几年里，我的心情每天都是很愉快的，在这里我更深刻地懂得了生命价值的重要性，也收获了幸福的滋味。

用全身心奏响生命的凯歌

刘和洪

经历了病痛，与死亡擦肩而过的我们，终于学会了怎样豁达地与命运相处。走在坎坷的路上，却仍迈着坚定的步伐，这就是重生者的步伐。

秋风退，北风吹，只盼春风醉。雪花飞，树枝颓，只盼春芽翠。人生无常但望不亡。2009 年 8 月 18 日，非常晴朗的一天，蓝蓝的天上没有一丝云彩，而就是在这样美好的一天，我在单位的例行体检中被诊断罹患乳腺癌。

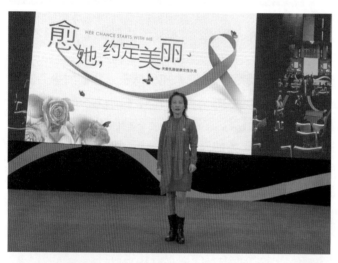

手术、化疗、放疗，严重呕吐、强烈骨髓抑制、白细胞持续低迷，让我倍受折磨，但我觉得更加难以忍受的是精神上的创伤。

"高楼春昼独惊心，白日闲云亦自阴。风雨催花花已尽，汉城新绿乱鸣禽"。我不知道该怎样去面对今后的每一天，我时常在想，有没有一种方法，能够让我尽快地摆脱这一切，哪怕是死亡。

在完成医院全部规范治疗一年后，我重新回到了曾热爱和为之奋斗的工作岗位，但一切已变得物是人非。周围人投向我的异样的目光，还有我无法完成任何工作的状态，这些比疾病本身更加令我绝望。

一个周二的下午，我照例来到医院找大夫复诊。我情绪异常低落地坐在医院走廊里发着呆，根本没有觉察到此时已经轻轻地走到我身边的主任大夫。主任大夫低下头，关切地问我是不是哪里不舒服了？有没有感冒？有没有发烧？在得到了我说"没有"的肯定回答后，她拍了拍我的肩，急匆匆地朝诊室走去，她的身后跟着上午特需没有看完的一队患者，还有为她提着盒饭的学生。

那一刻，很少流泪的我，热泪盈眶，我突然觉得好内疚，好内疚啊！

我的大夫们、家人们、好友们，她们都在拼尽全力救治着我，帮助着我，为我无私地付出着，而作为疾病主角的我，却在这里自怨自艾，顾影自怜，无动于衷！我终于意识到了走过死亡的我，生命早已经不仅仅属于自己了！

主任大夫在每次健康宣教时都会讲到，"起居有常，饮食有节，恬淡虚无，精神内守，强身健体，增添活力"这24个字。我开始试着践行这24个字，除了从饮食起居上进行调节外，我走进健身房开始锻炼，这一练至今已经有13年。健身逐渐成为我生活的一部分，也让我摆脱掉了臃肿的身材，人也变得快乐起来。

春听鸟声夏听蝉。当我静下心来，才能聆听到这世界最美的声音。从小我就爱好写作，我重新拾起了手中的笔，开始写我的诗和小说，开始去描绘世间的美好。写作充实了我的业余生活，也让我没时间再去胡思乱想自己的病了。

2014年4月，我的第一本小说《生命是何等的美丽》由光明日报出版社正式出版了。带着刚刚印刷出来，还带着油墨香的书，我来到医院，找到了我的主任大夫，对她说："主任，五年了，在您精心地治疗下，看着我在您身边一天一天地康复着，是不是会有些小小的感动呀？今天可不可以再为我有些小小的骄傲？我的小说正式出版了，今天作为礼物送给您，我想对您说您所救助过的生命，它们会重新闪烁出耀眼的光芒，会回报给您无比的骄傲和自豪。谢谢您用精湛的医术挽救了我的生命，更感谢您用高尚的品德一直感染着我，让我在经历了这么多苦难后，今天依旧可以如此阳光、如此快乐、如此坚定地站在这里，我也好想让您为了今天的我而感到欣慰和骄傲。"

"沉舟侧畔千帆过，病树前头万木春"。经历了病痛，与死亡擦肩而过的我们，终于学会了怎样豁达地与命运相处。走在坎坷的路上，却仍迈着坚定的步伐，这就是重生者的步伐。而作为重生者的我知道，我的今天是医学前辈、医学科学家们与侵害人类的疾病进行浴血奋战和无私奉献换来的，我身上也有了一种责任，就是要将我得到的大爱传递下去。

我参加到了患者组织中，去帮助像曾经的我一样身处绝境的姐妹们，为她们解心结，组织患者活动，介绍康复经验。她们也在患者组织中找回了快乐的自己。

今后我将会竭尽所能，努力工作，去和我的主任大夫并肩作战，去帮助更多的病友早日回归到正常的生活状态，树立信心，不畏病痛，重塑健康，一起用全副身心去奏响生命的凯歌！

春已至，勃勃生机。天已亮，阳光灿烂。

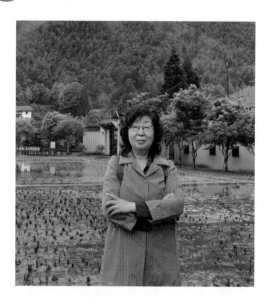

认真反思从中获益

马 泰

　　人生本来就是一场未知的旅行，有喜有悲，有乐有苦，要把经历的沧桑故事化成前行的力量。

　　在2004年以前，40岁的我正是对生活充满憧憬的好年华，上天赐予我一个美满和谐的家庭，和大多普通人一样，我们过得幸福安宁，生活充满了阳光。事业上，我有一份稳定的工作。但一纸诊断书，改变了我人生的轨迹。

　　患病初期，每当深夜，我都陷入在深深的恐惧中，这里有对家人的不舍和牵挂，有对自己今后的未知和彷徨，还有因患病失去完整身体而产生的凄苦和焦虑。

　　我住院20多天，做了手术，爱人一直在病房陪住，白天照顾我，晚上打地铺，睡得很不舒服，当我夜里后背很疼时，他从不怕麻烦，赶紧起来给我按揉。当病友向我咨询淋巴水肿的问题时，他经常抢着告诉人家注意事项、锻炼方法、按摩方向和力度，比我讲得更清楚。有时，我们也吵架闹不愉快，我生气时骂他，之后又后悔，想起这些事儿，感慨遇到一个好伴侣，能减去我一半的痛苦。

　　经过手术、化疗等艰辛的治疗过程，半年后，我重新回到了工作岗位。一位大姐悄悄地给了我一件硬杯塑形文胸，还带着个厚厚的棉垫儿，甚至还细心地带着一枚别针，我的眼睛湿润了，不知是因大姐的贴心而感动，还是遗憾自己的不完整。

　　除了坚持上班工作，我还经常利用周六日参加公益活动。爱人担心我不管不顾搬重东西，把胳膊累肿了，只要他有时间，就陪我一起去，后来他也成为正式注册志愿者。偶尔他没陪着我，大家还会问："姐夫怎么没来？谁给我们照相呀？"

　　在家里，家务活他也是抢着干，不让我沾边儿。有时，我嫌他洗衣服太慢太认真，我就自己洗，他看到就说："你洗不干净，放在那等我洗。"

　　通过这次生病与治疗，我的心路历程发生了巨大变化，开始重新审视人生，不断反思生命的价值和意义。上帝让我经历这些苦难，必有他的美意。通过认真反思，我决定要在新生命中获益。

　　自此，我开始关注乳腺癌群体，和更多的患癌姐妹成为朋友，她们很愿意和我"话疗"。在一次随诊中，我的主治医生刘运江教授百忙中抽出时间和我谈起了乳腺公益组织，他介绍了美国、中国台湾乳腺公益组织的建设情况，鼓励我们自发地组织一些活动，他告诉我，团体活动可以提振患者的康复信心，提高生活质量，回归快乐生活。

这些话语，我闻所未闻，原来生病了也可以帮助更多和我一样，挣扎在痛苦和恐惧中的姐妹。刘教授说：你组织人，我抽时间给她们讲讲。在刘教授的鼓励下，我找朋友借了一间会议室，又打了若干电话请来几位病友。那天，看着空荡荡的会议室，只有个位数的病友，我心里好愧疚。但刘运江教授是那样的热情和耐心，如我们后来参加的座无虚席的学术会上一样，刘教授讲得专注而认真。

刘教授讲完课，大家久久不愿离去，围在一起，有问不完的问题，说不完的话，激动的病友热泪盈眶，说总算找到可以倾诉的亲人了。星星之火可以燎原，不懈坚持吸引了越来越多的人。于是需要建个组织，起个名字，当时正值母亲节，康乃馨是母亲之花，去掉"乃"字，就叫康馨吧。

"康馨家园"以十几名志愿者为核心，组织艺术团，心理工作坊，科普讲座，阅读、唱歌和气功等各类活动，定期进行病房探访，活动开展得如火如荼。但各种不同年龄、经历、兴趣的人聚在一起，每个人的性格、想法、修养不同，需要包容与磨合，我们深深地理解，淡淡地释怀，做的时候全力以赴，结果顺其自然。我坚信面前有阴影，背后肯定有阳光。河北省四院乳腺中心是"康馨家园"最有力的后盾，乳腺中心的医护人员都给予了最有力的支持。

因为没有资金，作为公益组织发起人，很多活动需要自己出资，经常一拿就是几百元，甚至上千元购买艺术团服饰、组织活动的饮食和奖品，还有每年参加公益组织学习培训等费用，我爱人从不反对。但是，一次性从家里拿了太多，就不好了，我干了一件对不起家庭的事，心里一直很愧疚。

在家园中，我认识了一个师姓小妹（已殁）当时 20 多岁，未婚，因涉足他人家庭，遭渣男暴力，几年后罹患乳腺癌，发现时已是晚期。她家在农村，生活条件很差，父母身体不好自顾不暇，弟弟弟媳过得也不宽裕，更不会拿出钱帮她治病。她做了手术后，再无力后续治疗，医生说她这种情况，最佳方案是赫赛汀靶向治疗，近 20 万元的治疗费，对她来说是个天文数字，想都不敢想。

她告诉我准备放弃治疗，听天由命。望着她因营养不良而苍白浮肿的脸和绝望的眼神，我深深感到，太可惜了，不能轻易放弃生命呀！同情之心油然而生，不顾一切，拿出家中积蓄，借给她 10 万元治病，她当时感动得热泪盈眶，反复说："我病好了，一定挣钱还你。"

在治疗期间，她挣钱还了我 1 万元。后来她的病情严重了，跑了全国多家知名医院，但最后还是走了。通过这件事我明白，要科学理性地看待疾病，放下执念。《断舍离》里面有句话：无能为力的事，当断。生命中无缘的人，当舍。

人生本来就是一场未知的旅行，有喜有悲，有乐有苦，要把经历的沧桑故事化成了前行的力量。想要人间值得，学会自我疗愈，自我成全。放下对人、对己过高的要求，放下对完美人生的执念，永远做一个正直纯良、温暖有爱的人。

走出迷茫寻找良药

王彦琨

为了家人而活着，爱是最好的良药。

今天，写下这些东西，在我看来是用另一种方式和朋友们聊聊心里话。因为，我们都有太多相似的经历，彼此一定会有感同身受般的共鸣。

生病衍生出最初的迷茫

得知自己患了乳腺癌是在2009年4月初，看到那纸疑似诊断书，我很难形容自己的感觉。没有告诉任何人，我开始在网上搜索相关的一些知识和病例，并且自己做出了一个决定：放弃治疗。因为没有任何人给你术后可以完全治愈的承诺，但自己身体的毁损是千真万确的。我对病对死都不是很怕，至少没有怕到一想象自己手术后残破的身体就会有万念俱灰般的迷茫和恐惧。但计算机的历史记录出卖了我，我家先生从那里猜到了一切，并从我这里得到了证实。去医院，找大夫，做手术就成了定势。那个时候无论

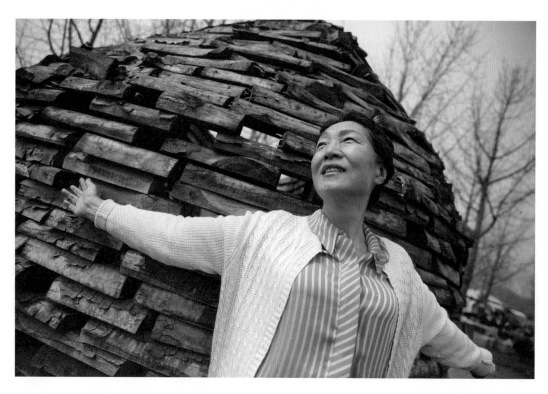

有多不情愿，都没办法拒绝亲人的请求，没办法放弃一个妻子和母亲的责任，可以说接受手术不是为了我自己，而是为了亲人，更是为了女儿。

爱是最好的良药

非常庆幸我遇到的是最好的医院里最好的医生，还有一起走过来的最好的病友。

我的手术是在北京医院由陈辉主任做的，在我眼里，他是最好的医生，不仅仅医术好，人的心地更好。一个得了重病的人哪怕那个病只是他自己认为重，也还是希望医生重视，希望能从医生那里得到治愈的许诺，更希望他给自己最好的治疗。这一切，作为医生的他都给了我。他说："你这不算什么，只要好好配合就能好起来。"对我来说，这就是活的希望，是生命实实在在的延续。手术后，病友们互相宽慰，鼓励对方和自己。当自己最虚弱的时候，我深切地感觉到我的亲人是那样地在意我，需要我，我的朋友是那样地关心我，牵挂我。听到护士们说，你这里每天人都最多，我心里真得很开心。为了他们我也要好好活下去，要不，太对不起他们也对不起自己。

愉悦是身心最大的需要

病好后，我们几个病友一直坚持在一起锻炼，在一起游玩，我们成了彼此生活中的好朋友，我们向别人介绍的时候从不说病友，都是说好朋友。我们一致认为，我们现在已经是健康的人了，要维持我们的健康，就一定要开朗乐观，善待自己，善待身边的所有人，并在这个过程中让自己获得快乐。彼此心中都有对方的时候，就不会孤独，就一定会在心中充满愉悦。我们有什么好事情都会和朋友分享，哪怕只是挖来一点点野菜，采摘一些水果也会分给朋友们，因为知道吃了会有好处，有好处的事情当然不能忘记朋友。

我们加入了很多社团组织，练唱歌、练朗诵、去旅游、学编织、真的很充实。这种充实的背后其实有着太多人的付出和奉献。这里有那些血浓于水的我们的家人、亲人和朋友，还有很多很多同我们非亲非故却关心爱护我们的人。想到他们，我们心里就会很感动，就会感觉每时每刻的开心快乐才是对他们最好的回报，只有力所能及地帮助那些需要我们的人才是对他们最好的安慰。

医护人员的奉献支撑了爱的乐园

为了帮助患者的术后康复，提高大家的术后生活质量，北京医院肿瘤科牵头组织病友们成立了北京医院"爱康乐园"，为了大家的活动场地和活动内容，张永强主任和丁丽主任付出了太多太多，包括他们的时间精力和专业知识。为我们联系了医院的职工俱乐部，让大家每周都可以有固定而舒适的活动场所，姐妹们可以在这里练习唱歌，排练舞蹈，学习编织。这样的活动使大家相互了解交流的机会大大增加，很多人在爱康乐园缓解了心理压力，找到了快乐，找到了自信，增强了和疾病抗争的信心。

张永强主任、丁丽主任还定期为大家组织患教活动，就康复中的各种问题答疑解惑。

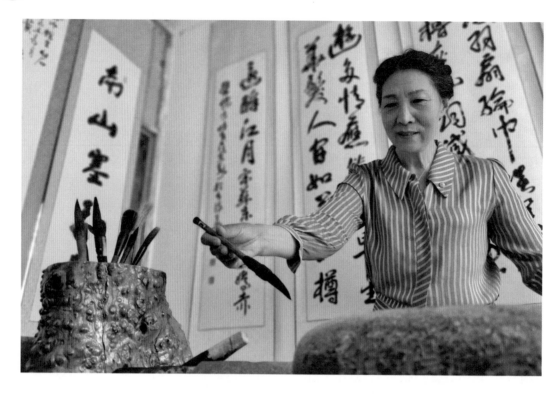

他们还联系相关科室的医生们给病友们普及康复过程中的科学及医学知识，让我们更加清楚地了解了自己的疾病以及预防和康复的方法，了解了过程中应该注意的很多细节，包括营养和锻炼。两位主任每年都要策划一次大型的医患活动，让病友展示各自的才艺，展示康复后的精神面貌。在我们看来，更重要的是通过这样的活动利于沟通，医生与患者更像是一家人、是亲人。

2020年，因为疫情，"爱康乐园"的活动受到了影响，我想，这次我们的活动要停很长时间了。但出乎意料的是，张永强主任把医患活动搬到了网上，给大家分享了《我和HER2有个约会》的科普课程，而且一直坚持每周一次，内容丰富翔实，语言精练风趣，插图灵动呆萌，有着极强的视觉冲击力，让大家在轻轻松松的氛围中通过这样通俗易懂的方式获取了知识。大家感觉受益匪浅的同时，内心里充满了对张主任、对医院乃至对所有医护人员的感激。我从来都不曾忘记是医生救治了我，让我可以享受到更多的生活的美好时光。我也永远都不会忘记，即使在疫情如此严重的时期，在人人自危的时刻，是你们，是你们这些如天使的人依旧牵挂着这些病友，为我们送来知识，送来温暖。

我知道自己没有任何可以回报，我能做的是尽量向你们学习，为他人尽一点点微薄的力量。同时，为了所有关爱我的医护人员，为了爱我的家人和朋友，好好地珍爱自己。

用爱点燃生命的希望

马复荣

送人玫瑰，手有余香！每一位志愿者都是一束光，彼此照耀，共同成长，坚持初心，用爱传递爱，用爱点燃生命的希望！

我叫马复荣，2006 年被确诊为乳腺癌，和绝大多数癌症患者一样，突如其来的打击让我实在无法接受和面对这样的结果。"癌症"这两个字，让我感到绝望，心情跌落到了谷底，感到无助无奈，同时也有无限的后悔，因为患病前我就在医院工作，而且两年前还摸到那个包块，不疼不痒，所以没有引起重视，也没有一丁点的预防排查意识和这方面的知识，无知加上忙碌的生活，让它在我体内又作威作福了两年，如果早一点发现的话，可能我的治疗会更简单。

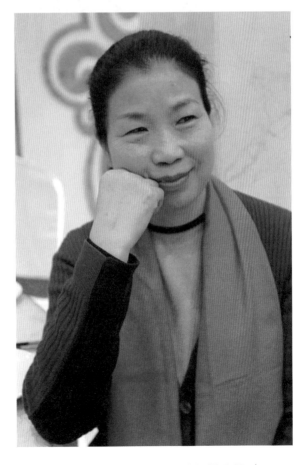

后来，家人都知道了我的情况，走访全国有名的肿瘤医院，咨询多位专家、教授，比较不同的治疗方案，亲友的安慰，病友的鼓励，家人无私的爱，让我一步步坚持下来。

在起初的治疗中，化疗的痛苦反应让我身心疲惫，甚至想要放弃。在我最茫然的时候，认识了一位乳腺癌复发治疗中的大姐，她给我讲了很多在治疗中应该注意的事项、应对的小方法，给了我亲人般的关心和温暖。她的乐观、开朗影响激励着我，她的安慰、鼓励让我有了信心，看到了希望，也下定决心坚持治疗下去。在这位姐姐的引导下，我加入了西安抗癌俱乐部，学习交流抗癌资讯，结识了四面八方的兄弟姐妹，加入了志愿者的行列。

2007 年第一次回住院部复查，有一天主治医师悄悄嘱咐我："你晚上多注意一下同病房的那个病友，她已两次自杀未遂。"这时我想不能辜负医生的信任，就用了自己的方法，在那位姐妹的邻床坐下，跟其他姐妹畅谈生病以来的感触、想法以及最后积极治疗的过程。那位有自杀倾向的妹妹慢慢地靠过来，也在听着。我告诉她说，我在刚查出病时也很绝望，有许多想法，但看到家人、亲友的关心、医生的负责、病友的坚持，我调整自己的心态，积极接受治疗。只有我们努力了，才不会后悔、不会有遗憾。

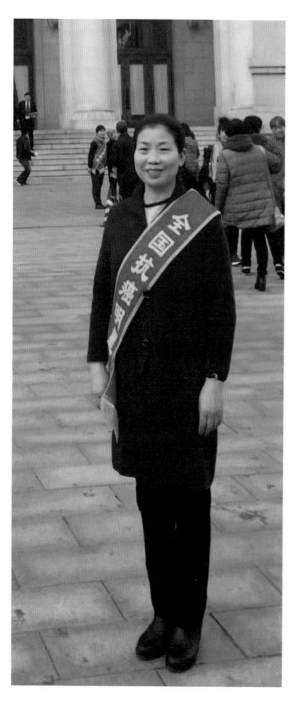

这个姐妹打消了自杀的念头，第二天她告诉家人说："我也要像马大姐一样，积极治疗，不惜一切代价，乐观面对这一切。"那一天，我们的病房恢复了往日的欢声笑语，大家都很开心。再后来，这位姐妹主动配合医护治疗，病情好了起来，我们两个人也成了非常好的姐妹。

这件事深深地触动了我，原来生命可以影响另一个生命！因为我痛过她们的痛，我希望可以用这份经历去陪伴和鼓励那些正在经历痛苦的姐妹们。从此，我开始了关怀病友活动，通常都是在认识的病友住院时到医院悄悄探访，慢慢地知道我的人越来越多，她们亲切地称我为"马姐"。现在的"马姐"在西安病友群中是一张名片，慢慢地我们的探访队伍从一个人到几个人再到几十人，队伍不断壮大，我们的探访也越来越受到患者和医院的认可。

记得在2017年4月21日晚10时，西安交大第二附属医院肿瘤病院发现紧急舆情，某患者在医院表达要跳楼的想法和意图，肿瘤病院立即启动紧急机制。为利用社会支持来进一步安抚患者情绪、加强心理干预，主任紧急联系我，希望第二天能够来对患者进行关怀开导。接到这个电话，我立即打车来到医院，走进病房看到还在流泪的患者，正是我们曾经探访过的一位病友，我耐心开导她，以姐妹们的实例告诉她，只有坚强地挺过去，才能迎来柳暗花明又一村。近两个小时的交流，患者终于破涕为笑，情绪平稳下来，我才放心地与医护人员告别，踏上回家的路。

切身经历让我能一眼认出正在治疗中的人，也总是愿意伸手去帮扶一把。有一次，在公交车上遇到了两姐妹，姐姐目光呆滞一言不发，看起来像是远乡来的，妹妹不停地在安慰姐姐："我有认识的护士朋友，她会带我们去找肿瘤科医生看怎么治……""肿瘤"两个字引起了我的注意，我在心里想着怎么去帮助她们，就追随姐妹俩下了车，拿出身份证和抗癌俱乐部的证件，告诉她们我是乳腺癌康复志愿者，问需要帮助吗？妹妹顿时泪如雨下，向我讲述了她们的情况："我们家在陕南山区，我刚来西安打工，姐姐在老家确诊腹部肿瘤，医生让赶紧到大医院治疗，所以她来西安投奔我。可是我在西安只有一个同学，没有别的亲人，帮帮我们吧！"我立刻联系了肿瘤科主任，说了我路遇患者的情况，教授让她们立即前往他所在的医院。两天后妹妹打电话给我说：非常感谢马姐！我姐姐手术很成功！姐姐先天低智，曾被拐卖两次，生孩子后人家放松看管，姐姐仅凭着一点点记忆带着孩子逃出了大山，在大街乞讨流浪，后有幸被公安营救辗转送回老家。医院了解到姐姐的不幸遭遇，教授、主任、院长联手做了这台手术，并免去了大部分费用，医护人员轮流送饭，给予了无微不至的关爱。能帮助到这样一位不幸的姐妹，我这"闲事"管的也值了！后来妹妹也成了我们的志愿者。

我一直坚持用微信和电话解答病友的问题，帮助了无数素不相识的病友，微信、电话也都变成了热线。

我们都是患者，见面特别亲切，互通有无，互相激励，彼此成就。我们志愿者的病房探访工作，已经得到了医生、护士、患者及家属的多方肯定、赞扬和鼓励。我们倡导早筛早查，走进了一些公司、社区、大学校园，宣传癌症疾病预防知识，多次受到交通大学医学部邀请，参加医学伦理课堂，作为患者代表发言，和学生们分享交流关于医患关系的心得感悟，连续在《中国医学伦理》杂志上从患者角度发声。2015年以来，多次参加全国、全球乳腺癌国际交流会，积极参与"粉红丝带"乳腺癌防治活动，被全球最大的乳腺癌基金"苏珊科曼乳腺癌基金会"授予乳腺癌宣导英雄。2017年荣获"全国抗癌明星"的称号。

送人玫瑰，手有余香！这些年来，志愿者姐妹因癌相遇，因爱坚守，每一位志愿者都是一束光，彼此照耀，共同成长，坚持初心，用爱传递爱，用爱点燃生命的希望！

与乳腺癌抗争是一场战役

温美茵

与癌抗争是一场战役，我们要用美丽打败他！

时间过得真快，一晃14年过去了。那年我40岁，正赶上中华人民共和国成立60周年大庆，好不容易休个假，却发现右侧乳房上有个枣样大小的东西，赶紧去医院检查，医生建议住院手术。得知自己罹患癌症的那一刻，并没有太多的情绪，只觉得终于有正当理由躺下来休息了。用了一个月时间，我把手头工作和家里事情处理完毕，于2009年11月1日住进协和医院，踏踏实实遵照医生安排进行治疗。

治疗过程中，我第一次嚎啕大哭因一位病友姐姐而起。她在术后第三天就要出院了，而我还插着引流管。等待医生查房时，她在我床边对我说："妹妹别害怕，我也是一位乳腺癌患者，这个病没那么可怕，我这次是在原来的患处，又长了个小结节，取出来就没事儿了，不信你摸摸。"

这时我才注意到，她胸部一侧是平坦的，我心里害怕，拒绝去摸，她的举动却让我目瞪口呆。她一下撩起病号服，袒露出胸部，一侧是我这辈子见过的，最美的半球状健美乳房，另一侧是一道极其丑陋的疤痕。极美与极丑的视觉冲击，让我不堪忍受，蒙上被子嚎啕大哭！不知哭了多久，那位姐姐喃喃地说："本想着让你坚强起来，没想到把你弄哭了。"那一刻，我暗下决心，只要治疗完我还活着，一定要为和我同病相怜的姐妹做些什么。

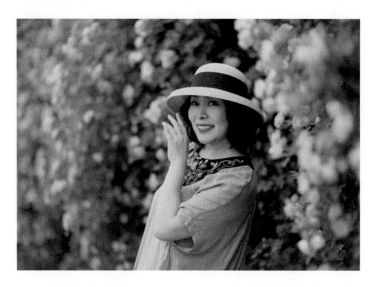

出院前，发现护士站有招募粉红志愿者的表格，经了解，知道协和粉红花园刚成立不久，需要大批志愿者，于是我毫不犹豫地填了表。在之后的放化疗期间，我剪掉美丽的大波浪，每次进化疗室之前都化一个淡妆，用漂亮的丝巾把头包裹起来，给自己打气："这是一场战役，我要用美丽打败它！"没想到，这个行为鼓舞了一起做化疗的姐妹，最后那次化疗时，每个姐妹身上都穿戴了一点红，有的戴了红耳饰，有的围了红围巾，有的穿了红毛衣，我穿了件大红色背带裙，整个化疗室喜气洋洋，很有庆祝胜利的味道！

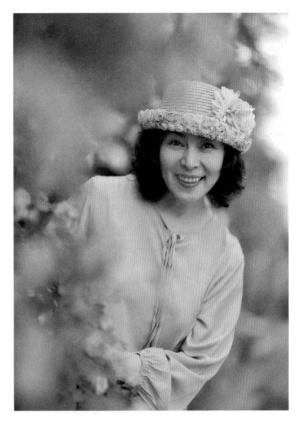

我在化疗期间的表现，被粉红花园的爱花使者关竞红医生注意到了，当她得知我是一名形象工作者时，愉快地邀请我为花园的姐妹讲丝巾搭配、色彩搭配、服装风格等知识，我欣然应允。

粉红花园成立一周年时，关医生希望我给姐妹们排一场时装秀。根据我和大多数姐妹生病、治疗、康复所经历的心路历程，我用三组色彩，编排了一场将近十五分钟的大型时装秀《点亮生命的色彩》。第一组，用黑色搭配红色，表达姐妹们生病之初和治疗过程中的恐惧、彷徨，以及医护人员和家人给予的关爱和生的希望；第二组，用灰色搭配粉色，代表姐妹们在康复过程中所产生的焦虑、怨怼和抑郁，以及这个过程粉红姐妹温暖的怀抱和鼓舞；第三组是粉红的绽放，代表姐妹们战胜病魔，重拾信心，闪亮回归工作和生活，并传递粉红的爱给其他乳癌姐妹。

时装秀引起极大共鸣，很多患者和家属以及医护人员都热泪盈眶，我本人也因此在粉红丝带十周年庆典上被评为抗癌明星。在第五届全球乳癌患者组织联盟大会的相见欢环节，这个时装秀作为主打节目演出，这是我值得骄傲的小成绩。在那之后，我应邀出席新阳光网上公开课，向大家介绍了《点亮生命的色彩》时装秀的立意及后续影响。

公开课当晚，近百位姐妹加我好友，衣颜社便应运而生。群里300多位姐妹，绝大多数我不认识，这些姐妹除了来自协和医院，也来自全国其他23家医院。因疫情影响，无法举办大型聚会，为了让大家了解衣颜社，了解粉红花园，我便发语音安抚大家，还把粉红花园的资料介绍给大家分享。

衣颜社建群之初，很多姐妹正在治疗中，或刚结束治疗，关医生建议我为她们做一堂线下课。于是，在二月二龙抬头那天，我举办了一场《点亮黑色时光》线下课。

课后有位姐妹跟我讲，由于她丈夫前一年突然离世，她已经有一年多没笑过，这次她把自己打扮得光彩亮丽，绽放出灿烂的笑颜。

课堂结束后，姐妹们和我一起，喊出了衣颜社的口号："与癌抗争是一场战役，我

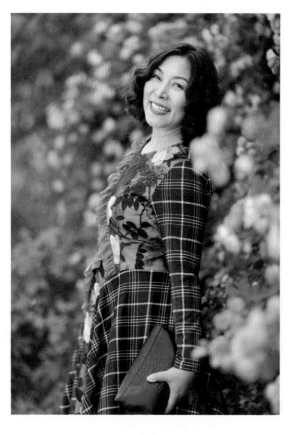

们要用美丽打败他！"

4月，根据姐妹们的需求，我又开展了三天线上课《走进绿色》，带领姐妹们认知色彩和色彩搭配。深度交流中，我发现姐妹们生病后出现各种各样的问题，有的病前很会打扮，病了以后觉得不配打扮了，或者怕人笑话不敢打扮了，或者满腹怨怼不愿打扮。还有的姐妹觉得委屈，觉得病了很冤，就不管自己适合不适合，逮什么贵，什么靓就买什么，往身上胡乱穿戴。

我一直倡导全形象概念，尤其强调健康是形象的基础，这里的健康包括生理健康和心理健康，如果衣颜社只讲化妆技巧和服装搭配，疗愈的功能就很微小，我希望姐妹们首先能在衣颜社，把迷失的自己找回来，正所谓相由心生。

于是，我们的朗读小组成立了，我每天除了在群里分享色彩搭配、服装搭配内容，也会为大家分享朗读作品。几个月下来，已经分享了《遇见未知的自己》《重遇未知的自己》《高效休息法》等十多部具有心理疗愈的书。

很多姐妹养成了每天早晨或在餐桌旁，或在上班路上，或在医院等候检查的时候，进群听书，收获了美的滋养和心灵的滋养，重获新生。

在康复路上走过 14 年，我的身体越来越好，学会了遇事向内求，遇到不开心或者令我焦虑的事，先做几个深呼吸，让身体放松下来，看到自己的不良情绪，然后观察一下，在不良情绪下身体哪个部位不舒服，就把注意力放在哪个部位，调整呼吸，并给自己一个拥抱，很快负面情绪就会得到调整，身体也随之放松。

适当运动是身体康复不可缺少的环节。我最喜欢的运动是走路，虽然能一口气走上万步，但我不会让自己太累，每次走路都保持在 5000 步左右。

2019 年，因机缘巧合，我开始跟从导引按跷的传承人傅弘老师学习经络和穴位配伍，用这种最古老又绿色的中医方法为自己调整身体，长期困扰我的身体浮肿和子宫内膜异位症都得到了很好的治疗和康复。

现在看到我的人，很难相信我是一名乳腺癌患者，都能被我阳光的笑容、健康的肤色给打动。真心希望每位看到这篇文章的姐妹都能从中获益，用自己美丽的状态，战胜乳腺癌，闪亮回归正常的工作与生活。

爱让我坚强

张　爽

人这一生，会经历很多事情，无论好的还是坏的，我们都应以平常心去接纳，释怀，珍惜当下。

患病 6 年，从未回想过与病魔斗争的经历，因为不敢，也不想再次面对那段痛苦的历程。是姐妹们灿烂的笑容和积极的心态，让我有了与大家分享的冲动，希望我的经历也能给患病的姐妹们一些信心和力量，让大家都能好好地爱自己。因为只有我们好好的，我们的家人才能幸福快乐。

2017 年 4 月的一天，我在洗澡的时候发现右乳上方长了一个小疙瘩，只有黄豆粒那么大，挺硬的，摸着也不移动，也就没放心上。

5 月 16 日，发现小疙瘩在生长，已有花生粒那么大了，心想不是好事，就决定去医院看看。

5 月 18 日，我请假去医院检查，做了钼钯，显示右乳上方有一不规则结节，医生建议我去大医院做个复检。医生这个建议让我觉得不太好，马上赶往三甲医院，做了彩超检查，这次明确诊断"不规则，有血流供应"，医生建议做个穿刺。

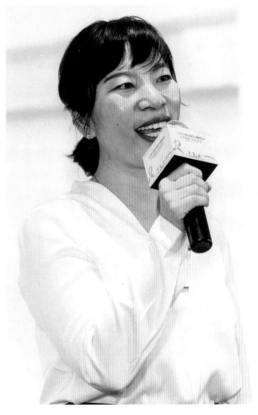

我不敢相信这个结果，又换了一家医院进行检查，可结果依然如此。这下子我慌了，赶紧跟老公联系。他一直在电话中安慰我："别怕，老公在呢，老公一直在，别怕！"接下来的几天，他便四处求医问诊。不可更改的结果摆在面前，便决定了做手术治疗，住院前我把儿子送到母亲家，告诉她我要做个小手术。老妈心知问题一定很严重，因为老父亲卧床多年，老妈一直照顾着，已经很辛苦了，不到万不得已，我不会来找她帮忙的。老妈什么也没问，只告诉我家里的事不用操心，孩子一定会照顾好，让我一定要好好地回来。看着卧床的父亲、年迈的老妈、年幼的儿子，我的内心是坚定的，我一定要活下来！

5月25日，我躺在手术台上。虽然做好了心理建设，虽然医生一再劝我保乳，但最后，我还是决定全切。现在想来，那个时候还是因为对疾病的认识不够而恐慌害怕。

术后随着治疗的推进，身体上和心理上的煎熬所料未及，尤其是拆线后第一次洗澡，将近30厘米长的刀口从腋下到胸口，表皮紧贴在骨头上，肋骨根根可见，腋窝凹陷，凹陷处还有一团皮肤系在一起的小疙瘩，看着镜子里的自己，我马上转开头，眼泪控制不住地哗哗往下流……

从2017年6月12日到11月15日，8个疗程的化疗让我痛并幸福着。如果说第一期化疗让我知道了化疗是像感冒一样打吊瓶，像打了阿奇一样胃里不舒服想吐，那么第二期就让我知道化疗的威力不止如此，它不仅让我吐得昏天暗地，更让我从头到脚全身毛发脱光。

那时候老公怕我难过，也剃了光头陪着我，还经常在我状态好的时候，带着我逛商场，两个光头走在人群中，着实受到了不少惊艳的目光，回头率超高，那时老公还调侃：看咱俩多酷！直到第三个疗程结束，那种难受的感觉着实让我难以承受，身上没有丝毫力气，七八天起不了床，上厕所都成了难事，下床走到厕所这几米的路都要休息好几次。

第四期化疗的前一晚，我由于惧怕几乎崩溃，靠坐在床上耍脾气，我为什么要遭这个罪啊，我这是干吗啊，我不治了吧。老公静静地看着我，大手抚摸着我的光头，笑着说："行行行，咱不去了，咱在家休息，那你想想，等你有力气了，你想去哪玩，想吃点什

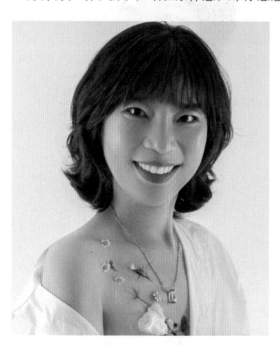

么？儿子这周回家来看你，你准备穿什么衣服迎接他呢？"他就像一团棉花，再大的力气遇到他，也会被他包裹住发挥不出效力。是啊，他又何尝想让我遭这份罪呢！在他的包容与关爱中，第二天我又披挂上阵了。历时5个月的化疗，亲戚朋友排班陪我跑医院，刚退休的舅舅也担起了接送儿子上下学的任务，家人无微不至的关爱和陪伴给了我莫大的信心。

熬过了化疗，我又接受了25次放疗。虽然放疗的过程烤伤了皮肤，但对于那个时候的我来说已不算什么，因为痛并幸福着。

遗憾的是老父亲在我治疗还没有结

束就去世了，我默默地流泪，一点儿忙也帮不上。老妈看出了我的心思，拉着我的手安慰说："没事的，你爸卧床这么些年，他也累了，他看着我照顾他还牵挂着你，他心疼我了，他走了妈就可以好好照顾你了。"听着妈妈的话，我的心都碎了，我没有什么可以回报的，唯有快点好起来，好好地活着。我告诉自己不仅要活着，还要活得强壮、活得精彩，因为我要做妈妈的大树，代替爸爸为她遮风挡雨。

短短半年时间，我经历了亲人的生离死别，承受了人生最大的磨难，也收获了家人们无条件地关爱和包容，这些都是我人生的财富。人这一生会经历很多事情，不论好的还是坏的，我们都应以平常心去接纳，释怀，珍惜当下。

之后的日子里，我进行了一年的靶向治疗，然后开始内分泌治疗直到现在。靶向治疗完成后，我恢复到了正常的工作，虽然不再是班主任了，但依然在教育第一线活跃着，经常带领学生参加艺术展演，也会为了一个小节目的构思和后期制作熬到半夜，更会因为学生的一个小小的拥抱开心得不得了。休息的时候，也会抽出时间参加成人舞蹈排练，参与社会团体的演出，逐步恢复到以前的状态。老妈看着我一天一天活跃起来，高兴得不得了。儿子也帮我记着吃药的时间，每次吃药前都会试一试水温才递给我，这些暖心的小举动，我都看在眼里铭记在心，激励着我不断向前进的决心。

都说"遭遇大难，但得大爱，所以大悟。"感谢病魔，使我将匆匆的脚步放慢，重新审视自己。我懂得了在简单平淡中恒久地感恩惜福，宽容达观，努力过好每一天。我改变了不良的生活习惯，学会心平气和，开始有氧运动，并把它当成每天的必修课。在这场与病魔的斗争中，即使我不是最后的胜利者，我也会勇敢而坦然。

怒放的生命

任燕君

与癌结缘，经历了生与死的考验，仿佛浴火重生的凤凰，改变了我整个人生的轨迹。

岁月无痕，当我们蓦然回首，翻阅着自己的心灵历程，总有一段段记忆，在生命中留下深深的痕迹。18 年的抗癌人生路，记载着我的风雨坎坷，跌宕起伏，坚守梦想与命运抗争的历程……

2005 年秋，我调到新企业担任领导工作仅仅一个月，就在体检中发现罹患乳腺浸润性导管癌，并且腋下淋巴结转移已属中晚期，做了左乳改良根治全切手术，接着做了放化疗，之后是长达十年的内分泌治疗。当时，面对这突如其来的打击，病痛的折磨、精神的压抑、化疗的考验、漫长的寻医路等，还有经济上难以支持的窘迫，万念俱灰。但靠着对生命的强烈渴望，不辜负家人的期望，配合治疗，不言放弃是我唯一选择。出院后，我坚持投入工作，忘却病痛，用微笑面对多舛的命运，逐步走出阴霾，迈向康复。

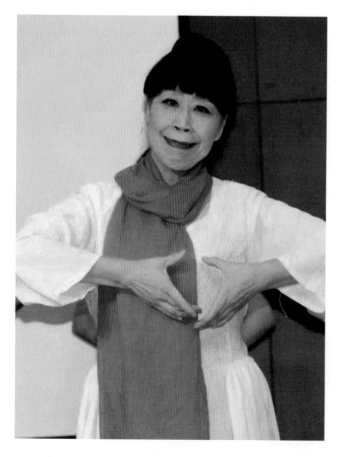

与癌结缘，经历了生与死的考验，仿佛浴火重生的凤凰，改变了我整个人生的轨迹。我对生命有了新的感悟和认知，由此萌生了让爱心汇聚传递正能量的想法。坚持工作之余，我参与社会公益，5·12 汶川地震时交纳一份特殊党费支援灾区；走进晶洁鸟儿童智障中心用音乐开启心智；为儿童福利院儿童购置连衣裙和衣裤；去贫困山区担任第一书记，为留守贫困家庭精准扶贫，联系爱心企业和志愿者团队送去棉衣、被褥、米面油、医药等；

数年坚持周末和假期去养老院爱心扶助，推着轮椅上的老人去公园游览，组织并带动爱心志愿者探望活动百余次；首创西安文理学院、西北大学等学生党员志愿者队，创先争优十余个爱心基地。

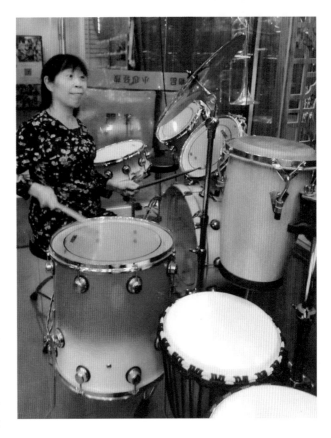

2010年，由我创建西部第一个病友团队《西安抗癌俱乐部新生命艺术团》，活跃癌症患者文化生活，用艺术点燃生命，用奉献照亮他人，探索艺术疗愈癌患新途径。就此启动协会每年《我们的春晚》，看到台上战友呈示生命的绚烂和台下热情洋溢开心的笑容，甚是欣慰。我带领大家参加陕西电视台、西安电视台等栏目演出，全国中华通络操展演及"出彩中国人""全国民族春节晚会""劳动美中国梦"演讲等并多次获得奖项，特别是十八届全球乳癌支持大会"长安之韵"节目，获得大会唯一国际组织金奖和优秀节目奖，并得到国际友人的喜爱和赞誉。连续多年，我引领大家进行通络操等康复体能训练，并举办协会患者《首届诗歌朗诵大赛》，让艺术疗愈在抗癌群体中发挥毋庸置疑的作用，展示群体抗癌风采，释放生命的活力。

2012年乳腺癌病友"粉红之家"成立了，作为首任会长，引领大家用微弱的生命之光，组成特殊的光源，照亮别人，服务社会；作为抗癌榜样典范参加西安电视台"活着真好"电视励志片6集拍摄和陕西广播电台《爱心一刻》乳腺健康专题讲座直播，举办《西安首届漂流书发布会》，让书漂流，让爱传递，开展粉红读书系列会，去陕西省肿瘤医院、西京医院、西安医学院附属一院等进行病房探访，给一直为西安儿童慈善无私奉献且患癌的南非妈妈阿曼达送去精神慰藉；关注妇女健康，参与苏珊科曼基金在社区首批乳腺癌筛查防治与自检宣导。作为首期西安开怀学苑引领人，将开怀学苑在西安落地生根。与台湾粉红姐妹缔结姐妹会，建立粉红丝带筑梦空间西安站，给因罹患乳腺癌姐妹中断学业的"粉红宝贝"提供就学平台与学习资金；还举办多期鼓圈音乐坊培训班，鼓舞人生，让更多的乳腺癌病友重新扬起生命的风帆；积极组织参与西安抗癌俱乐部世界肿瘤防治周西安—台湾粉红丝带城墙竞走，世园会、曲江南湖同一天一起行健步走活动，向世界进行抗癌宣言；组织粉红之家姐妹们开展粉红派对，粉红春之韵、夏之恋、秋之爱、冬之暖等粉红之韵系列活动，让快乐为生命起航！

看到身边的姊妹产生追求美好生活的梦想和心愿，我就利用粉红丝带筑梦空间启动梦想之旅，为手术五年、十年的姐妹们，盛装过新生命生日会和粉红派对及三八相约粉红女神活动，而过生日的姐妹大多都感动得泪流满面。特别是在西安《华商报》举办陕西《十大梦想家》活动，还有一段感人故事。有一次去探望高静宜老师，她患乳腺癌后15年又复发转移至肺癌。与我聊起她由于家境贫寒，结婚时没有穿过婚纱，这是一生的遗憾。刚好《华商报》征集十大梦想家项目，我立即与该报记者联系，并被列入十大梦想家之一。由盛名蒙娜丽莎婚纱摄影馆，为患乳腺癌的 6 对未穿过婚纱的姐妹拍摄全套婚服，并走上圆梦大舞台，圆了粉红姐妹未穿婚纱的缺憾，为她们留下了美丽的永恒。

虽然高老师最后还是离开了，但当我去家慰问时，女儿拿着母亲的婚纱照，热泪盈眶地说道："感谢阿姨圆了我妈的梦想与缺憾，这张照片是我妈最喜欢的，她伴随母亲度过开心的时光，也给我们留下了难忘的回忆！"这件事虽然很小，微不足道，但在病友家属心中占有很大分量，也让我更加努力关注病友姐妹，帮她们圆梦筑梦。

十八年病魔抗争，十八年为爱奔跑！这期间，我多次荣获陕西省西安市优秀共产党员、西安市最美女性、全国抗癌明星家庭、陕西最具爱心人士、陕西优秀志愿者等称号。我带领战友们快乐抗癌的事迹也被西安电视台、华商报、西安晚报等十多家媒体多方报道，交口称赞这些胸口带着伤疤的女人，曾经离死亡那么近，如今却这么美！

十八年了，我仍快乐地活着！朋友们说我活得优雅、自信、靓丽与健康，活出了精气神。我的生活因罹患癌而坎坷艰难，生命却因奉献而美丽精彩。感恩伤痛，感恩生命，感恩与我一起为爱奔跑，一路前行的每位志愿者！我将继续用榜样凝聚力量，用行动传递温暖，将党的关爱传递、辐射、延伸，用希望和生命陪伴生命，共创生命的奇迹。

跟癌细胞做朋友共存共赢

郑海莹

"检验结果出来了，乳腺恶性肿瘤，除了放疗、化疗后续治疗，你的类型还有靶向治疗，费用比较高，每针22800元，需要打14针。"我的主治大夫站在我的病床前这样说。

顿时，我感觉浑身冰凉，犹如晴天霹雳，将我打入了无底深渊……

那是2013年的一月，我这个北漂一族正为回家过年做着各种准备，长发烫起来，给老人的礼物各种购买。孩子一岁了，老人还没有见过孩子，因为我已经两年没回东北陪老人过年了，那种翘首以盼，期待回老家过年的心情，是每个北漂一年中最重要的事件。可老天爷竟然给我开了这样一个黑色玩笑，犹如坐过山车一样，嗖地一下坠落到谷底。

最初是左侧乳房有点丝丝拉拉地疼，生理周期也疼，平常日子也疼，做了B超、钼靶检查，自己也看不懂检查报告，医生建议住院治疗，我慌了。"能不住院嘛？这都要过年了，等回来再住院"。医生很镇定地说"不行"。

完了，我这是中招了，彻底蒙了。脑袋瓜子感觉嗡嗡的，空白一片。回来跟老公商量，抱着侥幸心理，万一不是呢，万一是检查错了呢。后来即使躺到了手术台上，我都没有放下这种侥幸心理……

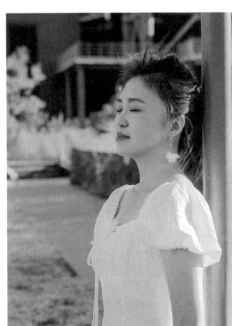
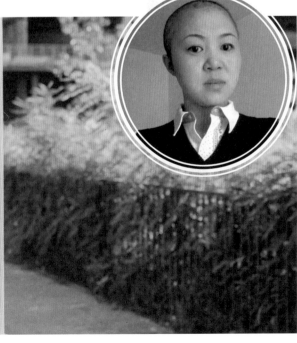

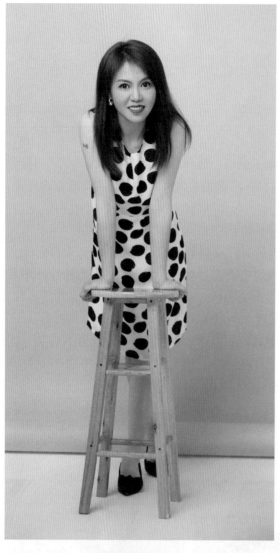

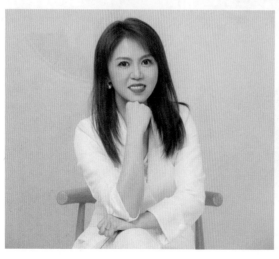

没过几天，主治大夫来了，说的就是开头那段话，我心想，啥玩意呀？癌症我还没接受呢，又来个这么贵的针，别人咋不打呢，怎么就我打这个针？那时真是惶恐、惊悚、恐惧、愤怒，各种感觉缠绕着我。自己寻思着我还能活多久？要不要治疗？治疗花这些钱，最后还是死了呢，与其人财两空，还不如留给孩子？我才36岁呀，咋就得了癌症呢？

第一次不想活了，是在第四次化疗期间。那时的治疗，是我每天去医院打针后就回家，因为孩子才1岁，就为回家能陪她躺会儿。在医院别人说喝口水吧，我刚听到"喝"字，就哇地一下子吐了。看着别人能吃能喝的，我却吐得昏天黑地。最难受的是化疗后，在打车回家的路上，实在忍不住了就跟司机说："快靠边停一下，等我吐完了再走。"剧烈的呕吐导致小便失禁，每次嘴里吐得稀里哗啦时，下面小便失禁尿裤子，这种难忍的折磨和丧失颜面的尴尬，让我失去了活着的勇气，真想放弃治疗，结束自己。

第二次想结束生命，是因为8个月的放疗，还有靶向赫赛丁针剂等高昂的费用，让我这个小家庭背负了20万元的外债。我给家庭带来了巨大的压力，如果我死了，老公跟孩子怎么还这些钱？死了可能是最好的解脱，但不甘心。

想要蜕变，想要破茧成蝶，不经历痛苦是不可能的。抗癌的第一步不是治疗，而应该是接受。有很多癌症朋友即使到了生命衰竭的那一刻，也不能接受。因此，勇敢地接受现实是抗癌成功的第一要事。

西方医学中有这样一个说法，得了

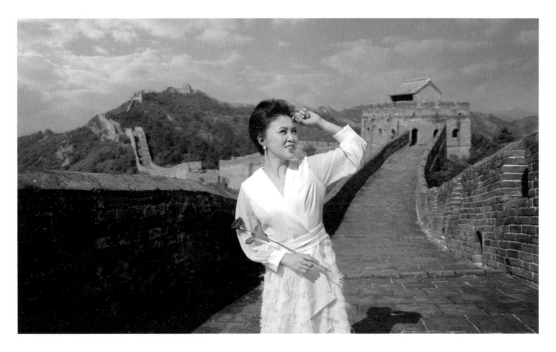

乳腺癌的女人是被死神亲吻过的折翼天使。也许她们失去了翅膀，但这不影响她们自由地飞翔。

我是一个幸福的女人，同时我又是个不幸的女人……我用了 8 个月时间，接受了我失去翅膀的事实，那接下来怎么办。从此我的生命中多个词语，乳腺癌。

"癌细胞"我要跟你谈谈，我要是死了、火化了，你也就死了，我有两个都不死的办法。我原先是坏孩子，对自己不好，从今天开始要变成好孩子，先学会爱自己，你看行不，癌细胞？你呢？是个坏细胞，你要从今天开始，转为好细胞。

原先都是我的错，给你的压力过大，你才会变异，原先我每天都做些错事，熬夜，不按时吃饭，遇事不会排解，才会让你很不开心，才会让你搞成这个样子。

从今天开始，我们变成了好朋友。"癌细胞"你喜欢的，我不能再做了，你怕什么我就得做什么了，对不住啦！

"癌细胞"你怕我开心吧，怕我生活规律吧。我不再那么拼，不再那么争，不再那么强势。少了一些不必要的应酬，多了一些修养身心的活动，做公益让我感觉到了人生的价值，学会了赠人玫瑰，手留余香！

不要拿命换钱、拿钱治病的状态。我是主人，我负责着体内亿万的细胞，难道你还怕那淘气的癌细胞？你可以把淘气的癌细胞管好的，所以相信自己！加油！

2007 年，"林妹妹"陈晓旭死于乳腺癌，终年 41 岁；2009 年，"疗伤歌后"阿桑因为乳腺癌，生命被终止在了 34 岁；2015 年，姚贝娜因为乳腺癌复发离世，年仅 33 岁……

与癌共处，心态尤为重要。"癌症现在已成为我生活的一部分，我一直心怀希望。"

现在乳腺癌已经成为女性第一大杀手，越来越年轻化，呼吁大家一起重视胸前健康，关爱女性、呵护生命！

赠人玫瑰　手留余香

张圣邝

感恩所遇的一切，不管是患难与共的，还是各自安好的，都能帮助我们成长为更好的自己。

2016年4月，我被确诊为三阴性乳腺癌，现已走过7年抗癌之路。

生病前我的工作和生活压力都很大，公司内部的工作要忙，新办公室的装修也要盯着，甲醛浓度超标也是不容忽视的问题。同时家人住院，我心理压力很大，太过疲劳，给了癌细胞可乘之机。因此排除掉遗传原因后，我认为导致乳腺癌的主要原因是情绪。

当初拿到确诊报告时，我和大家一样难以置信，怎么会是我得了癌症！以为自己时日无多，开始安排余生，遗书都写了好几版。要是真的没有多少时日了，我一定要在余生做我想做而没能做的事情，尽量不留遗憾。

其实，患病之初，几乎每个人都会经历低迷、质疑和恐慌。有人很快就能调整好心态，积极面对，有人很久很久都无法释怀，这与性格、思维方式都有关系。经历过生死的人，唯有释然、总结、改变，才能前行。

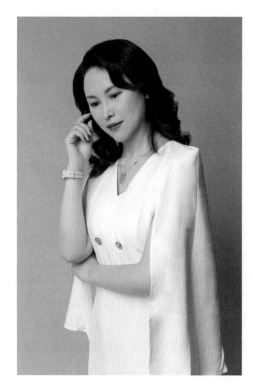

我也曾很在乎别人怎么看我，别人会不会看出来我生病戴了假发，会不会对我有偏见，种种胡思乱想。有一次，我到家才发现假发歪了，想想一路上，其实没有几个人注意到我。所以，你并没有自己以为的那么重要，不要太在意别人的目光，余生为自己而活，改变和掌控自己即可。

患病前，我和丈夫经常相互较劲。患病后，我不再要求那么多了，我们的关系缓和了很多，他也能更多地体谅我。因此，不要妄图改变任何人，能改变的只有你自己。自己变了，周围的一切也会随着改变，变好与否，关键在于自己。

患癌虽然不幸，但也帮我们看清了周围的人和事，让我们有机会重新审视自己。我在得病之初就和丈夫提出，随时可以离婚，而他始终对我不离不弃，照顾有加，一直顶得住家庭的压力。我不生孩子，脾气还很大，人又懒，日常家务活干得很少。亲戚朋友们都说，丈夫太惯着我了。我感恩他的宽容与厚爱。

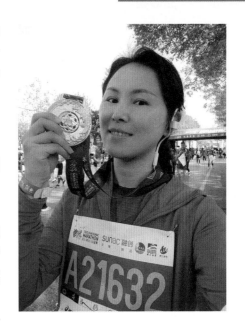

姐妹们，我觉得咱们比很多所谓"健康人群"的身体都好，咱们每3个月复查一次，比他们一年，甚至几年也不检查身体，肯定要踏实得多。人到中年以后，有几人的体检报告能没有任何问题？在此，我想劝劝姐妹们，不要执迷于研究病理。病理结果是给大夫看的，咱们要做的就是好好配合治疗。研究来研究去，既不能给自己制订治疗方案，也不能给自己做手术，徒劳！关键是研究完之后，还要恐慌担忧并没有发生的复发或转移，何苦！对待复查结果也一样，不要动不动就因个别小箭头而恐慌，不要什么都往复发转移上想，这是不好的意念。

心理承受能力差的姐妹，治疗结束后，不要长期待在病友群里，要尽快回归正常人的生活，忘却癌症患者这个称号，积极向上，多接触正能量，建立正向意念。

除了蜂王浆、雪蛤、紫河车等不能吃，还要少脂肪、高蛋白、适量碳水，饮食尽量多样，营养才能平衡。我的饮食没有特别忌口的，咖啡、蛋糕、香肠、辣火锅等我都吃，但一定要控制好总量。

寻找适合自己的运动方式，不要拘泥于一种，只要喜欢并能坚持就可以了。我经常跑步，但不是每天都跑。不把跑步当做任务，不给自己定目标、设压力。佛系如我，治疗结束不到半年的时间，连续跑了两场半程马拉松。截至去年年底，我还跑过三场全程马拉松、两场越野跑。平时也会去爬山、划桨板、滑雪等。我还喜欢旅行，看不同的风景，去日本和新疆滑雪，去了两趟西藏。这几年，我带着三波病友姐妹一起自助游。通过运动健身康复，我感觉自己精神状态越来越好，甚至比生病之前还要好。

生病之初，我断断续续回公司上班。同事在知道我生病的情况下，认为是我增加了她的工作量，我果断提出辞职。之前工作压力不大，相对轻松，是可以回归正常工作的，但千万别累着，无论是身体上还是精神上。

有幸遇到不离不弃的伴侣，要感恩。人家本可以不必迁就你照顾你，因为爱你，人家选择了与你共患难。若是遇到想要分开的人，也要感恩。感恩对方不再消耗你的能量，不再给你添麻烦。

我在治疗期间，就加入了中日友好医院粉红丝带俱乐部，成为一名志愿者。7年来，一直协助主任管理快乐姐妹群，在各个群里帮助答疑解惑，神交了很多朋友。每当姐妹们把自己越来越好的消息反馈给我，我是真的特别开心。

赠人玫瑰，手留余香，助人达己。我愿继续帮助新姐妹，愿我们都幸福安康！

跨界的斜杠二姐

欧阳雪梅

发现这个世界上好玩的事情太多！自己的兴趣跨界实在太大！这就是"斜杠"的由来：斜杠＝各种跨界。

1."斜杠"的由来

开始使用"斜杠二姐"这个称呼后，不时有人问我，"你是在家排行老二吗？为什么说是斜杠二姐？"我来解释一下"斜杠二姐"这个称呼的由来。

我的肿瘤切除术后，是持续半年、每 3 周 1 次的化疗，和持续 5 周、每周 5 次的放疗。在 8 个月的时间里，从家到医院，再从医院到家，两点一线的生活虽然单调，但也是单纯而有规律的日子。基本上只需要想着如何让治疗顺利度过，如何减轻和应对随时可能出现的各种匪夷所思、可预测或不可预测的化放疗症状：恶心呕吐、味觉诡异、脱发（连同眉毛、汗毛尽脱光）、体重骤降、肝功能异常、突发高烧、便秘、腹泻、趾甲脱落、牙齿酸软掉落、胳膊水肿、闻个烟味也能激起咽炎发作、咽炎白细胞超高不降，以致大夫怀疑有血液问题，建议做骨髓穿刺，其实后来我一直有好奇想问问大夫，是否当时担心白血病的可能……

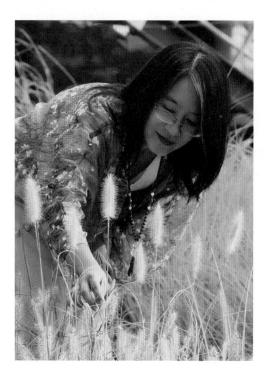

嘿嘿，有没有一点被吓到的感觉？好吧，别吓唬各位看官了，大多数时候，我只是每天研究吃些什么营养配餐，如何在化疗间歇期尽快恢复体力以迎接下一次化疗、化疗时每天 8 ~ 12 个小时躺在床上，输液的时间怎样打发，给我的后天亲人们书面汇报每次住院遇到的人和故事……每次住院化疗时还能见到自己熟悉、喜欢的好姐妹，一起聊天、逗趣，比比谁当天化疗输液结束得早、谁的头发长得快，有好吃的一起分着吃。生活在按部就班的治疗节奏下，得到有条不紊的管理，日子不知不觉就过去了。

当放疗快结束时，我意识到，接下来康复、休养的日子，除了三四周一次的靶向药和内分泌针注射外，就再没其他可以约束自己必须去做的事了。由生病之前持续多年忙忙碌碌的工作和生活节奏，以及 8 个月时间里把自己交给大夫、无暇他顾的治疗节奏，一下子就转到了没人管的状态，日子从充实得找不到缝隙，似乎突然就没着没落了。我甚至都有些舍不得放化疗日子的结束，因为，接下来需要独自一人去面对各种不确定，我是否能重新找到生活的重心？

我想，得给自己好好安排之后的生活，闲得无聊的日子会发慌的！正好可以利用这个机会去做一些过去没时间做的事，发展自己的兴趣爱好。

于是，接下来的日子里，因着各种机缘际会，我的生活里前前后后有过很多关注点、坐标和标签：肿瘤治疗与康复知识学习，健康美食，运动，阅读，博物馆，摄影，瓷器，玉器，文物鉴赏，锔瓷／金镶／艺术修复与欣赏，中医／艾灸，有机农业／自然农耕，音乐，唱歌，心理学学习，公益……

发现自己的好奇心是如此广泛！这个世界上好玩的事情太多了！我的兴趣跨界也实在太大了！

这就是称呼里"斜杠"的由来：斜杠＝各种跨界。世界如此丰富而多元，我忍不住想去多体验、多看看！

2. "二姐"的由来

"二姐"这个称呼，在我写的《感恩，有你们鼓舞着我》以及《在告别的年代活好自己的每一天》两篇文字中都有提及，是癌友文涵最早叫起来的。

那时，我们都在一个倡导用艾灸来调养、调治身体的癌友群里，那儿转移、复发的晚期患者比较多，有不少是被医院判定生存期不长的患者。群主是有着 30 多年抗癌经历的雪芹姐，在她康复和转移复发期间，艾灸发挥了重要作用。很长一段时间里，艾灸群热闹非凡，经常满 500 人，许多病友分享自己在被医生宣判"生存期只有 × 个月"后如何自救、延长生命、并寻求有质量生活的经历。文涵经常往返东北老家和北京的医院，有很多求医的经验和建议，又热心助人，所以俨然被包括我在内的很多病友视为姐姐。不过，如果她在群里提的建议我不赞同时，我会直抒己见，说出子丑寅卯来反驳她。她说不过我时，就会怼我，我都能想象得出屏幕那头的她斜眼看我、一脸不屑的模样。

有一次大家聊起彼此的年龄，她居然比我小！我顿时颇为得意！这个习惯当姐的女人很不服气，张口叫我"大姨"。我嫌不好听，一不当心还以为是在说"大姨妈"呢！我不答应。于是她改口："那就叫你'二姐'吧！"其实，我猜得到她之所以称我为"二姐"，除了不得不承认我比她大之外，恐怕还有些戏谑的成分在里头，因为在北方方言里，如果说一个人"很二"，往往意指对方"傻不愣登"或有点取笑对方的意思，她不服气呢！可是，没想到我对"二姐"这个称呼一见倾心，大爱——无论是不当头的"老二"还是"傻不愣登"，都藏着我对自己的期许——从小到大，在家排行老大，工作、生活又始终是负责任、有担当、做事认真的人，可其实我不想总是当老大，不想扛太多的责任，我希望自己多一些"犯二"甚至傻乎乎、不用想太多的轻松，我也盼望有人能替我撑起一片天，至少在我想躺平、想脆弱一下的时候，而不是总由我来扮演擎天柱的角色。就此把"二姐"这个称呼全盘接收下来，珍爱若宝。

我的这十年

严茗月

人生如戏，戏如人生。人生大舞台，没有彩排，接纳命运的安排，勇敢面对一切，尽力演好自己的角色，无悔无憾。

十年前的一个晚上，我与刚上初三的儿子促膝交谈，严肃并直言告诉他："你爸爸外面有了别的女人，我们离婚了。"话音刚落，儿子"哇"的一声大哭起来，嘴里说着："这不是电视里演的吗？怎么会发生在我们家呀！"我说，电视里演的戏来源于生活，人生如戏，戏如人生……母子俩彻夜无眠，聊了许多，虽然有些话，他不一定能听懂，但我相信，总有一天，他会懂的。

那段时间，我郁郁寡欢，每天机械地上班，照顾孩子，忙忙碌碌，闲暇之余都是音乐和歌曲作伴，汪峰的《北京，北京》是我当时的最爱，百听不厌。"我在这里欢笑，

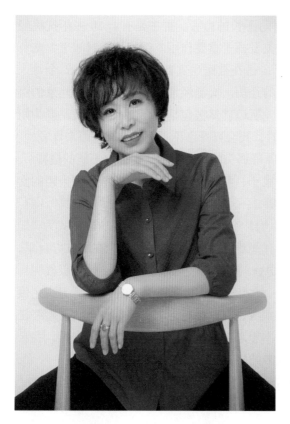

我在这里哭泣，我在这里活着，也在这儿死去；我在这里祈祷，我在这里迷惘，我在这里寻找，在这里失去……"歌词写出了我的心声，嘶吼般的电吉他和汪峰的歌声，恰好迎合我的心境，内心歇斯底里地呐喊和生活的无奈交织着，只能用音乐安抚自己，让时间缝合伤口。我以为熬过这一段难过的日子，一切便会风轻云淡了。

可偏偏事与愿违，给我雪上加霜。

半年后的一个清晨，半梦半醒之间，我被胸部的阵阵针刺痛弄醒，感觉与平时的疼痛大有不同，于是洗漱后立即去了医院。那天刚好是李艳萍主任坐诊，她手诊后说，不是很好，让我做穿刺进一步诊断。

几天后，在我生日的前一天拿到了病理诊断证明，被确诊为乳腺癌。当时，我脑子里一片空白，坐在一楼大厅整整

哭了2个小时，恐惧、无奈、怨恨、委屈、无助交织在一起，一边哭，一边回忆自己的过往，哭累了，也想明白了，家庭没有了，健康也没有了，祸不单行就认命吧！起码我还有个健康可爱的儿子等我抚养，为了儿子，也要坚强起来。于是，暗自立誓：以后再也不要因为生病而哭泣！因为，生活不相信眼泪。擦干眼泪，勇敢面对，接纳一切，就当是上帝送给我的一份特殊生日礼物吧！

我同样经历了住院、手术、化疗一系列治疗过程，当我在化疗出现各种不良反应，身体异常难受时，就给病友们讲故事、讲新闻、讲笑话，既转移注意力缓解痛苦，又能给病友解闷带来快乐；当有病友问到我："为什么患重病还能这样乐观？"我说："人生就是大舞台，我们女人一生要做父母的女儿、别人妻子、孩子的妈妈、单位职员等，每天都在演绎着不同的角色，现在需要我们演患者，那么我们演好这个患者角色就好。"当我的头发、眉毛、眼睫毛全身毛发掉光，家人看着我都心酸流泪时，我照着镜子劝慰自己：感谢上帝给我这个机会，让我此后亲眼看到身上的毛发是如何一天天长出来的，我是幸运的，比别人多了一次观察自己的机会。

穿过那段阴霾岁月后，我变得更加坚强和理性，真正明白了自己想要什么。身体稍有恢复，我便到处寻找乳癌群体，想与病友一起抗癌，并想帮助更多患者，进行心理疏导，缓解病痛。有一次，我到世纪坛医院乳腺科复查，医生说乳腺科住院部有个"蝴蝶家园·铿锵玫瑰战友团"，可以参加活动。于是，我在护士站了解到，杜庆洁正在组建"铿锵玫瑰战友团"，就这样我高兴地加入了这个公益组织，并成为该组织御用主持人，至今已有十个年头了。在业余主持生涯中，通过每年的年庆盛会，从一个主持人的视角见证着姐妹们不同的人生精彩瞬间。台上台下有太多的感人故事，有的让我瞬间泪奔，有的让我回味无穷，终生难忘。

记得在2017年10月的盛会上，当"铿锵玫瑰战友团"的姐妹们身披洁白的婚纱，有的与爱人，有的与孩子两两结伴，在婚礼进行曲中款款走向舞台时，全场响起了雷鸣般的掌声，她们为大家带来圆梦走秀节目，这是一场穿越时空的爱与甜蜜，她们用美诠释过去，珍惜现在，憧憬未来，这何尝不是我的梦想啊！当时，我想到自己结婚时，由于工作性质决定，单位给主办的集体婚礼，匆匆忙忙简简单单，连婚纱也没有穿上，遗憾至极！看到她们圆梦之旅的走秀，每个人都洋溢着幸福的笑容，

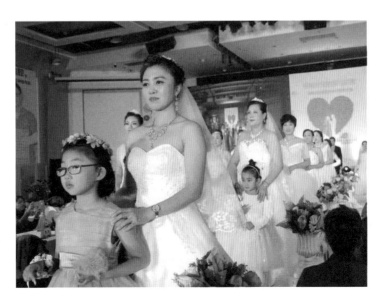

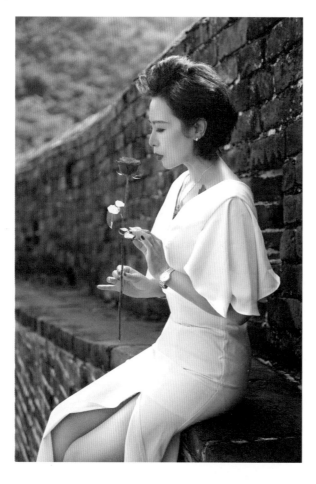

那一刻，我感慨万分！也如同圆了自己的梦！

还有一次盛会，我们邀请到一位97岁的罗奶奶，她的分享给我留下了深刻印象。罗奶奶一生中，包括乳腺癌在内共做过6次手术，她耳聪目明，还能穿针引线，生活起居都是自己完成，她说自己永远是18岁。当我问到罗奶奶的长寿秘诀时，她说："不怕死、开心活，就这么简单！"她会唱很多歌曲，当时还为大家唱了一首《回娘家》。她是一位智慧优雅的老人家，她豁达、开朗、乐观的生活态度，感染了全场，也让我明白了人的心态决定生活态度，心态好，是战胜一切困难的法宝。

浮云朝露，光阴荏苒。十年，弹指一挥间。今年是铿锵玫瑰战友团成立十周年，恰好我的癌龄也是十年。

这十年，是我从绝望当中寻找到希望的十年，是我扛过人生沟沟坎坎最多的十年。

这十年，是我抗癌胜利、事业再起的十年，是我见证铿锵玫瑰战友团一步步发展壮大的十年。

这十年，我演绎了母亲、患者、员工、主持人等角色。人生如戏，戏如人生。人生大舞台，没有彩排，接纳命运的安排，勇敢地面对一切，尽力演好自己的角色，无悔无憾。

这十年，正如林徽因曾说的，把悲伤过尽，才能看见欢颜；把苦涩尝遍，才能自然回甘。

如今，我们走走停停，追忆美好时光，无奈岁月染白发苍苍。我们要珍惜当下，因为来日并不方长。至此，想起三毛的几句散文，让我们共勉吧！

我来不及认真地年轻，待明白过来时，只能选择认真地老去……趁阳光正好，趁微风不燥，见想见的人，做想做的事，才能不辜负，这来之不易的人生。

携手伙伴快乐康复

孙　敬

所有的经历都是成长，不管生活给予我们怎样的磨难，我们依然要热爱生活，热爱生命！

8 月 18 日是个非常吉祥的好日子，很多人会把结婚、聚会出游等欢乐的事情安排在这天。但对我而言，是生命跌入低谷的一天，乳腺癌三个字犹如晴天霹雳，打得周身阴森寒冷。从此，我的生活发生了翻天覆地的改变。

患病那年，我才 45 岁，感到很无助，很恐惧，很绝望，整天胡思乱想。想不通为什么会得这样的病，以为自己将要告别人世，担心今后父母、爱人和孩子怎么办？家里的钱花光了怎么办等，时常一个人暗自抹泪，甚至想过放弃治疗。

在家人的劝说下，我懵懵懂懂地被推进了手术室，做了单侧乳房切除手术。和所有的癌患姐妹们一样，术后开始化疗，伴随化疗而来的各种副作用，让我痛不欲生。那些日子里，父母兄弟为我提供经济支持，爱人没有一点儿怨言，每天陪伴在身边，想尽办法让我多吃一点东西，增加营养和抵抗力。在全家人的陪伴呵护下，我的心渐渐平复下来。

化疗造成的伤害反映在身体的各个部位，掉头发是很明显的身体外部特征，影响到自己的形象。当心爱的长发一把把掉落时，我的心情又跌落到了谷底，头发、乳房是女性最引以为傲的两个部分，弄成这样感觉人生暗淡，无趣无望。

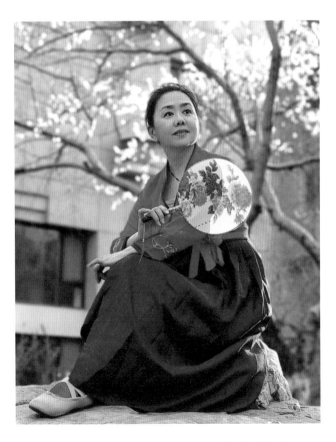

机缘巧合下，我发现了《沈阳市癌症康复协会》这样一个组织。正处在迷茫时期的我，便果断加入其中。

进入这个群体后，我结识了

许多同病相怜的姐妹，她们对我这个新病友很是关爱，从各个方面给予我很大帮助，把这些年的抗癌经验无私地介绍给我，让我少走了许多弯路。我们在一起加强运动锻炼，每天坚持在松树林里走路2个小时，边走边谈天说地。在和她们的不断接触中，我也懂得了，身患癌症并不等于死亡。身边的姐妹有的已成功抗癌5年，有的已走过10年，甚至还有几位超过了20年。从她们身上，我看到了希望，心情慢慢从谷底走了出来。

随后，我又参加了舞蹈队。在学习舞蹈的过程中，对古典舞产生了浓厚的兴趣。下课后我会反复揣摩，研究动作细节，每当学会一个舞蹈动作都特别开心，我完全沉浸在学习舞蹈的快乐里，没有时间再去想别的，也忘了自己是个患者。

姐妹们在一起相互陪伴很快乐，有时还组织一起去旅游，去感受不同地方的风土人情、自然景观、特色文化。欣赏美景的同时，心情自然会更加舒畅。

除了自娱自乐，充分享受生活，感受大自然的美以外，有时，我们还会做些公益活动，去敬老院看望孤寡老人，给他们包饺子，演节目。帮助别人，快乐自己！

最近，我还走进了老年大学，学习朗诵、手机摄影，不断用知识武装自己，充实自己，慢慢学会了发现、品味大自然的美和人性的善，学会了理解参悟东西方的文化精华，学会了用文化、文学艺术滋养自己的灵魂。今生如果不能增加生命的长度，那就拓展它的高度和宽度吧！这样一想，感觉到人生未来的路还很长，每一天都是新鲜的、有趣的。

有人说，上帝关上你的一扇门，同时会为你打开另一扇窗，的确如此。反思自己为什么会得癌症，其实就是认识狭隘，有一点事不随自己的心意就发脾气，人经常处在生气郁闷之中，完全违背了老祖宗的养生之道，如此这样，怎会不生病？古人讲，养病先养心。如今，我的心结打开了，康复的路走对了，身体自然而然恢复得很好！

至今，我已在抗癌路上走过9个年头。虽然这一路走得磕磕绊绊，跌跌撞撞，但在与癌共舞的日子里，也总结了自己的一些经验和体会，分享给姐妹们，希望对大家有所帮助。第一，得了癌症，不要害怕。要积极配合医生的治疗，科学地选择治疗的方案。也就是说，要对自己的病心中有数，把命运掌握在自己的手里。第二，一定要走出去集体抗癌，别单打独斗。在抗癌的路上，有许许多多的姐妹并肩同行，会有很多心理上的依靠和知识经验的支持。第三，培养自己的兴趣爱好，比如唱歌、跳舞、画画、养花、养鱼等。当一个人专注于某件事情的时候，会忘掉一切的不愉快，包括身体上的病痛。我称它为"转移疗法"。第四，要坚持运动。选择适合自己的运动方式，比如走路、慢跑、游泳、太极、瑜伽等。运动可以增强体质、身体的灵活性和协调性，可以有效地减少焦虑和抑郁症状，提高生活质量。第五，一定要让自己快乐起来。去寻找并创造快乐，远离负能量的人和事，让生命处于自在愉悦的状态下。

所有的经历都是成长，不管生活给予我们怎样的磨难，我们依然要热爱生活，热爱生命！

成为一束光照亮他人

熊东华

人这一生，该遇到的人躲不掉，该经历的劫也逃不掉。既然如此，就要积极面对。因为我贪恋人间的烟火气，所以我决定留在这里。希望自己成为一束光，照亮他人。

永远记得 2019 年 12 月 29 这个日子，这是我的重生日。那天，北京的雪下得很大，寒风刺骨，黄沙漫天。我静静地躺在北京同仁医院病房里，等待着人生中的第一次手术。时间已到下午，其他 5 位病友姐姐已完成手术回来，她们都已做过病理穿刺，我感受到她们的心情比我低落。我的心情则稍显轻松，更多的想法是快点做完手术回家，陪伴我的儿子。

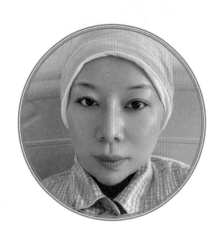

我因乳腺增生而入院，以为自己只需做个小手术。然而进手术室 4 个多小时后，医生告诉门外等候的家人："手术很顺利，浸润性乳腺癌，切除得非常干净，腋下也清扫了。"

在手术台上时，感觉自己做了个很美的梦，具体内容记不清了，但那种美好的感觉，让我至今记忆犹新。我想，这个美梦一定是源自手术室外等待的家人给我传递的力量，这份力量从那时开始就陪伴着我，支持着我，鼓励着我。我想这份力量永远不会停止，只会随着家人对我的爱越来越强烈。

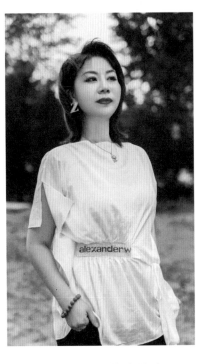

术后两周，医生通知我去取大病理。朋友陪我一起去了医院，医生告诉我是三阴性乳腺癌。听到这个消息，眼泪夺眶而出，再也不能控制自己，情绪低落到极点。在此之前，我了解到三阴性乳腺癌非常凶险，通常发生在年轻女性身上。它的治疗手段很有限，复发率也非常高。这时候，王大夫亲切地拉着我的手说："还有 35% 的人群是不会复发的，而且 5 年内不复发的话，是好于其他病理类型的。"她还说："也不需要每个月在肚皮上打一针。"

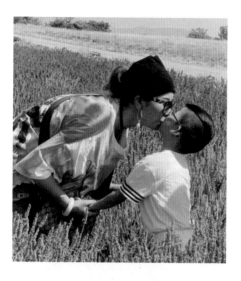

我不确定当时有没有把王大夫的话全部听进去，在复杂的情绪下，试着消化一切——"为什么生病的是我？""孩子们还需要我的照顾。""我还可以活多久？"这些问题在脑海里交替出现。我抑郁和焦虑了很久，责怪老天爷不公平，也开始反省自己，我从未做过不好的事情，为什么命运同我开一个这么沉重的玩笑。

其实在确诊之前，我就预感到自己可能是真的生病了。2019 年夏天，在飞往欧洲的飞机上，我突然想到这可能是我最后一次和家人出国游玩。现在看来，这可能是女人的第六感，又或许是旅行带来的疲劳所致。

无论怎样，在这一切复杂的漫漫思绪中，迎来了第一次化疗。大夫给我制订的计划是 8 次化疗和 30 次放疗。治疗过程中，我的心态慢慢发生了转变。

化疗的痛苦不言而喻，经历过的人都知道，每次化疗后，都需在家静养一周。幸运的是有丈夫的精心呵护，他就像是园丁，用他的细心和爱浇灌着我，更像一束永不磨灭的光，照耀着我前进的道路。在他不离不弃的照顾下，我身体恢复很快，心情也随之好起来，就这样，在不知不觉中，度过了最艰难的日子。

为了更好地休养，丈夫带我回到南方的家乡，那里的气候比北京更适合养病。我加入了温州太极协会，算是协会里最年轻的一员，每天去山上打太极，练习气功。一段时间后，感受到身体的力量正在渐渐恢复。运动健身的确是个好方法，推荐大家在身体允许的情况下，适当做些运动。

一年半后，我突然摸到脖子上有个黄豆大小的疙瘩，在当地医院做了 B 超检查，大夫说没问题。再过三个月复查时，我发现它长大了，便很担心，要求大夫做穿刺检查。等待结果期间，我祈祷"这不是转移，不是转移。"但结果给了我当头一棒，确认是淋巴结转移。我立马决定回北京治疗。

带着检验报告去了医院，找到之前的主刀医生。由于之前大半年的相处，我早把医护人员当成了家人。那天我情绪很激动，像抓到救命稻草一样，着急地询问下一步该怎么治。外科主任给我写了个名字张永强。

北京医院肿瘤内科主任张永强，为我制订了新的治疗方案，经过一年的治疗后，病情基本稳定。

在这期间，我的心态发生了很大转变，有医生团队的专业性保驾护航，更让我安心；身边的病患姐姐们积极面对、互相鼓励的良好精神状态，让我增强了信心。即使每次化疗都带来很大痛苦，但我仍坚信自己可以成功战胜病魔。坚信阳光总在风雨后，一定会迎来又一次重生。

面对病魔不害怕，更不会停下前进的脚步。这个世界永远有值得为之醒来的明天。

夫妻抗癌携手共进

程玉玲

一年四季，一日三餐都是命运的馈赠。我珍惜每一天和家人、孩子相处的时光。

我是一名药师，患病之前，我和千千万万的普通人一样，每天在平凡的工作和生活中忙碌奔波，平淡如水的生活早已成为习惯。但命运的转折会在不经意中突然来临，从此改变整个家庭的未来。

2015 年，对普通人来说是一个再平凡不过的一年，可对我而言则有喜有忧。喜的是女儿结婚了，有了自己幸福的小家庭，忧的是在女儿结婚后不久，老公病倒了，我的生活从此被彻底打乱。7 月 20 日，老公突然腹部剧烈疼痛，第二天到医院做了各项检查。当我拿到检查报告时彻底蒙了。平时身体那么好的他，就连感冒都躲着他走，怎么一下子就患了肝癌呢？

他情绪低落到冰点，我只能安慰他说："现在医疗水平很高，不会有事的。"很快，主治医师便安排住院，手术时间定在 8 月 3 日。早上 8 点，他准时进了手术室，女儿、女婿、亲家、战友们，都在手术室外等候。到了 11 点，手术室还没传出一点消息，我的心开始紧张了，担心的事还是发生了。丈夫在手术中大量出血，生命垂危，大夫拿着病危通知书让我签字。我的手一直发抖拿不住笔，眼泪止不住地流，心里的痛无法用语言来表达，我求大夫，一定不惜一切代价救救我爱人，我不能失去他，这个家需要他。

术后丈夫被送进重症监护室（ICU），我在 ICU 外面住了一个星期后，大夫告诉我："你爱人终于醒了，他能够醒过来，是你的配合和果断也起了作用。"不管怎样，我听到的是一个月来最好的消息。从 ICU 转到普通病房，我陪同丈夫在医

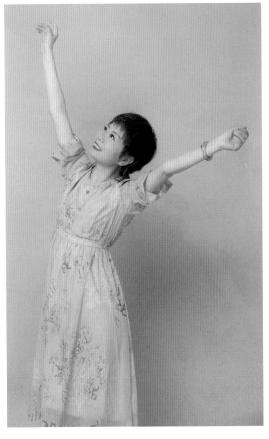

院住了将近一年的时间，他的身体才慢慢好转，我的心也踏实下来。我很珍惜和他在一起的每一天。

意想不到的是，2018 年我被查出乳腺癌，得知消息的那一刻，各种不好的预感通通涌上心头，感觉天要塌下来了，感觉老天爷实在和我过不去。老公还在治疗中，我可不能倒下，好在发现得早。8 月 15 日，我接受了右乳根治术，术后需要化疗 4 次，靶向治疗 1 年。

术后第三天，爱人接我出院，我的情绪控制不好，嘴里埋怨说："现在咱们俩都是癌症，以后谁照顾谁呀？"爱人搂着我说："玲你别担心，你照顾这个家几十年，吃了很多苦。以后，就由我来照顾你。"我的大姐、二姐也争着留下来，要照顾我们。22 号是我爱人的生日，孩子们都回家来庆祝，同时，也祝我手术顺利。孩子给送上生日面，爱人端起碗说："孩子，你妈妈是这个家的功臣，这碗面我要喂给你妈妈吃。"这时我眼里都是泪水，多年的辛劳付出和委屈，在这一刻都融化了。一年四季，一日三餐都是命运的馈赠。

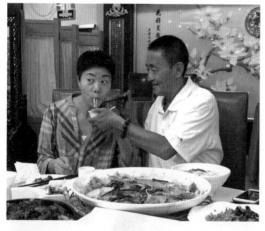

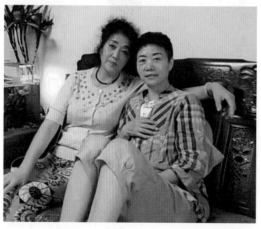

我珍惜每一天和家人、孩子相处的时光。

经历几次化疗，虽然没怎么掉头发，但身体其他方面的反应还是很明显，没有食欲，吃不下饭，还恶心呕吐。为了不让白细胞降低，我想方设法多吃东西，为减少胃里不断冒出的酸水，就吃榨菜来缓解。做第三次靶向治疗，我就自己去的医院，完全把自己当成一个正常人。

还没等治疗结束，老公又便血住进了医院。每次靶向治疗结束，我都会到病房去照顾他，他需要我的支持和安慰。老公看着我身心疲惫、脸色苍白的样子，很是心疼。说真的，他放心不下我和这个家，很多次我俩都忍不住掉眼泪。但在抗癌路上，我们夫妻谁对谁都不离不弃，携手共进。

摆脱病魔的日子，如同重生般可贵，我的情况一天天好转，也有幸结识了很多好姐妹，学会了舞蹈、健身。在抗癌的路上，我愿意和姐妹们一起走，让我们的生命更精彩。

向阳而生　温暖幸福

韩美清

一切过往，皆为序章。我们向阳而生，逐光而行，心有暖阳，何惧人生沧桑！

一切过往，皆为序章。疾病使我重新审视自己的人生，收获了满满的爱和幸福。充满正能量的团体，一起向阳而生，逐光而行。

24 岁结婚，25 岁生子，一直两地生活。为了摆脱这种困境，工作 7 年后，我考上了全日制硕士研究生，并提前半年毕业，终于在两地生活十年后，在爱人所在的城市找到了很好的工作。领导重视，同事关系融洽，考证，加班，熬夜干课题，五年内拿到三个省部级科技进步奖。事业犹如盛开的春花，热烈而美好！

一家人团聚两年后，爱人调入北京。于是，我重操旧业继续考试，考上了全日制博士研究生。顺利拿到博士毕业证后，我在北京找到了很好的工作。之前的生活太紧张，一个人带孩子、读书、工作，每晚做梦不是在考试，就是在写论文，醒来就像没睡似的，特别疲倦。终于迎来轻松的工作了，我却不满足，总认为退休还早，不能就这么"颓废"下去。

同学们说，我从农村奋斗到首都，什么都有了，我的经历可以写本励志小说了。

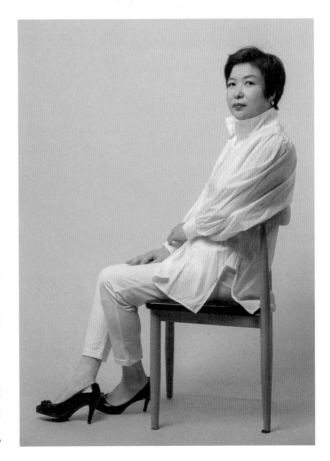

不甘于轻松，我来到了又忙又累的新单位，忙于各种会议，每天都加班。除了获奖、发表论文，还顺便出了四本专业书籍。在这个新平台，很忙很快乐，我找到了自己的价值。

直到 2020 年 1 月 19 日晚，洗澡时我摸到一个硬块，次日把工作安排好，一个人去了医院。医生说

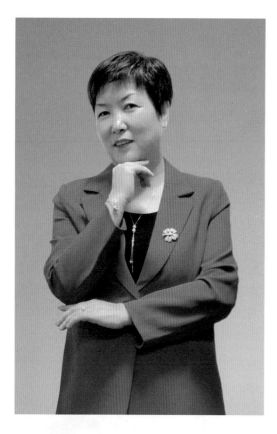
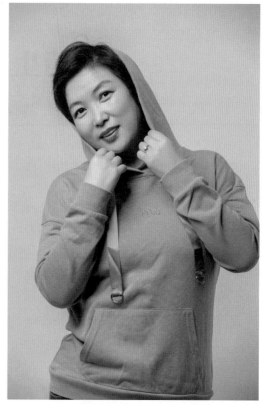

得很委婉，开了住院申请单，当时我有点蒙。回家后上网查查就明白了，泪止不住，为什么是我！我这么努力，这么多年来，我辛苦拼搏，为什么会这样？！

在疫情尚不明朗的时候，人人恐慌，这种时刻，我遭遇到人生最大的打击。但知性的我很清楚，不甘、哭诉、怨恨、逃避，这些都不能解决问题，唯有面对、接受、调整，积极配合医生，才能帮助自己。

2020年2月14日，疫情笼罩下的特别情人节，我做了手术。前一天，我认真地和自己的右乳作别。

住院的日子很愉快，医生好，护士好，病友好，大家每天嘻嘻哈哈的，一点儿都不像癌症患者。我吃嘛嘛香，睡得也好，伤口恢复很快，医生说这是比较罕见的快速恢复！因此，拔管快、拆线早，病理报告出来后，医生发自内心地高兴，跑到病房告诉我："你的病理结果很好，可以不用化疗！"

病友们都为我高兴，我第一个出院了，给医护人员留下了真诚的感谢信。

然而，刚刚过去两个月，我被确诊为甲状腺癌！于是，2020年5月8日，同样的医护，甚至同一张病床，我又做了手术。这次，我的情绪很糟糕，虽然知道这两种癌不是转移，但是发生在自己身上，真的无法接受。

再次经历不甘，哭闹，怨恨，恐惧，依然是通过自主学习，了解内分泌与两者之间的关联，最终选择面对眼前的事实，接纳自己的病。

也曾经历过严重的药物副作用，肝功受损，夜夜失眠，痛苦抑郁，控制不住泪流满面嚎啕大哭。再次调整好心态，也没觉得自己会怎么样。

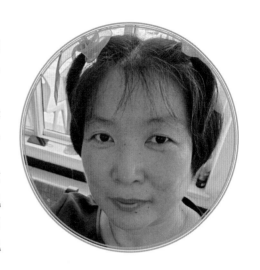

这回，我真的应该能写本励志小说了！

其实，不论是对待工作还是生活，不论是对待疾病还是家人，态度转变了，一切都能向好。这个真的不是口号，而是我实实在在的体会。

以前，我只知道努力工作，加班加点，不辞辛劳，成绩是有，但身体垮了。如今，我佩戴义乳，成功瘦身，收拾好自己，焕然一新回到工作岗位上，领导同事都眼前一亮，真诚地照顾我，叮嘱我，保重好自己的身体。

以前，我一直认为自己是工作狂，工作令我愉快，人生只有工作和学习，基本没有生活和娱乐。其实工作离了谁都可以，家庭缺了谁都不行。

现在懂得要享受生活，感谢疾病使我停下来思考，重新审视自己的人生，收获了满满的爱和幸福。

以前一家三口都爱工作、爱学习，大部分时间都在单位和学校，在家的时间很短，几人都是一日三餐吃食堂，家里冷冷清清，基本不开火。十年两地生活，我既带孩子又工作且学习，要多累有多累，总觉得他像是旅客，对家庭生活的参与程度很低。

生病以后，最无助的是他，压力最大的是他，变化最大的也是他，学会了买菜做饭，学会了做家务，跟着我清淡饮食，早睡早起，甚至几乎戒掉了烟酒。

以前，两人个性都要强，互不相让。患难见真情！如今，享受着青梅竹马的爱，每天洗手做羹汤，事无巨细，像照顾孩子一样的爱护我，幸福不言而喻。

读博士的儿子就更不用说了，已然是半个乳腺科"医生"，可想而知为我做了多少。

一切过往，皆为序章……

不管过去经历过什么，都过去了，不必再翻。真心感谢生病，感谢疾病使我停下来思考，重新审视自己的人生，收获了满满的爱和幸福。

愿大家都能劫后余生，心中有爱，岁月静好，平和安然！我们，向阳而生，逐光而行，心有暖阳，何惧人生沧桑！

与癌共舞十年

杨咏莉

最好的生活就是不念过往，不惧未来，享受当下。我终于明白了这种快乐生活的方法，并践行它。

提起久未触碰的钢笔，翻看过去十年拍下的照片，一幕一幕影像如潮水一样涌来，庆幸、感动、感恩，种种情感纷至沓来，眼泪滑过面颊，思绪回到了十年前的夏秋之交。

那年，我利用暑假时间和好友一起，带着各自的女儿去江南旅行，旅行的最后一站

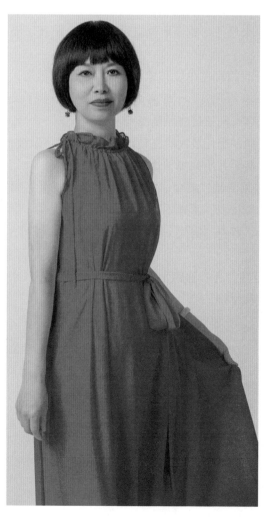

到了上海，白天游览了美丽的上海外滩和南京路，晚上下榻在浦江酒店，洗澡时，我无意中碰到乳房上有一块特别硬的包块，心里顿时一沉，由于我本人也是学医出身，并且在医院工作，已有的常识让我感到情况有些不好。

回京上班后，赶紧找了一位本院乳腺超声专家检查，结果高度怀疑是乳腺恶性肿瘤，犹如晴天霹雳，我无法接受。怀着侥幸心理，我又找了医科院肿瘤医院的超声专家再次超了一次，结果还是一样，乳腺癌！

经历了最初的心理煎熬和不接受，最终还是做了手术，之后8次化疗，25次放疗，饱受了常人无法理解的苦痛，精神上的折磨更是令人难以承受，从不相信得癌症这种倒霉事情会发生在自己身上，心理上受到极大的挫败感。

记得有一次治疗后回家，在出租车上与司机聊起自己的北上工作经历，大学毕业因为学业优秀被分配到北京工作，成为众多人羡慕的天之骄子，那时是何等的傲娇。但得了绝症后，一切又回到了原点，

所有的一切都变成虚无，天天依靠安眠药才能入睡，身心疲惫，患上了焦虑症。

恰在此时，一件生活中发生的小事触动了我，彻底改变了我这段浑浑噩噩的生活。那天早上，我正准备去医院化疗，临走前再三叮嘱老母亲别出门。老妈妈读书不多，又常年在家当家庭主妇，这次专门从老家来北京，照顾病中的我，她在北京人生地不熟，真怕她走丢了。

可是当我开始化疗时，躺在病床上的我，看到病房门口站着的老人居然是我的妈妈，我既惊愕又感动，不由得泪如雨下，急忙询问她那么远的路如何找来医院的？妈妈淡然地叙述着这一大早的找路经历，原来自从我离开家后，她十分惦记我的安危，非得自己亲自陪护才能放下心来。于是就收拾好东西出门了，她走一段路问一个人，寻找我住的医院，就这样坐地铁还是坐反了，多亏一位好心的大姐陪着她坐回正确的方向，并且反复叮嘱她如何倒公交，下车后又遇到热心人，看她年纪大了反复问路，又听不太明白北京话，就将她送到医院，最终找到了我住的病房。

妈妈找到我满足地笑了，我却感到深深地自责。知道我生病了，妈妈立即从老家来北京陪我，可我当时情绪十分糟糕，经常不给妈妈好脸色，经常在她面前崩溃大哭，现在我才意识到自己有多么自私狭隘。可怜天下父母心，舐犊情深，我从小到大一直就是父母亲的骄傲，无论学习还是工作，从未让父母操过心，如今的我染上重病，母亲的苦痛和所承受的压力一定不比我少，但她总是默默地守护着我，拼尽全力，完全忘记自己的安危。而我却被痛苦打击得一蹶不振，让母亲更加忧心，这一切显然不是我想要的人生！也就是从那天开始，我重拾信心，为了老母亲，为了年幼的女儿，好好配合治疗，开心过好每一天！

记得在我手术前的一天，一位友人曾对我说，最好的生活就是不念过往，不惧未来，享受当下。当时我不理解这话的深意，现在我终于明白了这种快乐生活的方法，并践行它。思想转变后，行动自然而然走向正常轨道。

治疗后我辞掉了如日中天的工作，回归家庭生活。春天看春花，夏季赏雨荷，秋天看红叶，冬季踏雪寻梅。原来因为工作忙而无暇顾及的爱好重新拾起来，品茶、烘焙、书法……填满了每天的生活，每时每刻都体会着大自然的美好和生活的惬意。

总之，生病十年，是我与癌共舞的十年，是我不长的人生旅途中最幸福的一段。我因祸得福，疾病让我脱离繁忙而辛苦的工作，在非常年轻的岁月就享受着清闲、幸福的退休生活。要知道我的大学同学在这个年纪都在单位挑大梁，在家里过着上有老，下有小的辛苦日子。当然，我最喜欢的旅行也提前开启，这十年，我出国旅行去过世界上的许多国家，包括英国、法国、瑞士、意大利、梵蒂冈、泰国、菲律宾、越南、柬埔寨、印尼等国家。国内走过的省份更多，有上海、南京、广州、杭州、苏州、三亚……脚步踏遍了祖国近一半的大好河山。

现在疫情已经过去，我准备继续前行，继续领略旅行带来的美好，感受着自在喜乐的当下。

亲情大爱让我振作起来

张晓芳

癌症让我的生命重启，余生让快乐相伴，迎着阳光行走，把阴影抛在身后。

2017 年 6 月，单位一次正常的体检，对于很多同事来说，只是一个普通检查，但对我而言，简直就是晴天霹雳。当拿到检查结果，看到确诊为乳腺癌的时候，我整个人都懵了，情绪一度崩溃。因为我不相信，自己竟遗传了妈妈的病（妈妈也是乳腺癌患者）。一向认为自己身体很健康，但命运就是这么捉弄人。当我知道这是不争的事实后，迅速采取住院就医措施，从确诊到做了根除术，前后只经过一周的时间。

那时候，我的思想是低落的，自认为很健康的我变成了"残疾"，手术的全切造成了身体的不平衡，有时甚至在走路的时候还会摔倒。同时化疗带来的病痛，让我瞬间失去了自信和对未来生活美好的憧憬。尤其听到有的病友，关于癌症复发率、生存期之类的言谈，更是感觉生命仿佛离终点很近，心中充满了恐惧，我一蹶不振。

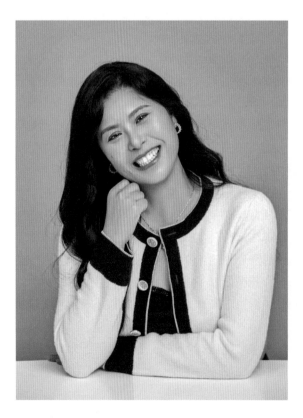

我把自己关在家里，不见任何人，除了必须去医院复查外，其他时间都在床上躺着。很快，我的体重从 140 斤飙升到了 180 多斤，就像被吹起的气球。这个时候，家人、朋友都鼓励我要面对现实，拿出对待工作的负责态度，来对待未来的人生。姐姐是最懂我的，她深知我为什么没有自信，变得封闭。于是，她多方面、多渠道为我了解各种品牌配套的义乳和内衣，并同爱人陪我一起外出旅游，缓解思想压力。旅游的路上，看到美丽的风景，我慢慢敞开心扉，心情也渐渐好起来。在上海，我找到了满意的义乳和内衣。当戴上义乳的时候，我一下子觉得身体和心理上的缺陷都得到了修复与弥补，我又可以站直了，心情愉悦得不得了，心态的变化，使精神面貌也随之改变。

旅游路上走走停停，感叹世界真的很大，我应该多去走走看看。一个多月后回到北京，我的思想开始有了改变，心态也有了调整。我知道，只有积极面对人生，活着才有意义。我深知这些情绪的转变都是我的家人、朋友、单位同事的亲情大爱让我振作起来的，他们的关心让我备受温暖，她们的鼓励使我坚强起来。

大爱无疆，只有自己感觉到，才是最真实的体会。最令我感动的是我的同事，他们送我的礼物是一个铁盒包装，里面是一张张手写的祝福卡，每次打开看看，都会泪流满面，被他们真挚和朴实的言语而感动，一直珍藏到现在，至今，一直感受着他们带给我的那份支持与动力。

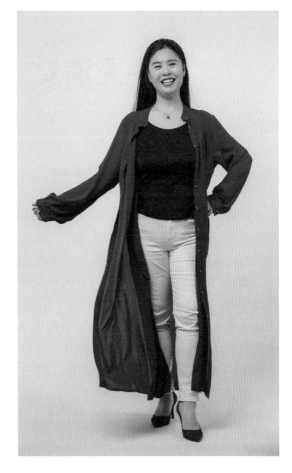

这些年，有缘遇到这些温暖的同事和知心的朋友，他们都成为我人生中，浓墨重彩的一笔，在我的抗癌路上给了我莫大的鼓舞。虽然因病失去了一个乳房，但我得到了更多的爱，也是这些爱给了我力量和信心，让我越来越坚强。

癌症让我的生命重启，余生让快乐相伴，迎着阳光行走，把阴影抛在身后。

一次偶然的机会，我接触到了"铿锵玫瑰战友团"公益组织，在这个群体里，姐妹们都是癌症患者，她们都是有故事的姐妹，战友团就像一个大家庭，彼此温暖，互相帮助，姐妹们分享着自己的亲身经历，勇敢面对生活中的每一天。她们还不顾自己身体的伤残，经常对需要帮助的人耐心劝解、排忧解难，在她们身上，展现了对疾病和生活积极向上，乐观开朗的态度。

战友团姐妹们对美好生活的渴望，有着极大的感染力，对我触动很大，为我树立了信心。加入这个团队后，我也积极参与各种活动，发现态度决定一切，过去我穿的衣服不是白色就是黑、灰色，看着她们穿着艳丽，充满朝气的劲头儿，我就想，自己还年轻，大家说得对，生病就当提前退休了，可以去自己想去的地方，做自己想做的事。

如今，癌龄已有五年半的我，开朗乐观，积极向上，淡定释然。在所有家人的陪伴下，在朋友同事的大爱支持鼓励下，面对疾病和未来，我一定会在所有人的关爱下有所改变。

心中充满爱·癌跑玫瑰开

李 敏

只要心中充满爱，在人生的舞台上，定然绽放出绚丽多姿的色彩。

癌症别名——恶性肿瘤，相信大家或多或少都听到过这个冰冷且又残酷的词语，谈癌色变是每一名癌症患者及其家人的真实写照，但作为一名乳腺癌亲历者，我要向大家说的是，只要心中充满爱，癌症是可以战胜的，你也可以像玫瑰一样美丽绽放。

那是2014年11月的一天，我无意中发现自己的左侧乳房有一个硬性的结节，当时并没在意，但在家人的一再劝说下，才去医院做了检查，就是这次检查的结果，让我成为乳腺癌患者中的一员。当时我就像大家一样，彷徨，绝望，迷茫，甚至怀疑人生，我不禁问自己："这种事情怎么会发生在自己身上呢？检查结果一定是错误的！"但残酷的事实击碎了我的幻想，从这天开始，我的生活陷入了黑暗，我的心情也跌到了谷底。

2015年元月，我的抗癌之路开始了。1月14日，由首都医科大学附属北京世纪坛医院，乳腺外科主任李艳萍主刀，为我做了肿瘤切除手术。手术非常成功，但随之而来的是化

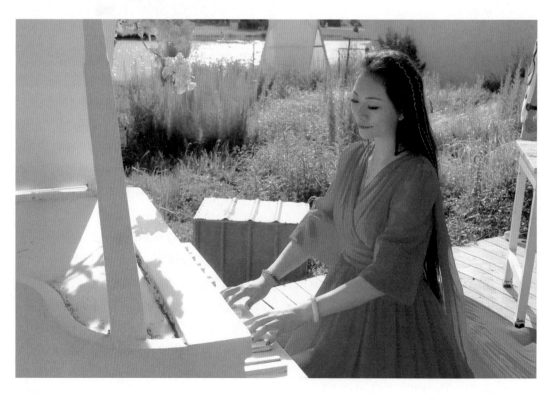

疗带来的不良反应让我应接不暇，并且再次让我内心崩溃。化疗药物带来的消化系统反应是恶心、呕吐，还有深入骨髓的疼痛，犹如万蚁钻心，身体其他部位也有各种不良反应，时常会疼得我用头撞墙，真是常人无法接受。

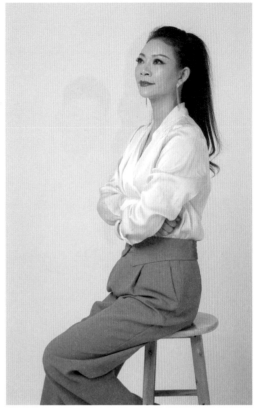

让我更加难以接受的是，一头乌黑秀丽的长发因化疗药物的副作用，一夜之间全部掉光，我相信这是对每个女人最残酷的打击。身体和心理双重的痛苦同时折磨着我，我真是动了轻生的念头，我想与其这样痛不欲生，不如一死百了来得痛快。

但就在这时，正逢第二天母亲节，儿子跑过来对我说："妈妈，我们幼儿园母亲节有活动，邀请妈妈参加。"我看着儿子一双水汪汪的大眼睛看着我，于是我就答应了。第二天精心打扮一番，为了挡住我的光头，还特意戴上帽子。

在幼儿园的舞台上，一群天真可爱的孩子在合唱一首《我的好妈妈》。演唱完毕，孩子们对着台下的妈妈们深情呼喊："妈妈，我爱您！"然后像欢快的小鸟一样，回到自己妈妈身边。

从始至终，我的目光一直追随着儿子的身影，当他跑过来，把那柔嫩的小脸儿贴在我的脸上撒娇，接着又用他那双小手儿给我捏捏肩膀，捶捶后背的时候，我强烈感受到了儿子对我浓浓的依恋和爱，我心里既感动又辛酸，抑制不住的眼泪一下子溢满了眼眶。这一刻，儿子的深情呼唤重燃了我求生的欲望。

那时，我那可爱的儿子才4岁半，我这个做妈妈的却不知能陪伴他多久，我的内心涌起了强烈的母爱，燃烧起了求生的烈火。为了他，我必须坚强起来，我一定能好起来。

心底有一个强烈的声音在呐喊，我不能就这样结束自己的生命，不能让可爱的儿子缺失母爱。此时内心充满的爱，让我再次坚定了战胜病痛的信心。

接下来进入了放疗阶段，放疗使我手术一侧的乳房皮肤像被烧焦了一样，由于不懂得如何护理，皮肤起了水泡，我又一次陷入治疗的痛苦之中，但这时有幸结识了"铿锵玫瑰战友团"这个乳腺癌姐妹们抱团取暖的大家庭。在"战友们"的帮助和关爱下，我逐步掌握了术后护理知识，挺过了一次又一次的痛苦，逐步走出了病魔缠绕的阴霾。

在漫长的治疗过程中，身心的痛苦都被幸福的时光所替代。记得有一天，当我治疗刚结束，儿子跑过来一副很认真的表情说："妈妈，我给您做一个水果拼盘吧，吃了您就不难受了。"我欣喜地答应了，心里暗想，他可能也就是说说而已，所以并没在意。

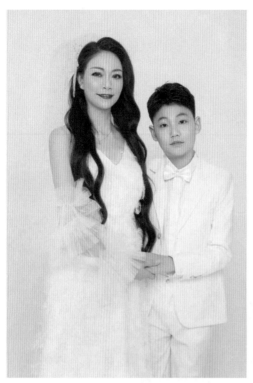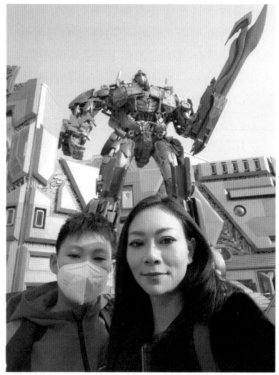

当儿子端着"造型各异"的水果摆在我面前的时候，我的内心一下子被融化了，感觉我的"小暖男"瞬间懂事了。在这一瞬间，我所有的病痛都感觉不到了，吃着比蜜甜的水果拼盘，我更加坚定了陪着儿子慢慢长大的信念。我一定牵着你的手，直到交到我儿媳妇接手的那天。

现在的我是北京市在册的一名守护天使志愿者，同时也是"铿锵玫瑰战友团"的主要成员之一，和大家一起去关爱更多的姐妹，帮助她们尽快摆脱病痛的折磨。帮助他人，快乐自己。只要心中充满爱，其他姐妹也能像我一样，在人生的舞台上，绽放出绚丽多姿的玫瑰色彩。最后以一首诗《重生》结尾：

一朝生死入迷茫，
混沌终日累心伤。
噬心蚀骨都无惧，
冲破黑暗现曙光。
娇儿尚幼遇严霜，
为母则刚再起航。
君伴大爱行路畅，
铿锵玫瑰展芬芳。

我的生命之花

刘万芬

用自己学到的知识传递正能量，帮助更多姐妹走出困境，让生命之花开得更加灿烂，更加鲜艳。

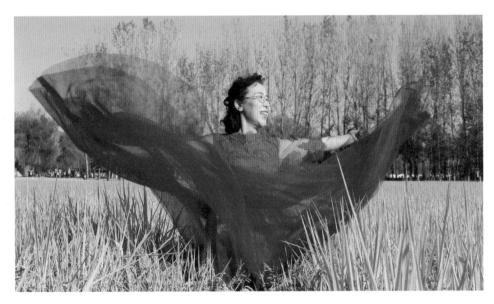

如果人生可以重来，你会从什么时候开始？我相信每个人的答案都不同。我的答案是，想从我失去健康的那天开始，什么时候失去的我不知道，也不敢想象，这恶魔就潜伏在我身体里，摧残着我的生命之花慢慢枯萎，直到我退休那年，正在憧憬着退休生活的时候，它突然发难，阻碍了我对一切美好的向往。

2015年3月23日是我55岁的生日，也是我正式退休的日子，我以自己的55岁为新生活的起点，正式开始了我的退休生活。在儿子、儿媳的支持下，我跟家人、朋友规划好了外出旅游的路线，对我来说这一切都是崭新的，看着天空都能用眼睛画出幸福的笑脸。可是，老天总是爱开玩笑，一张通往新生活的票在突来的暴风骤雨中被收回。

那是2015年9月的一天，我无意摸到右侧乳房有硬块，不疼也不痒，所以也没太在意。后来在家人的催促下，儿子带我去医院做了检查，在路上，我还在和儿子说着出去旅游要准备的东西，想第二天就出发，却不想检查结果竟然是乳腺癌晚期，这突来的变故让我不能相信。我反复确认，一定是检查错了，我不知道说什么，只有泪水，想不到！想不通！我没有家族史，上班这几十年几乎全勤，很少请病假，退休生活也刚刚开始。为什么？

为什么？儿子边安慰我，边向医生询问治疗办法，大夫的话更是让我雪上加霜：一种是保乳。术后恢复快，伤口创伤小，患者痛苦小；另一种是做乳房根治手术，也就是切掉右侧乳房。根治手术癌细胞清除得干净，但术后伤口创伤大，患者痛苦大，恢复慢……

意想不到的结果让我无法接受，大脑一片空白，我不相信这样的事情会发生在我身上。不知道多久之后，恢复意识时，我已经在家里，儿子、儿媳寸步不离地守着我，鼓励我，一遍又一遍地讲两种治疗方案的利弊，让我放弃一切杂念，接受做乳房根治手术。面对家人和孩子们的不离不弃，苦心劝导，也为了我还没有开始的新生活，即使知道切掉乳房就不再是健全的女人，最终我还是同意了手术。谁知，这一决定让我经历了不能想象的痛苦。

手术是顺利的，做完手术，离不开人，家人、朋友轮流照料，儿子、儿媳更是亲力亲为地照顾我，儿子下了班直接到医院陪护我。化疗期间，儿媳妇还在哺乳期，每次去医院照顾我，都是提前把母乳吸出来放到冰箱里。我一人住院，全家都陪在身边，是他们的爱给了我坚持下去的动力。术后开始做25次的放疗，在这25天里，不间断地从房山到肿瘤医院往返，当时我身体还很虚弱，无法乘坐公交车，为了不影响我按时放疗，儿子在没有和我商量的前提下把工作辞了，儿媳妇也没有任何怨言。经过近一年的心理和身体的调理，我逐渐从痛苦中走了出来，生命之花重新绽放。2018年3月，在家人陪伴下，我登上了西藏5013.25米的米拉山口。

术后至今，已经是第八个年头了，8年的时间，家人朋友的照顾和陪伴，使我重获信心。

中日友好医院的万冬桂主任更是为我细心体贴地把脉开方，都说乳腺癌三阴患者无药可吃，但是我坚持吃了5年中药，使我的身体调理到最佳状态。

期间我还加入了燕山朗诵团，遇到了我的恩师——王凤江老师。学习朗诵对我而言，更多的变化是在心理上和意识上，朗诵犹如一剂心药，对癌细胞有强大的杀伤力，是任何药物所不能代替的。朗读已不仅仅是一般意义上的诵读，读出了我们对生活的态度和对自己的要求，读出了自己对信念的坚持，读出了对美好生活的向往！

经过不懈努力，几年来我多次在不同比赛中取得好成绩：在2019年取得第二届"中国梦燕山情"全国朗诵大会个人组金奖；在2021年北京市诵读大赛中获得集体组一等奖。

当万冬桂主任得知我喜欢朗诵时，推荐我在中日友好医院粉红丝带俱乐部的病友群，每天为大家诵读积极向上的文章，鼓励病友们走出病痛，消解负面情绪。坚持了一年多后，在万主任的支持和病友们的建议下，我们于2019年11月11日成立了"快乐姐妹朗诵群"，有近七十位病友加入，至今已坚持诵读快四年了，每天我都要提前准备好诵读内容，并录制好音频在早上发送到"快乐姐妹诵读群"，每天诵读不同的内容，其中有绕口令、古诗、声律启蒙、大学、中庸、论语、名家名篇、普通话等。同时我还要回听姐妹们上传诵读的音频，对出现的一些小问题及时纠正、讲解、鼓励。

在疫情期间，燕山朗诵团和中日粉红丝带俱乐部联手举办了多次线上朗诵会，我就是要用自己所学到的知识来传递正能量，帮助更多姐妹走出困境，让生命之花开得更加灿烂、更加鲜艳。

当命运没有善待你请善待自己

杨　菁

每个人都将有生命的终点，这是自然规律。生命的长短是命数，而生命的精彩由你自己把握。

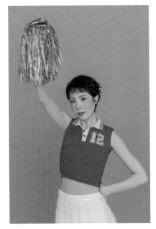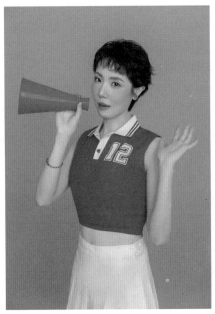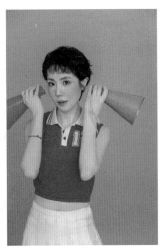

我真的很不幸？我真的很幸福！

为什么是我？这是很多姐妹确诊后都会自问的一个问题。是的，为什么是我？我也同样问过自己。

有的姐妹家庭美满，有的姐妹事业有成，有的姐妹高学历……至少在不长不短的人生中，都有自己幸福的那一刻。反观自己，在我39年的光阴中经历过什么……

12岁蛛网膜下腔出血经历了开颅手术，终于转危为安，也没留下任何后遗症。大人们都说，这个孩子大难不死必有后福。然而，之后的人生道路也并非一帆风顺。离婚，成了单亲妈妈。疫情，中年失业。

命运并没有善待我，而我能做的就是善待自己，努力地向阳而生，期待自己收获光明的那天。于是我带着女儿去很多国家旅行，用心感悟世间的万般美好。我实现了一直以来的梦想，去最爱的海洋自由徜徉，成为一名潜水员。在短短三年时间里，我的足迹遍及各个知名与不知名的小岛。

在我失业期间，干脆玩起了自媒体。我想向别人证明，"网红"这个字眼属于每一个身处逆境，却依然能量满满的人。

癌症的乌云要靠自己去驱散。

2021年，终于等到了我的爱情，因为共同的兴趣爱好，认识了现在的外籍男友。正当我们的情感日趋稳定时，命运再次给了我当头一棒，我被查出了身患乳腺癌三期。当医生告诉我的那一刻，我哭了。为什么又是我？

是我不够努力吗？是我做了什么坏事吗？为什么要接二连三地击垮我。女儿尚未成年，接下去我又要失业，我的生活如何保障，我的男友可能就是一句 I AM SORRY，然后就会离开。还有年迈的父母，我该怎么开口去告诉他们。

这一系列的问题让我意识到，患病真正的痛苦是你如何直面一系列的变故。我不想活在被癌症两个字笼罩着的乌云中。反复去问为什么是我，毫无用处，因为已经是我了。癌症的厄运，从来不选人。如果想驱散乌云，只有自己坚毅开朗——就像以前我面对那些变故一样。可能我比谁都更明白这个道理。

让所有人忘记你是一个患者，或许内心充满正能量的人，总能吸引和你同样有正能量的朋友和家人。

我很坦然地告知了所有人。我的朋友说："你这个女人命硬着呢。这次挺过去，你以后的人生就彻底开挂了。"

妈妈说："乳腺癌是最好治的癌。基本上就像个慢性病。"

女儿说："如果连你都治不好，那别人都治不好了。"

男友说："你的身体没有你想象中的那么坚强，也没你想象中那么脆弱。"

我的医生说："有药就行，你还年轻，万事皆有可能。"

在他们的鼓励下，我似乎创造了一个奇迹。我是在复旦肿瘤医院就诊的，那边的医生也算见多识广，但她们直呼没见过打着多西他赛＋双靶向的患者还正常上班的，更别说运动健身了。化疗的副作用在我身上的反应微乎其微。最终经过4次新辅助治疗，我就达到了手术标准。于是我把这段经历在小红书上分享出来，希望告诉更多姐妹，癌症并不可怕，化疗并不可怕。面对未知的一切，我们内心总是在制造恐惧。我希望自己能够成为一个正面的例子，尽快尽可能地回归到正常生活中去。忘却它，才能从心理上开始治愈。

接纳一个并不完美却接近完美的结果，对于每个身患乳腺癌的姐妹来说，能够保乳，术后PCR是最好的治疗结果。然而这两项我全都没有，但我从没因为身体的缺失而对自己丧失信心。我果断选择术后重建，可能是因为我长期健身的缘故，背阔肌质量很好，这是医生开玩笑说的。他们在手术时，一直在猜我平时做什么运动，背阔肌很发达。

医生和我都非常满意重建效果。术后一个月，我就恢复了力量训练和有氧尊巴舞的训练。我还是那个没有赘肉，拥有蜜桃臀和肌肉线条健康美的我。与其在意失去的那个胸，不如更好地去塑造整体。我依然是站在人群中，闪亮自信的那个自己。

有人问过我，你怕死吗？我说不怕死，但是我不舍得死。虽然身处逆境，但我始终心存美好，抬头望一眼蓝天都觉得那么美。

治愈别人也是治愈自己。以前去潜水的时候，会痴痴望着折射进海面的阳光很久很久。此时的我放空自己，所有的阴霾都会驱散。它斑斓了整个海洋，也为我的内心点亮了一束光。每次回味此情此景，有个想法在我心中油然而生。我也可以成为这样的一道光，给身患阴霾中的姐妹带来乐观与希望。很多姐妹通过我在自媒体的分享经历认识了我，我帮助她们回答一些就医问题，而更多时候是以我的切身经历去开导她们。我时常和她们说，这也许是我们人生的至暗时刻，但我们不是一个人在战斗。你的家人，你的医生，还有我们——一起并肩作战的姐妹们。

不要与过往过多纠缠，人总是在挫败中才会有所反思，也许生病的契机只是让自己更客观地审视自己、改变自己，成为更优秀的自己。譬如我，学会了用更宽容的眼光看到别人的闪光点，学会更包容的态度看待自己，对待别人。

未来对于每个人都有过多的不确定性，不管你是患病还是不患病。对于我们来说，喜欢做想做的事情就不要再有拖延症，可能我们会舍弃一些过去非常喜欢的东西，比如暂时我不能回到大海，但我也发现了新的乐趣，在热情的桑巴乐曲中释放自我。过去的很多旅行专注于潜水，忽略了其他的诸多美景。

每个人都将有生命的终点，这是自然规律。生命的长短是命数，而生命的精彩由你自己把握。

生性自由的我，历经种种，如今彻底挣脱了世俗物质的束缚。人活一辈子或长或短，你背什么名牌包，开什么名贵车，有几套房子真的不重要，疾病面前人人平等。健康快乐就是最大的财富。在往后的日子里，若生，旅居世界各地看尽世间万千；若往生，化作尘埃在人类最后的一片净土带着无尽的热爱汇入洋流，继续我的环球之旅。

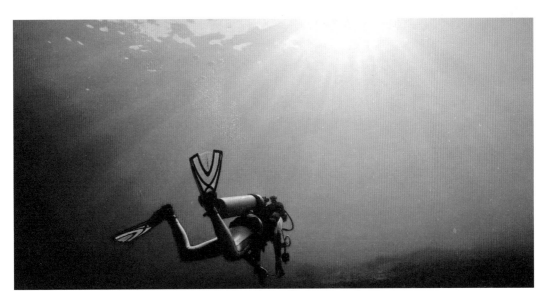

向阳而生

胡艺花

癌症康复是一场艰难而独特的修行，路的尽头一定有让你满意的礼物。

婚后我如愿要了个宝贝儿子。20世纪90年代后期，我闲暇时常外出旅游……南海边踏浪，颐和园留影，西子湖畔徜徉，外滩黄埔公园驻足，过着祥和平静的生活。

天有不测风云。原本安宁的日子，随着2015年初秋检查出自己罹患"乳腺癌"二期戛然而止。

当时只知道此病是绝症，治不好，全家人都恐慌失措，乱了方寸。老公几次对我娘家人说如我有闪失，他绝不一人苟活。儿子当时刚上"大四"，他却不去学校读书，非要在家陪我，而且经常背着我偷偷地独自垂泪。想到也许看不到他成家立业了，我更是心如刀绞。

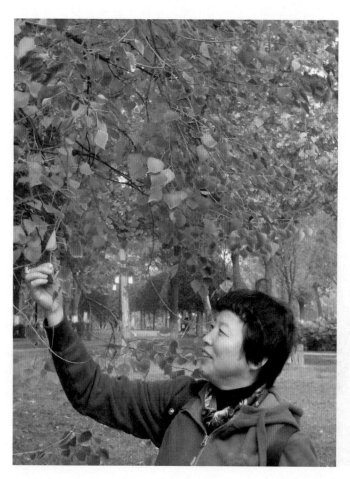

我信命。在我精神几近崩溃时，命运之神垂顾了我。患病半年后，一个春光明媚的早上，一位要好的病友带我有幸参加了马复荣大姐的一次公益讲堂。在那里，马姐和几位志愿者现身说法，向与会病友详细解读了"乳腺癌"发病、治疗、康复等各方面的知识和必须注意事项，并耐心回复了现场提问。我娃他爸紧坐在那位尊敬的大夫身边，提问最多。从那一天开始，我逐渐放下了沉重的思想包袱，走上积极乐观的康复路，开始向阳而生。

没过几天，马姐又牵手我加入了"西安抗癌协会"下属的公益组织抗癌志愿者团队。我应院方邀请，探访医院乳腺癌患者。以前不爱同陌生人说话的我，也慢慢学着像其他姐妹一样，用自身经历抚慰、开导初患病的姐妹们。

有好几次，经我安慰的姐妹都是紧紧拉住我的手不放，有的还哭了……这样的探访病房、献爱心公益活动，效果确实很好。俗话说：赠人玫瑰，手留余香。探访病房的公益活动，也使我的思想和康复生活更加充实。很快七年过去了，医生认定我的康复状况良好。

我的儿子经学校举荐在政府部门工作，得了好几次"先进工作者"奖状。2022年12月5日，儿子结婚，不少姐妹前来祝贺。作为新郎的母亲，我在婚礼上致贺词。其间我忍不住热泪盈眶……是的，我又活过来了，看着我的儿子结婚啦，我还要看孙子呢。

梦幻般的人生路，让我真的理解了"人生如梦，活在当下"这句话的深刻内涵。

我是一名普通妇女，是一名母亲，作为母亲，我想说，癌症康复是一场艰难而独特的修行，路的尽头一定有让你满意的礼物。

有一种成长叫创伤后的成长

于兰英

要活好当下，努力让自己成为一束光，照亮自己，温暖他人！要心存感恩！余生用爱绽放！

俗话说：人生无常，无常人生！2013 年 8 月，48 岁的我被确诊为乳腺癌，犹如晴空霹雳打在头顶，精神状态瞬间崩溃，止不住的眼泪像洪水一样夺眶而出，哭得伤心委屈。我很快便做了手术。术后清醒时，我无数次哭泣着问自己为什么是我得了乳腺癌？为什么老天对我这么不公？一千个一万个为什么，涌入脑海！这是每个被确诊的姐妹都会问的一个问题，我也不例外！

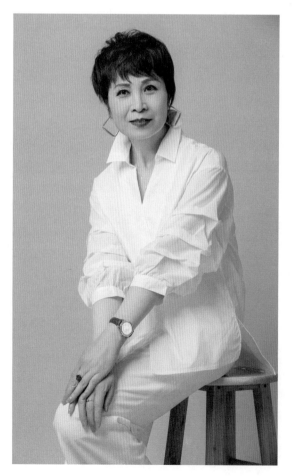

术后的疼痛让我无法忍受，夜间难以入眠。每一次疼痛袭来，就像电刺一样，瞬间传遍全身，悲观沮丧的情绪占据着我思想的制高点！那时唯一的想法是，如果一直这样疼下去就算了，我不奉陪了！

接下来，是一个接一个的放化疗和生物治疗，这是一条轰轰烈烈的治疗之路。第一次化疗结束，我就严重脱发，老公心疼地说："咱们剃光头吧，不用怕，有我呢。剃了光头你也是最漂亮的。"于是，这个世界又多了一个闪亮的光头侠。之后的化疗反应更是难忍难耐，食不下咽，吃什么吐什么，即使这样，每天还得填鸭式地重复着。

每次化疗，我都发高烧 39℃以上，要在无菌室隔离治疗 10 天。化疗还造成白细胞直线下降，浑身软弱无力到哭的力气都没有。第三次化疗结束，我决定放弃治疗。父母、老公、妹妹和妹夫得知我的决定，都伤心地哭了。其实我也不舍啊，舍不得丢下这条命，舍不得离开家人。但我实在是受不了了。

年迈父母、挚爱的家人，各个哭得肝肠寸断，轮流开导我、劝解我。渐渐地我的心被融化了，咬着牙做了一个坚强的决定，为了我挚爱的亲人，我要活着！我要努力配合医生积极治疗。再苦再难也要坚强！看到家人都破涕为笑，我也笑了！那天晚上，我跟妈妈睡在一张床上，聊了些心里话。

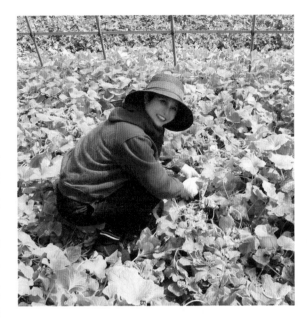

老公、妹妹和妹夫轮流做我的陪护，直到全程治疗结束。他们既是专职司机、按摩师、厨师，又是心理疏导师！开导我、鼓励我、陪伴我、照顾我。儿子也是每天打电话询问情况，有时他会讲笑话给我听！让我暂时忘记了病痛。

治疗全部结束后，开启了我余生的自救之路：①有氧运动；②改变饮食结构，兔子吃啥我吃啥；③改变自身土壤。

我在老公的陪伴下，每天迎着初升的太阳，开始大步行走，坚持走到一万步。在行走的路上，我时不时会驻足看着匆匆忙忙的上班人群。回想当时的我也是这匆忙人群中的一员，而今后的我，余生之路该怎么走？如何让自己开心过好每一天，俨然成了重中之重。

老公给我找了大量的抗癌专家讲座，我受益匪浅。渐渐地，我对养生改变体质有了浓厚的兴趣，直至今日，每天都在乐此不疲地学习着、践行着，不断充实自己，让自己快些成长起来。两年没有照过镜子的我，开始试着接纳自己了。

2016年10月24日，是"铿锵玫瑰战友团"大型公益活动日，这天我有幸成为一名志愿者。首次参加活动，我被震撼到了。优美的环境、高光的舞台，音乐浑然一体，现场布置得大气磅礴，太美了，像个世外桃源。舞台上的姐妹们生病后，依然载歌载舞，是那么阳光乐观，活泼可爱，充满生命的活力。她们深深地感染了我，点燃了我对生命的热爱，对好好活着的极度渴望。这一刻，我决心要像她们一样成长，像她们一样活出精彩，绽放自己。

回家后，我跟老公眉飞色舞地讲了自己的见闻和感受。他听后，高兴得像孩子一样说："我第一个支持你，做你的坚强后盾"，还说这才是他真正想要看到的样子，真希望这一天的到来越快越好。只要我不待在家里，走出去参加各种活动，就是在自我成长，他就放心了！

2017年，我如愿加入了"铿锵玫瑰战友团"，成为温暖大家庭中的一员，结识了很多新朋友，并和姐妹们一起交流抗癌经验；一起聆听专家的防癌抗癌及术后饮食的科普

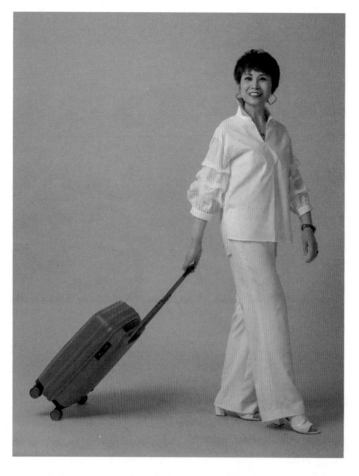

讲座；参加各种文娱活动，还一起结伴出游，欢声笑语无处不在。同年，我加入了"守护天使志愿团队"，成为一名志愿者，之后经常做病房探访活动，尽我的一份力量，为正在治疗中的姐妹们送上关心和鼓励。

第一次和岳玉兰姐姐做病房探访时，当我知道岳姐已经是13年的抗癌英雄时，既羡慕又喜悦，迫不及待地问了很多关于如何调整饮食，如何锻炼保养自己等问题。岳姐真是个好大姐！她认真给我讲解，还鼓励我是最棒的！

那次探访我有点紧张，也有点儿激动，很快在自我介绍完之后，一下子就放松下来。得知被探访的姐妹状态不是很好，有些焦虑情绪，她老公也很着急。我试着把自己当时的状态和心情跟她滔滔不绝地说出来，她惊讶地问："真的吗？"看着眼前的我，她说："真不敢相信，我们同病相怜啊。"比较凝重的气氛顿时变得温暖起来了，顺畅的交流让她露出了笑容，我高兴极了。爱的交流在相互之间传递着。最后她说会积极配合医生治疗，相信自己也会越来越好。我笑着跟她说："要相信我们的今天是你的明天，你的今天是我们的昨天，更要相信自己是最棒的！"之后，她老公问了很多关于术后注意事项及饮食问题，看得出他是个很体贴的暖男。这期间，临床的姐妹也参与进来一起交流。探访结束走出病房，我心里满满的幸福感，喜形于色！探访就是双赢，既帮助了别人，也温暖了自己。第一次探访，就这样愉快而开心地结束了。

我相信：一切都是最好的安排！时间飞逝，历经了十年的打磨，让我真正懂得了生病不可怕，疾病面前人人平等，要摆正好心态，勇敢面对。要活好当下，努力让自己成为一束光，照亮自己，温暖他人！要心存感恩！余生用爱绽放！

再过十年依然相见

王兰梅

要想让自己从病痛中站起来，并且要涅槃重生，必须要有勇气和对生活的美好向往。

我今年 57 岁。2014 年被诊断为乳腺癌。刚开始，说什么都不敢相信自己会得癌症，认为是误诊。因为什么感觉都没有，而且外边许多人都说，有的人得了癌症，被医生判了死刑，索性不治了，放松自己改变了生活方式，最后癌症不治自愈了。反而是花了很多钱治疗的，不但花钱受罪，最后，可能照样保不住性命，既让自己痛苦，也拖累家人。这种说法不少，我也很相信。所以，我想放弃治疗。

一个偶然的机会，遇到一位女大夫，她看我情绪不高，就耐心地劝我，说她自己就是一个乳腺癌患者，因为发现得早，得到了及时治疗。她还说，其实这种癌症并不可怕，只要早治疗，不但恢复得很快，还会少受很多罪。

家里人的态度很坚决，都鼓励我得病不可怕，只要能乐观地对待，就一定能战胜病魔，而且家人离不开我，孩子更是需要有妈妈，没有妈妈的孩子真的会很可怜。我被触动了，眼泪夺眶而出，终于下定决心，接受治疗。

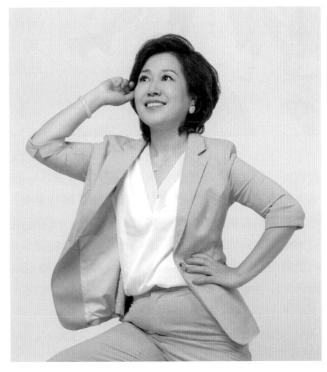

首先遇到的问题是，在手术过程中，要是发现癌细胞扩散，可能会把乳房整个切除，我坚决不同意，一定要做保乳手术，不接受全切。看到同病房那位大姐全切手术后那么大的疤痕，我就止不住地战栗，宁可不要命，也不能接受不完整的自己。现在回想起来，是有点偏执，但不会改变初衷。

老天爷眷顾了我，手术进行得很顺利，癌细胞没有扩散，保住了完整的自己，我的心放下了。接下来的 8 次化疗和 30 次的放疗，尽管身体反应大，很

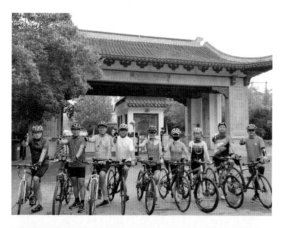

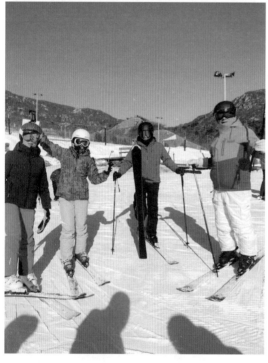

不好受，但同病房的大姐姐们以自己切身经历开导我，给了我战胜病魔的力量。她们积极乐观的心态和对美好生活的追求打动了我。我用行动证明了，自己也可以像她们一样，克服困难，争取恢复到以前最好的状态，并成为别人的榜样。

我相信，所有的病友都会有许多相同痛苦的经历，包括身体和心理上的。但是，要想让自己从病痛中站起来，并且要涅槃重生，必须要有勇气和对生活的美好向往。

治疗以后，为了更好地康复，我学习打太极拳，并在单位比赛中得了一等奖。退休后，第一年规划了自驾游。虽然没有环球旅，但也走遍了许多山山水水大街小巷。第二年开始进了健身房。在教练的指导下，我很快恢复了苗条身材，找回了自信。接下来遇到一些志趣相投的朋友，我开始骑行和滑雪两项运动，这是我以前从没有接触过，但又特别喜欢的运动项目，一开始确实有点儿累，但一段时间下来，真的是爱了爱了，还填补了年轻时的缺憾。

最后遇到的就是"铿锵玫瑰战友团"的姐妹们，大家有共同和病痛抗争的经历，有彼此心疼理解的善良。从她们身上，我感觉到了前所未有的美好，真的让我很温暖。大家在一起展示美丽，一起互祝生日，一起郊游赏花，像亲姐妹一样互诉衷肠，每年都为了周年庆典准备节目。我参加了模特走秀，还参加了呼啦慢舞蹈团，经常参加呼啦慢舞蹈表演，得到了许多鼓励和赞扬，现在已经是坚持学习和表演的第三年。其中要感谢"铿锵玫瑰战友团"的团长杜庆洁！她费尽心思找来这个能让我们免费学习异国风情舞蹈的机会。也要感谢社会爱心人士！是她们给了我们机会，让我们这些抗癌战士，能够续写美丽人生。铿锵玫瑰战友团像一个大家庭，他已走过了十年，希望下一个十年，下下个十年，我们依然相见。

感恩生命

吴春子

愿母爱源源流入爱河里，使爱循环起来，滋润自己并滋润他人，愿爱的祝福晒满天下。

我今年60周岁，回顾过去的一生，特别是近15年，仿佛经历过两个不同的世界——黑暗与光明。

1994年，我这农村长大的丑小鸭带着希望和梦想，只身一人离开了养育我的家乡，来到了三千里之外的北京。在举目无亲、完全陌生的环境下拼命工作，为的就是创下自己的一席之地。功夫不负有心人，我逐步站稳脚跟，走进了向往的生活。但好景不长，2010年开始，事业、家庭相继出现变故，2012年经济受到重创，2014年婚姻破裂，到了2015年4月又雪上加霜，我被确诊

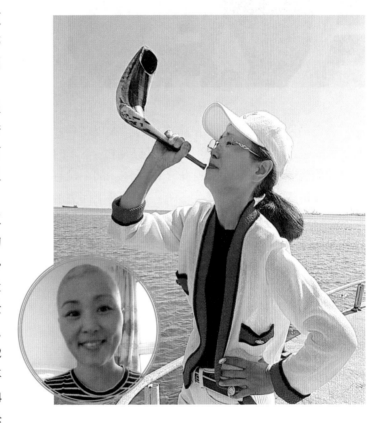

为乳腺癌。乳房是上天赐给女性特有的骄傲，是孕育和滋养新生命的宝贵存在。

原本乐观好胜的我，在接二连三的变故和打击下麻木了，也许是老天爷看我太累了，想让我休息一下，那就停下来好了。刚强的我瞒着所有家人、亲戚和朋友，独自面对手术和所有的检查治疗。术后不久，我加入了"铿锵玫瑰战友团"。

团长杜庆洁发自内心的笑和舍己为人的精神，主治医生和医护团队的悉心关爱照顾，给了我战胜疾病的力量，我找回了自信。在商海里只有利益没有爱，但疾病患难让我遇见了无疆大爱。

术后满一个月，我不想接受传统治疗，经主治医生同意，去了韩国寻求更好的康复

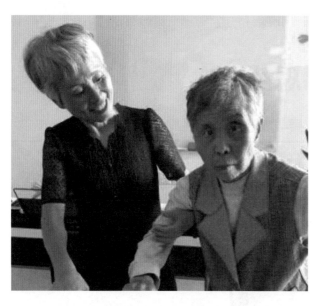

之路，可笑的是命运又把我送回到国内，接受传统治疗，一切都是最好的安排吧！当我进出医院时，发现无论韩国还是中国，医院都人满为患。人们为了达到"高品质"生活的欲望拼命工作，换来的是疾病，又为了保命不惜代价治疗，忍受痛苦，冒着人财两空的危险，钱却换不来命。那么活着的目的和意义到底是什么？反复思考后，我决定在自然界寻找自由和医治。所以2015年11月底，我最终还是放弃了余下的两次化疗和靶向治疗，去了广西巴马长寿村。

去巴马路途遥远，飞行三个半小时，大巴路程六小时，旅途中被鲜艳的花朵和美丽的景色吸引，我一度忘记疲惫。可到了巴马村，下车的瞬间我有些失望，雨后泥泞的坡路，旅途的颠簸劳顿，刚做完化疗虚弱的身体，加上没有电梯的住所，让我感到力不能及，虽然刚强乐观，却也几乎落泪，有一种想马上回去的冲动。但又一想，这么远的路，来都来了，试两天再说吧。我咬着牙给自己鼓劲，途中休息几次，终于爬到六楼，奇迹在到达时发生了，居然感觉到身体很轻松。几天后便能一口气上到六楼，我的心得到了安慰，决定留下来，继续体验大自然的恩赐。放弃了所有工作，放下了虚荣和欲望，只想着健康生活，就这样，我在巴马生活了近四年。

这期间，我开始真正欣赏起大自然，思索大自然对人类的意义。当我翻山越岭时，观察到大自然里的花草树木，没有疾病，而且他们相辅相成，和谐共存；彼此衬托着，共同展示自然的魅力，那是人类无法用笔墨表达的美景，仿佛一草一木都在诉说着爱。

阳光，空气，水，运动和休息，健康的饮食，生活的节制，还有因疾病从五湖四海相聚在一起的人们，彼此关爱和祝福，所有这些都在疗愈着我的身心。

2016年10月，我在巴马参加了新起点健康疗养班，在那里我明白了得病的根源，是人类因贪欲而引起的错误的生活习惯和饮食方式，疾病是身体机关为脱离现状而发出的警告和呼救信号；懂得了我们身体各大系统在循环当中彼此相连、相辅相成和谐共存的原理，身体的每一个组织器官都极重无比，不可缺少；明白了生活中要遵守的原则；懂得了细胞在爱里欢喜快乐，当懂得爱、接受爱、分享爱的时候，身体产生内啡肽，医治并修复受损的细胞，人体自身有庞大的免疫系统和超强的自愈力。自然法则和健康法则是一致的，所以，配合医生治疗的同时，回归自然，自然回馈和谐的身心灵，达到全人健康。我也认同"身体是小宇宙"的说法，惊叹小小躯体的奥秘！人的生命远胜于世间的荣华富贵，价值也不在乎长短，珍惜每一天，规划好余生。

之后我多次往返韩国，学习天然疗法，在学习和实践中成长，也认识到顺自然健康长寿得生命，逆自然则疾病痛苦伴随。我渴望有机会把我得到的分享给他人，因此，2020年年底我在依山傍水、民风朴实、美丽而富饶的威海石岛建立了健康工作室，尽最大努力，把大自然赐给我的爱和领受分享给疾病痛苦中所需要的人，尽我的能力帮助需要帮助的人。

我的生活充实了，新的生命在滋润着我，让我欢喜快乐，给了我能战胜所有障碍的动力，这个动力来自宇宙万物和谐的爱，爱里没有惧怕，我已战胜了疾病，得到康复。

目前，我大部分时间在陪伴母亲。生病那年，母亲身体不太好刚出院，两年之后才知道我的病情。2022年春，妈妈又发生了严重的交通事故，导致开放性颅脑损伤（重型），多发性大脑挫裂伤，导致神志不清加上痴呆，还有多处肋骨骨折、多处盆骨骨折，80多岁的老人在这样严重的事故中，奇迹般得到修复，现在虽然仍神志不清，认不清家人，但能行走自如。在照顾母亲的14个月里，如果没有爱的原动力，我无法支撑每一天的生活。在母亲那里，我每天都会充当多个角色：奶奶、妈妈、姐姐、妹妹。时常感觉到，我在养育白发苍苍的孩子。从开始的无奈到现在的怜悯，改变以往对母亲的偏见，还感恩有机会回报母亲的养育之恩，这些都是爱的力量。最近，我在母亲身上发现了上天赐给女人的神圣而伟大的母爱！在她神志不清模糊的记忆里，仍惦念着她年幼孩子们的温饱和安全，仍想着为孩子们做点什么，母爱舍己之爱，母爱是女人特有的恩赐。愿母爱源源流入爱河里，使爱循环起来，滋润自己并滋润他人，愿爱的祝福晒满天下。

万事互相效力。疾病改变了我的人生观，疾病不可怕，正确对待会变成祝福！感谢有机会能分享我的经历，感谢所有在我生命中遇到的每一位！

因为有爱所以遇见

王健颖

癌症不再是绝症，找到正确的方法就能康复。你的生命不再只属于自己，而是属于所有爱你的人！

2015年夏末，我罹患乳腺癌，8次化疗让我倍受折磨。那时的我也和大家一样，害怕恐慌、迷茫无助，看不到明天的希望，总觉得这是上天对我开的玩笑，一觉醒来也许一切就变好了。但现实总是残酷的，我依旧要面对病魔带来的痛苦，忍受化疗带来的一系列反应。家人的鼓励是我那时的良药，因为我相信，上帝为你关了一扇门，也会打开一扇窗。也是在这时，我有幸遇见了爱心天使马复荣大姐。

马姐她自己本身也是一位罹患乳腺癌17年的康复者，她诚信、谦逊、善良、博学，还有那么一点老顽童的可爱劲。为了让患病的姐妹们少走弯路，积极面对生活，她一直安慰、劝导着身边的姐妹如何面对疾病。在我治疗期还未结束时，马姐就把我带进了乳腺癌姐妹的课堂《开怀学苑》。在那里，我认识了无数个美丽坚强的学姐们，在她们身上我学会了坚强勇敢地面对，积极坦然地生活，更学会了什么是珍惜。从那一刻起，我

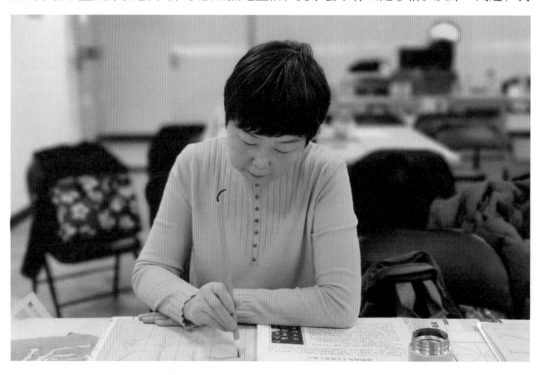

看到了生如夏花的希望，从此跟着马姐，主动
为马姐分担工作，协助她开展多样化、接地气
的培训。通过培训，使志愿者在爱心、责任、
奉献、认知、服务、素质、团队等综合素质方
面得到提升！

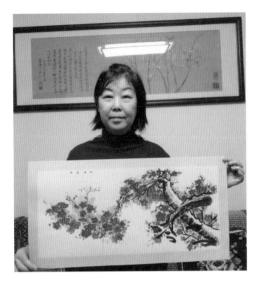

从康复者到学姐再到病房探访志愿者，我
的人生增加了一份履历。曾经的经历，使我在
做志愿者时，对姐妹的病痛能理解，对她们的
焦虑能包容，对她们的不安能看懂，我们一句
暖心的话语，她们会满足，一句宽慰的话，她
们会感动！一个真诚的拥抱，她们会倍感温暖！
当我们精神焕发站在她们面前，仿佛有一种无
形的力量告诉她们，癌症不再是绝症，而是慢
性病，找到正确的方法就能康复！还有你的生
命不再只属于自己，而是属于所有爱你的人！
每一次的陪伴都特别的宝贵，都能让我更加珍
惜当下的美好，珍惜生活的每一分每一秒，渡
人渡己，自利利他是这个世界上最快乐的事！

为了丰富自己的生活，我还认真学习中华
通络操、八段锦，并考取了社会体育指导员证，
每周一次带领病友们在公园里活动，一起将身
体恢复到最佳状态，一起奔向健康，一起享受
运动的快乐。我还不断培养自己新的爱好，学
习新事物，学舞蹈，学国画，从身体、精神和
情感等各方面扩展自己，完善自己。

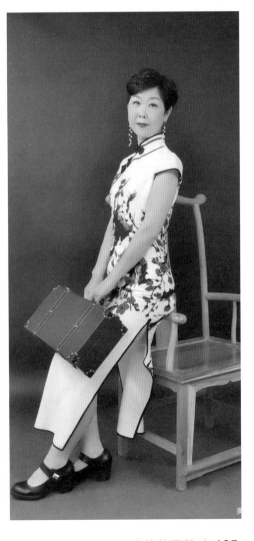

现在的我已成为志愿者探访队的骨干，成
为马姐的得力助手之一，这离不开马姐这些年
来对我的鼓励和谆谆教导，也离不开姐妹们的
相互陪伴，让我在这个年纪，重新遇见美丽的
自己。

人们常说"送人玫瑰，手有余香。"加入
志愿者团队7年多来，这条路也非常艰辛，但
我享受这个过程，乐此不疲，生命中有这样的
心历路程，非常珍惜这一份爱的事业！因为我
喜欢做的事情，我愿意带着一份爱的付出，一
路前行。

做最好的自己

李念芸

我们不能预知明天，但我们可以把握今天；不要轻易用过去来衡量生活的幸与不幸！每个人的生命都可以绽放美丽，只要你珍惜。

患病9年来，我很少回忆那段让人痛苦窒息的岁月，也从不主动跟人提起自己得病化疗的过程，生怕别人知道后，对自己有异样的眼神。住院化疗期间，我结识了很多病友姐妹，从她们身上得到了很多的鼓励。同时，我也得到了家人无微不至的照顾和关爱，所以有了走下去的勇气和力量。

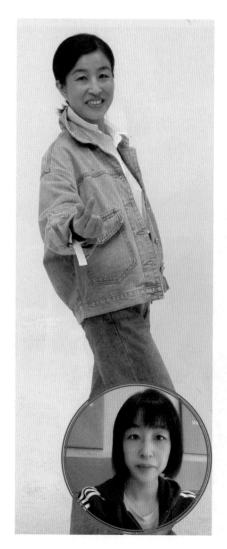

有些事情也许是冥冥之中该有的吧，2014年7月，我忽然间想去做个体检，然后就去了海淀妇幼医院，做了一系列检查。乳腺科大夫建议做个钼靶，我就做了，说是要等7天才出报告，等到第3天时，大夫就打来电话，让去医院进一步检查。当时，我心里就有点害怕。大夫说："你的检测报告显示不是太好，再做个穿刺吧。"

做完穿刺，又是第3天的时候，大夫打电话过来，又让去医院。这次我心里没底了，赶紧问先生该怎么办。先生安慰我说："没事的，我陪你去。"到了医院大夫就说是癌症。猛一听这话，我感觉脑袋嗡的一声，一片空白，感觉自己被空气隔绝了，只看到大夫和先生在那蠕动着嘴唇说着什么，可我什么也听不到，懵懵懂懂的怎么回的家也不记得了。我一脚迈进家门，看到刚刚四岁的女儿，抱着她就放声大哭。

朋友介绍说，世纪坛医院乳腺科主任李艳萍经验相当好，我就去了世纪坛医院，结合妇幼的检查结果，李主任果断做了决定，要做手术治疗。其实，那时我心里还怀着一线希望，想着也许之前的诊断有误，也许我不是癌症。但李主任的决定，让我心里的侥幸希望彻底破灭了，乖乖地接受了手术治疗。

术后做了6次化疗，由于化疗造成的不良反应，头发掉光了；身体各个器官、各个部位有各种各样的不适；白细胞急剧下降，每个化疗期间都要打4次升白针，那种加快骨髓造血的痛难以忍受，至今想起来仍心有余悸。好在有家人陪伴在身边，有他们无微不至的照顾，我咬紧牙关，坚持完成所有化疗。那时家人的爱和理解真的很重要，感谢他们给我的爱和关怀！

在第6次化疗住院期间，我认识了"铿锵玫瑰战友团"团长杜庆洁，她手里拿着零点乐队演唱会的票来到我们病房，跟我们亲切热情地聊天。在她的帮助下，我看了一场很震撼的演唱会，也是在那

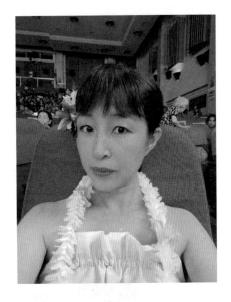

一天，我也成为战友团的一员，之后有幸成为"铿锵玫瑰战友团"的群管。在这个友爱的家庭里，同病相怜的姐妹们互相帮助，互相鼓励。当我能为大家做点事的时候，心里特别充实，也很快乐。

记得2017年10月，战友团建团四周年庆典（每年10月也是粉红月），有个病友姐姐来参加活动，抽到了奖，但她自己并没注意到，后来我满场去找这个姐姐。那时，她已经准备走了，我告诉她："你中奖了，可以上台领奖"，她很惊讶也很高兴。领完奖过来跟我道谢，我被她开心的样子感动得流下了眼泪。类似这样的事情有很多，在铿锵玫瑰这个大家庭里，时时刻刻都能感受到大家的爱和温暖。

每当有活动报名的时候，也是我最忙的时候，因为要认真核实每一个报名的人员信息，有时会弄到很晚，有时也会顾不上吃饭，但是这时候也是我最快乐最充实的时候，这就叫累并快乐着。我也是一名北京志愿者，同时也是"铿锵玫瑰战友团"守护天使中的一员，当我用心去帮助别人的时候，同时也得到了别人的帮助。

当疾病来临时，我们会慌乱会消极，也会有更多的措手不及。做了很多有意义的事情后，我明白了杜团长为什么要建立这个战友团，也了解了她的初衷，是让那些新加入团队的病友姐妹，不要像我们当初一样的无助又无力，要用我们的亲身经历来帮助她们、鼓励她们，让她们尽快走出内心的阴霾，坚强地、好好地活下去。她们的今天是我们的昨天，我们的今天是她们的明天，我们要一直这样，互帮互助，用积极乐观的态度过好每一天。

从生病到逐渐走向康复的经历中，我感悟到人只要活着就要有知足感，不要常常觉得自己很不幸，要知道这个世界上比我们痛苦的人还很多。我们是不幸的，但同时又是幸运的。因为每个痛苦的背后，都会有另外的礼物降临。经历是人生最宝贵的财富，只有经历过岁月的洗礼、磨难的洗礼，才能沉淀出美好的芳华，做最好的自己。我们要相信自己的力量，想成为一个什么样的人，最终由自己决定。

生命礼赞

米　霞

　　这世上没有白受的苦，只要懂得热爱生命，坚持不放弃，挺过了狂风骤雨，就能练就钢筋铁骨，使生命不断得以升华。

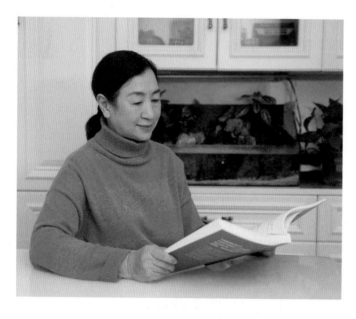

　　人生旅途中，自己也不知何时会被不幸的命运选中。2016 年 10 月 8 日早上，我忐忑不安地徘徊在西安交大二附院普外科住院部的走廊上，等着我的主管医生叫我去病房做化疗。当时，对乳腺癌术后化疗恐惧的情绪已控制了我的心，我浑身绵软，倚墙而立，一脸的茫然无助。此时，主管医生叫我："米霞你进来。"医生说，我的 Fish 报告检测结果没有扩增，所以靶向不用做，化疗可做可不做，让我自行选择。

　　此时此刻，我虽然有抉择的机会，但也陷入了两难的境地，非常纠结。最后在进一步听取了普外黎教授的意见，又和家人商议后，2016 年 10 月 31 日，我入院开始做第一次化疗。主管医生告诉我，给我按照本院肿瘤病院张淑群教授制订的 EC 方案进行。

　　第二次化疗结束后的第三天，我的白细胞数一下子就掉到 1800 以下，主管医生按照张教授的医嘱，给我打了升白针，打了针白细胞就升上去，停了针就下降，反反复复，总是呈起伏状态，白细胞指数总不能稳定地上去。升白针对人体伤害极大，打得我腰部疼痛，彻夜难眠，内心也极度痛苦焦虑。

　　面对此状，主管医生非常着急，担心我会因白细胞低下导致高烧，引起并发症感染，会有生命危险。这时我跟医生提出放弃化疗不做了。张教授刚下手术台，听闻后口罩都没来得及摘下，就匆匆赶到我的病床前。她依旧笑容可掬，语气却非常坚定地对我说："我一直都在关注你的化疗过程，看了你术前、术后以及化疗后的所有血常规化验单，发现你的骨髓细胞生长能力还是很强的，这十几天不稳定，不用怕，我相信它很快就趋向稳定，你一定能如期做完四次化疗，所以不要轻言放弃，化疗会给你未来的愈后康复起到很好的治疗作用。"张教授的话和呈现出的"凡大医治病，必当安神定志"的气度，无形中给了我力量、希望和信念。如她所言，第二天白细胞果然就稳定了，在坚持了 18 天后，我如期完成四次化疗。

总之，化疗过程虽艰难曲折，但全程得到了具有高超医术的张教授的精心指导和督战，我才有幸闯过了难关，打赢了化疗的这一仗。也许是化疗的过程过于艰难，也许太劳神了，内分泌治疗我却轻视了，这种情况被志愿者探访队马复荣大姐发现后，她马上带着我去找我的主管医生，并且开出了内分泌用药的处方和特殊药品的申请表，马姐还非常耐心给我讲了如何去市医保办理申请的程序，这样让中断的后续治疗又快速衔接上了。

在志愿者探访队领导马复荣老师的影响和带动下，我也成为一名西安交大二院肿瘤病院的志愿者。在已晋升为肿瘤病院院长的张淑群的领导和支持下，院里经常开展丰富多彩的公益活动。在"关爱病友"的患教会上，我作为本院一名康复者，同病友们分享了抗癌路上的心路历程，用我的亲身经历去鼓励病友们坚强勇敢地面对疾病，用我的一点微薄之力去驱散病友们心中的阴霾。

跟随志愿者探访队的脚步，我又走进了西安儿童医院白血病患者中心，探望这里特殊的儿童群体，望着一张张苍白的小脸，看着他们纤细的小胳膊、小手上布满了针眼，孩子们太可怜，太不幸了，我强忍住眼中的泪水，俯身蹲下来和孩子们聊天，他们一个个围着我，欢叫着"米奶奶，米奶奶"并问道："奶奶你化疗了几次？我都五疗了。"望着张张纯真无畏的笑脸，我的心碎着，但更多的是被孩子们坚强乐观的心态深深地打动了。

走出病区，我一边暗暗落泪，一边默默地为孩子们祈福，愿我国的医疗技术超速发达能治愈所有的白血病儿童。孩子是吾师，这次探访在我心里扎下了深根，每每遇到病痛，特别是这次遭遇新冠病毒感染时，我都从这群特殊孩子的身上，获得了强大的精神力量去面对。

患病以后走过的岁月，让我获得了新生，更懂得了感恩。这世上没有白受的苦，只要懂得热爱生命，坚持不放弃，挺过了狂风骤雨，就能练就钢筋铁骨，使生命不断得以升华。

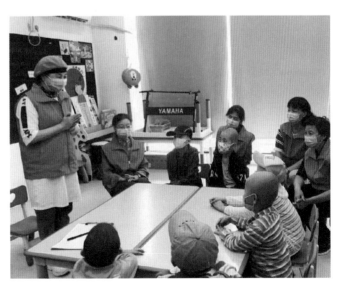

拥抱暖阳与爱同行

赵美侠

帮助别人，快乐自己，拥抱暖阳，与爱同行，今天的我这么做了，明天的我依然会把爱心传递。

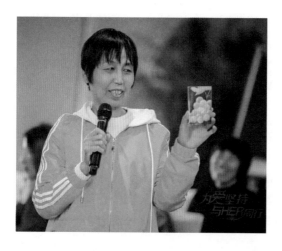

我叫赵美侠，今年59岁，2015年10月确诊为乳腺癌。记得做B超时，医生边做边说："你去大医院再看看。"当我起身走到门口时，那年轻的医生又说："阿姨，你一定要去大医院再查一下。"第一次听到医生这么语重心长地反复叮嘱，我马上预感到病情可能会严重，烦躁焦虑了好几天，一边上网了解与疾病相关的知识，另一边积极选择合适的医院。通过上网学习，知道自己的生活习惯不好，自我反省后，坦然接受现实，积极治疗。

手术那天，家人、朋友去了七八个人，怕他们过度担心，我一直微笑着安慰他们，和女儿聊天，给女儿说了银行卡的密码，也提到万一有特殊情况该如何善后。女儿说手术不会有事，让我不用交代，我说我想做到死而无憾。对家人想说的话说完了，我内心就轻松多了。

上了手术台，主刀教授问我："怕不怕？"我说："选对了医院，选对了医生，啥也不怕。"没想到手术前的那一刻，思想反而很轻松。

术后初期，对治疗用药的副作用并不清楚，我就当一位听话的患者，牢记医护人员叮嘱的注意事项，认真呵护自己的身体。

化疗开始不久，头发开始脱落，手一抓就掉一撮，不剪发不行，在理发店时也心酸，但很快感觉光头省事，洗头容易，头部按摩也容易，只不过出门要戴假发，但动作娴熟了，也没多大麻烦。亲戚朋友中，有人知道我生病，有些人还不知道，生病后第一个春节走亲戚时，有两个亲戚谈论我的发型，一个说是假发，另一个人说不像，我听到后回应一句"是假发"，她们俩相视一笑，不争辩了。我感觉只要不自卑，别人奈何不了你的情绪。后来快到夏天了，戴假发头有点热，当时头发还有点短，在要不要继续戴假发的问题上纠结了好几天。女儿对我说："满大街忙忙碌碌的那么多人，谁会在乎你的发型，只有你自己那么想。"孩子这么一说，我豁然开朗，心想也对，自己剃个光头，又没做什么损人利己的亏心事，有什么好怕的。观念一变，随即扔掉假发，出门走起路来，真有种理直气壮的感觉。一步迈过自己心里那道坎儿，思想一下就变得轻松起来。

记得在第二次化疗时，我见到了进病房探访的马复荣大姐，在她的鼓励和帮助下，我走进癌症康复协会，聆听科普讲座，了解与疾病相关的各种知识，很快树立起战胜疾病的信心，改掉一切不利于健康的生活习惯，合理调整饮食结构，把粗细搭配、荤素搭配落实在一日三餐中，用心做饭，认真吃饭，坚持锻炼身体，培养良好习惯。

加入志愿者团队后，我经常参加各种志愿者活动，协助团队领导，多次组织志愿者的培训工作，坚持做病房探访工作，疫情期间进病房的次数少一些，但电话助人的工作一直坚持做。

在复查住院期间，我也力尽所能地做好爱心传递工作，帮助那些更需要帮助的姐妹们。有一次住院时得知一位病友妹妹身体虚弱，家人上班不能全天陪护，我就答应夜间做她的陪护人，白天自己输完液就去陪她，把早餐和晚餐及时送到她的床前。

我经常去西安交大二院做病房探访工作，护士们都认识我了。有一次复查住院期间，一个护士告诉我，有个患者病情较重，情绪烦躁，嫌护士服务不到位，就大声骂人，这个护士想让我过去安慰一下那位患者。我让护士先去告知她一下，等打完针后，我去到那位患者的床边，先耐心听她诉苦，然后顺势开导她几句，说着说着，她竟然呼呼大睡起来，我当时还纳闷，是不是自己讲话无趣，她不想和我聊。第二天早上，她跑到我跟前对我说："妹子，你能不能今天打完针后再陪我聊聊天，我血压太高，好几天睡不着觉，昨天和你聊一会儿，我睡得可香了。"我听后开心地笑了，没想到自己说话还有助眠的作用。

有位病友精神非常抑郁，疑心很重，她打电话找想我聊聊，我们见面聊过一次，大道理给她讲了不少，她也明白，可脑子就是转不过弯来。后来她又给我打过两次电话，每次都聊一个多小时，我都有点着急，可她总是快言快语的，有说不完的话，我很难插嘴。真心想帮她，我只有耐心听她倾诉，等她语速慢了，我再插入讲几句，直到她情绪平稳，保证不犯傻。之后过了几个月，她主动感谢我，告诉我她已走出精神低谷，让我放心，那一刻我能猜到，电话那边的她一定笑容灿烂。

西安的病友团体组织比较多，只要愿意，大家都能找到各种病友组织，感受抱团取暖的快乐。我是咸阳市兴平人，前些年咸阳和兴平没有病友社群，想参加西安病友团体的活动不太方便，抱团取暖在实际生活中有一定局限性，我就和认识的几个病友，先后创建了咸阳病友微信群和兴平病友群，倡导大家抱团取暖，组织大家一起锻炼，强身健体，定期相聚、聊天、郊游，鼓励大家互帮互助。对个别行动不便的病友，我也会量力适时做家中探访工作。我们小区有位家人不在身边的病友，住院次数多，只要我知道，只要我有空，我一定会送去关爱，或者去医院当陪护，或者帮她买菜，或者在家里为她做好饭、煮好汤，等她回来享口福。

帮助别人，快乐自己，拥抱暖阳，与爱同行，今天的我这么做了，明天的我依然会把爱心传递。

风雨过后生命更加美丽

文 佳

当你用一颗热爱的心，对待生活里那些看似无趣的小事时，就会收获一份份舒适而确定的幸福，从而觉得人间值得，未来可期。

人生是如此美丽，但美丽的人生不会一路坦途，有时会荆棘丛生，坎坷曲折。人这一辈子，谁也不会总是顺风顺水，不如意在所难免。当遇到阴霾时，也许转个弯，眼前就会云开雾散。有些伤痛放下，就是释然；有些心结想开，心才能舒坦。

生病那段日子如同噩梦，是我人生旅程中炼狱般的生活，也是我最不想回忆的。但是，想到有那么多的姐妹跟我一样，遭受着同样疾病的折磨，就不由得想伸出手去帮助她们，毕竟我是从那个沼泽中走出来的，希望我的经历和经验，能够给更多的患友姐妹以参考和借鉴。

有句玩笑话说，癌症患者三分之一是治死的，三分之一是吓死的，只有三分之一能够活下去，这也充分说明，正确的治疗、良好的心态对于患者来说是极为重要的。

谁都不想生病，但人生在世，又有几人能躲得过疾病？有人调侃说，乳腺癌是白领精英女性的标配。为什么会有这样的说法呢？仔细想想，是不是姐妹们身上都有一种争强好胜、力求完美的特质呢？其实人生哪有那么多完美？事事追求完美，做事情达不到自己的预期目标时，就会导致情绪上的不稳定，这就是造成疾病的心理因素。所以，生病之后我也在反思自己，做事不要那么较真，要学会放弃，学会找乐，懂得微笑，破除枷锁，坦然面对尘世所有。其实不苛求自己，不生气，不计较，能够原谅别人，就是放过自己。

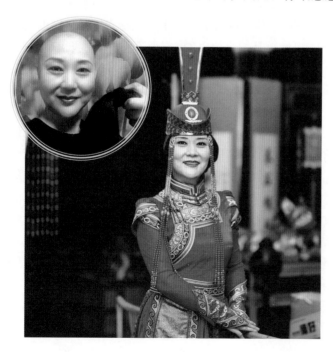

治疗乳腺癌，主要手段就是手术切除，之后是放疗、化疗，根据每个人的不同情况，也有的

先做放化疗，后做手术。无论采取哪种方式，对于患者来说，首先要做到的是，必须面对现实，树立战胜疾病的信心和勇气。在这方面，我感觉自己做得还算好。化疗会造成大量脱发，为避免由此产生的困扰，我在化疗前一天就把自己的披肩长发全部剃光，并把它编成一条大辫子留作纪念。

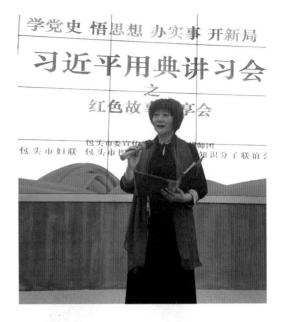

治疗期间，身心上的煎熬是无比痛苦的，此处无路可逃，必须用坚强的毅力去战胜。化疗期间，我仍然坚持锻炼身体，每天绕着广场走路，能达到 8 000 步到10 000 步。

合理调整饮食，保证充足的睡眠，以及科学的营养，对治疗是非常有帮助的。比如说白细胞减少的情况，应该多吃能够增加白细胞的食物，像茧蛹、鸽子汤、五红汤、炖牛骨汤等，这些对升白细胞都很有帮助。另外，还得注意，尽量吃少糖、少盐的食物。

除此之外，要尽可能发现自己多方面的兴趣点，转移注意力。不要总把关注点集中在自己生病的状态上，要调整好心态，即便在治疗期间，也要注重仪容仪表，把自己打扮得漂漂亮亮。画个淡妆，系一条漂亮的纱巾，或者戴一个漂亮的帽子遮挡一下光头，这些小措施，都会使心情变好。有能力的情况下，还要多参与一些有意义的活动，比如唱歌、舞蹈、朗诵等，当你沉浸在自己喜爱的活动中时，就会发现，你已经忘记了身体的不适，并且时间会过得很快。

焦虑抑郁是大多姐妹患病治疗期间会遇到的问题，这种情绪很折磨人，尤其在治疗后期表现得更为严重。记得当时，由于服用抗精神抑郁药物，我的脑袋就像灌了铅似的，每天昏昏沉沉。我感觉单纯靠药物不能从根本上治疗心理障碍，就尽量去想一些开心的事，看一些搞笑的视频，有时也听听相声小品。总之，那些能够让人开怀大笑的东西，真的可以缓解紧张情绪，使人心情慢慢变得明朗起来。

五年过去了，现在的我已经完全康复，经历过这场疾病的磨砺，我的人生态度有了很大改变，内心充满了感恩，感谢帮助过我的每一个人。我更加珍惜活着的每一天，每天做着自己喜欢的事情，唱歌、跳舞、走秀、朗诵。总之，日子过得充实而幸福。

我希望癌患姐妹们，学会经营自己的生活，学会享受生活，为美好而生，为幸福而做；把家里收拾干净，做自己喜欢的美食，养自己最爱的花；认真享受每一顿烟火，用心感悟每一个朝夕。当你用一颗热爱的心，对待生活里那些看似无趣的小事时，就会收获一份份舒适而确定的幸福，从而觉得人间值得，未来可期。

生命也有四季轮回，我已然度过了生命的寒冬。现在春光正好，处处生机勃勃，让我们以全新的姿态拥抱繁花似锦的又一个艳阳天。

与自己和解

王 丹

癌症并不可怕，因为它来自我们自身。我们要像维纳斯一样，接受自己的不完美，与自己和解。

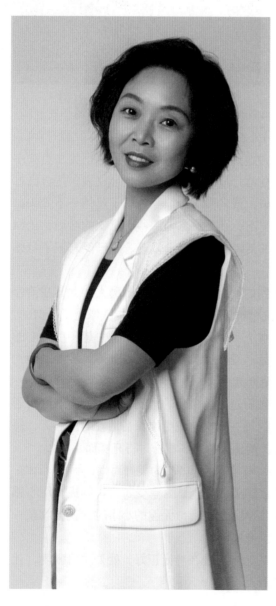

有人一想到当年生病住院就流泪；有人不敢回忆化疗的情景；还有人整天忧心忡忡，担心自己不能陪伴孩子长大；更有的人把生病的原因归结为领导、老公和婆婆等外界因素。于是，她们继续活在焦虑抑郁的情绪里，不能自拔。其实，癌症并不可怕，因为它来自我们自身。我们要像维纳斯一样，接受自己的不完美，与自己和解。

以前，从未想过自己会得这样的病。曾经有过一个同事，乳腺癌手术后来上班，午休时间经常跟我一起去练瑜伽，但不足 3 年，她就因癌症突然复发离开了。我很震惊，很难过，但转念一想，自己的性格比她开朗、乐观、活泼，再怎么倒霉，这样的事也不会发生在自己身上。那年我生了二胎，虽说大龄产妇比较辛苦，但老公心疼我，支持我辞职在家，加之有公公、婆婆帮忙，我落得个儿女双全，阖家幸福。

终于等到给女儿断奶了，抽时间去做个 B 超，天啊，这么严重吗？要去做穿刺？要准备住院？

住院两周，做了无数的检查，医生的话却少得可怜，只知道化疗的我当时的脑子是蒙的。于是在小红书上注册了账号，名字叫作"矫情的乐天派"，可能是我潜意识里认为，生病还是跟自己的矫情脱不开干系。于是，在小红书里找到了跟自己同病相怜的姐妹，了解到癌症并不可怕，现代医学发展迅速，有很多对抗乳腺癌的辅助手段和药物。我积极配合治疗，三次化疗真的很痛苦，但没有哭过一次，有说有笑地让老公帮我把头发剃光。因为我知道，再不能矫情了，这个世界是多元的，不能用自己的标准去要求别人，不要总跟自己较劲，是时候与自己和解了。如此，每一天都非常享受与自己和平相处的感觉。

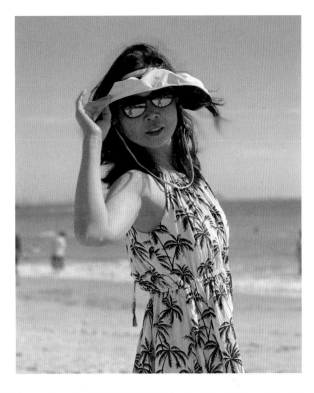

樊登读书 APP 里讲过一本书叫《正念的奇迹》，一有时间，我就反复听书。所谓"正念"，其实就是专注于自己当下所做的事情和自己的感受，比如我们在吃饭，就要尽情享受每一口食物，品味他们不同的味道带给我们不同的感觉，尽情享受食物带给我们的幸福感，充满感恩去接受它。

对待家人，我逐渐变得更加温和；对于父母与自己不同的生活习惯，我也不再纠结和生气；对于孩子的叛逆，我也不再跟他较劲，而是顺其自然。有时，我也会控制不住发脾气，但我会感知到自己在生气，顿时就能把气消下来。

正念带给我最大的改变是一件小事。癌友们对于增强 CT 一定不陌生，每次做 CT 我总是有热热麻麻的感觉，总感到恶心想吐，心里烦躁，不想再做 CT。但有两年，因为领取公益赠药，每隔两个月要做一次 CT。学习了正念之后，每当我躺在 CT 机器上，就告诉自己，我做过 CT，了解它带给我的感受，会比较恶心。当增强药剂进入身体里时，我就做均匀的深呼吸，然后对自己说，好的没错，就是这种感觉，请接受它，与它合为一体。现在想想，如果做化疗时也用正念的方法不是更好吗。

正念带给我的改变还有很多。我不再懊悔过去，也不再去奢望未来，而是尽情享受当下，因为只有当下的自己，才是最美的。

调养身体期间，我研究了最新的癌症相关的理论。了解到癌细胞人人都有，我们自身的白细胞会与他们对抗，形成一道保护屏障。由于饮食、生活环境以及自身情绪的影响，白细胞的战斗力会变弱，因此，癌细胞的攻击性就会更强，会吞噬周围的健康细胞，导致癌症的生成。但是，随着自身抵抗力的恢复，癌细胞也会消失。美国一本关于癌症的新书《每个人的战争》里提到，作者亲眼看到一个患者的肿瘤慢慢消失。于是，作者

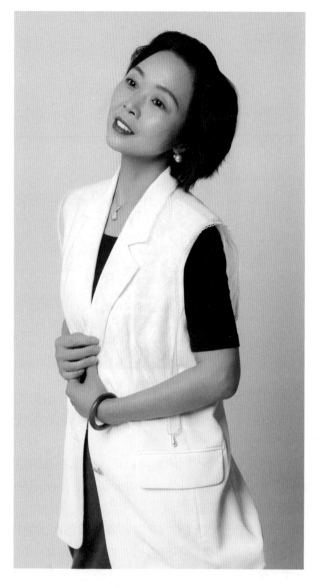

对比健康人群与癌症患者，做了大量研究，数据结果表明，健康人普遍比癌症患者在营养、运动和心态方面表现得更加突出。

饮食方面，医生通常会告诉我们，什么都要吃，营养要均衡。但人的个体差异很大，一定要根据自身情况，合理调节饮食结构。我的做法是首先不吃牛奶，包括所有乳制品。其次尽量减少糖的摄取量，因为糖会增强癌细胞的活性。我把红薯、南瓜、玉米、燕麦、豆类等作为主食。再次，尽量少吃猪肉和牛羊肉，每周两次吃富含优质高蛋白的深海鱼和鸡肉。最后，有些水果对我们的身体不利。我会吃多汁的浆果，例如蓝莓、草莓、西梅、李子等。另外，尽量多吃橄榄油，少吃大豆油、花生油。因为橄榄油中的不饱和脂肪酸，有利于杀死癌细胞。还要注意，减少食物中添加剂的摄取。总之，我在饮食习惯方面改变很多，因此相当受益。

目前，我保持了自己 18 岁时的体重，同时拥有更加完美的线条。这也得益于我日常对身体锻炼的重视。每周 3 ~ 4 次、每次持续 40 分钟左右的有氧运动，有利于自身抵抗力恢复。我经常游泳，游泳不仅令我食欲大增，还带给我更加饱满的精神状态。每当我深深地呼气，大大小小的泡泡就会咕嘟咕嘟地冒出来，仿佛世界安静得只剩下自己在水里自由自在地遨游，游泳时我专注于自己的呼吸，每次吸气都感觉到宇宙能量遍布全身。

有时，我也会暂时放下日常琐碎，来一场说走就走的旅行。曾带父母去海南享受阳光、沙滩和椰子树；和闺蜜去了新疆，走一次终生难忘的英雄之路；和老公一起自驾游，野营露宿 40 天；跟儿子体验了一把摇滚乐现场。所有的旅行都带给我无限的美好，我愿意把这份美好，分享给所有人。

生病不可怕，生病反而使我变得更加成熟、更加美丽、更加幸福！

因此，请姐妹们和我一样，与自己和解。

相信相信的力量

沐　熙

简单点，糊涂点，开心点。风雨里做个大人，阳光下做个小孩。生活每天都是限量版，要努力让自己开心。

日子在清淡中飞逝，转眼，我的人生已经开启第 45 个春秋，抗癌征程也已满了 9 年。

曾经听过一首歌，"佛说生命的第一声啼哭，就注定是来人间受苦的……"有喜有悲才是人生，有苦有甜才是生活。每个人的一生，都不可能一帆风顺，更像是一部没有彩排的剧作。时间扑面而来，我们终将释怀，健康地活着，平静地过着，开心地笑着，适当地忙着，就很好。

人的一生，喜乐参半，有很多考验，愿我们都"逢考必过"！

我很满意自己现在的样子和心态，这么多年战战兢兢地磨砺，修炼成现在淡然恬静的我。我感恩发生的所有大情小事，感恩遇到的每一个人，苦尽甘来，终见盼头。每个人都有光，我这个老实人靠着"外柔内刚，超人耐力"之光，扛了过来。

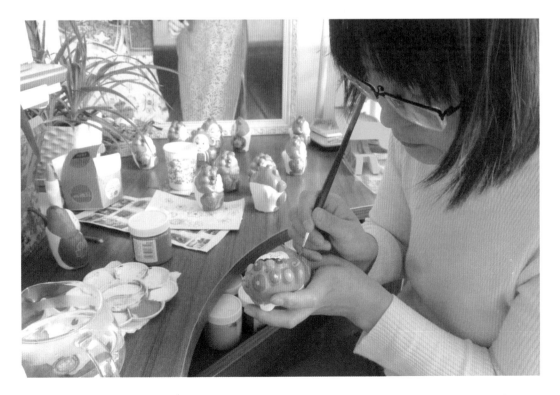

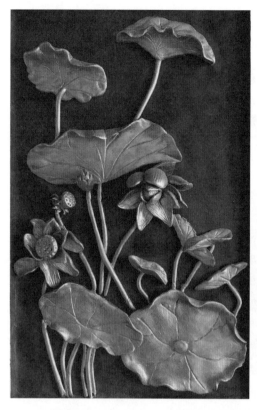

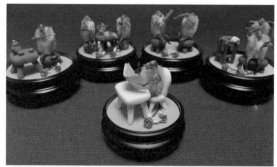

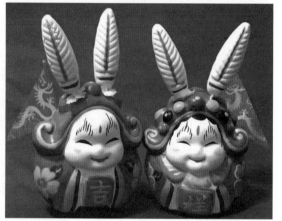

生活固然有些折腾，单调简单。大病大灾、大起大落都经历过。体验过积蓄亏空的凄苦，感受过病灾当下的无助，承受过不能承受之劳心，也感受过世态炎凉的冷漠。人生海海，山山而川，唯愿"此生尽兴，赤诚善良"。

人生的苦，需要我们不断地熬各种鸡汤，"微笑着去面对挫折，去接受幸福，去品味孤独，去战胜忧伤，去面对生活带给我们的一切！"

"有的人居无定所过着安宁的日子，有的人在豪华住宅里一辈子逃亡"——《次第花开》。活到老学到老，听樊登老师讲书成了我生活的一部分。我觉得，学习真的可以让人有更高的格局。我学会了感受爱和幸福，心情也豁达很多。

人生苦短，无须抱怨，不要浪费时间和生命。每个人的出现都是应该出现的，是我们自己的能量吸引来的同频人，用心珍惜，互助互爱，是最好的相处模式。

感受幸福是一种能力。要开心，要快乐，要幸福，需要自己转变观念，这个世上没有人必须对我们好，没有谁是欠我们的，别把自己看得太重要。那就接纳现在的自己，接纳自己做到的，接纳自己还没做到的。自己想开了万事都如意，无论甘苦，人生种种都只是经历和体验。接纳自己更要接纳别人，别人看起来更幸福快乐，不是人家真的一帆风顺，而是人家更想得开，更乐观，更会换位思考，更能体谅他人，更有感受爱的能力。感恩天地万物，感恩一切遇见，感恩每一个擦肩而过的人和事！

"请不要爱我，如果你不爱自己的话，因为你没法给我你自己没有拥有的东西"——萨提亚

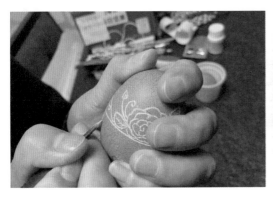
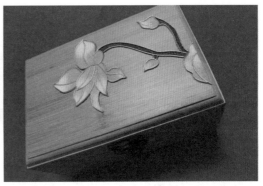

学会爱自己，是我生病之后的必修课。小时候的乖乖女，长大后的善解人意，当我把所有锋芒收敛起来时，就意味着所有的刺痛都扎向了自己，所以出内伤是必然的。自我牺牲式的付出和爱，并不完美，甚至给别人带来负担。像个重生的孩子一般，我要学会爱自己，取悦自己，听从本心，学会拒绝，学会无所谓，学会做自己。

我从小就热爱手工，无奈受很多因素的牵绊，都不得畅然发挥，自知心虽不灵，手还算巧，正所谓"上帝给你关上一扇门的同时，也会为你打开一扇窗。"机缘巧合，偶然的机会我在康复期间，接触并学习了非遗文化，获得了非遗志愿传承人的殊荣，渐渐地，由个人爱好走上了非遗传承的道路。自从接触非遗传承以来，对华夏五千年的中国文化更是向往，也更加明确了身上担负的责任以及要做的事，为自己能在传承中国传统文化中，尽一份微薄之力而感到无比骄傲。

这几年的历练，把我从一个和陌生人说话都脸红的人，变成一名手工老师，克服了很大的心理压力。我积极参与到社区工作中，用自己的技艺服务社区的居民，我的"学生"，有幼儿园的小朋友，有中小学生，还有不同年龄的居民朋友。帮助他人的同时也成长了自己，实现了自己的人生价值，我的内心充满幸福感。

"生活没有绝望，只有想不通，人生没有尽头，只有看不透。"相信相信的力量！相信是动力，是能量，只要有能量，有动力，一切都该是最好的安排。

我想，伟大的人之所以伟大，不是他的生活没有困难，不是他的身体多么强壮，更不是他的家庭条件多殷实，只是他的心里没有了自己，装满了信仰和更大的志向，大爱无我。

对于普通的我来说，学识和能力以及格局都没有机会和实力去做惊天动地的大事，但我至少可以做到不矫情，简单点，糊涂点，开心点，风雨里做个大人，阳光下做个小孩。生活每天都是限量版，要努力让自己开心。

只愿有一颗感恩的心，相信一切都是最好的安排。

生病治疗不是孤单的旅程

邬国萍

生病治疗不是孤单的旅程，抗癌路上也不是单打独斗，我要更加热爱生命，继续享受生活，让自己的生命绽放出活力和精彩！

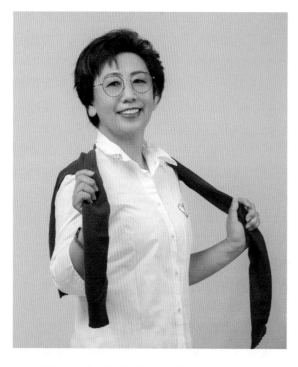

我是邬国萍，今年 65 岁，一名乳腺癌患者，抗癌路上走过 11 年。54 岁时被确诊癌症，对我来说如同一场噩梦，所幸生命自有韧性，家人亦倾尽全力救治，更有抗癌战友互相扶持，对人间烟火的牵挂，让我重新打起精神面对生活，这些年，身体恢复得不错。

健康无小事，这个道理在我付出了很大代价后才真正领悟。起初身体不适，我自以为不过是工作繁忙、生活紧张，加上进入更年期，难免头疼脑热罢了。经历了癌症洗礼，被迫接受了很多医学保健知识，回想当时，我真是后悔莫及，希望姐妹们以我为鉴，爱惜身体，不要走我的老路。

以下是几个可以避免的问题：

其一，我对更年期这一特殊时期重视不足。身体不适时，没有及时察觉并做出适当的调整，导致自己持续暴露在高强度的压力下，最终情绪和身体不堪重负。其二，心理上过分依赖药物，认为喝了药就万事大吉，忽视了药物的副作用，也对后续的身体状况疏于关注。47 岁时，我的内分泌系统出现紊乱，采用了雌性激素疗法。当时，我以为看了医生开了药自然就会药到病除。现在想来，如果当时就有这么发达的网络，我一定会上网了解一下药物的副作用，然后对比选择疗法。如果知道这类药物可能有提高乳腺癌发病率的风险，也许当时就会改用中医。总之，医生提供的治疗方案可以快速缓解症状。但，是药三分毒，一定要了解清楚药物的副作用，并明白该如何规避风险。更重要的是，要想根治，一定要改变不良的生活习惯。病友中有些已去世，她们的离开让我越发体会到生命的珍贵和脆弱。对我们这些经历过重大疾病的人而言，更要时刻保持警觉，不能因为病情好转就放松警惕，相反，我们要小心谨慎地照顾自己，时刻注意身体的变化和需要，对好不容易抢回来的生命负责。

和癌症做斗争是场持久战、消耗战，这个过程里，家人的支持非常重要。经多年治疗，我的身体状况大不如前。此外，由于中西医疗法都尝试了不少，消耗了许多精力和钱财。医生告诉我，有一种非常昂贵的药物，费用高达40万元，对我的病情有益，但效果并不稳定。

仔细考虑家里的经济条件，我决定放弃注射，但家人并不愿意放弃任何一线希望，哪怕卖房卖地，也要尽最大努力支付这笔费用，即使复发的可能性仍然存在。孩子也表示，就算借钱也要帮我承担。我深感温暖，何其幸运有这样的家人。我是幸运的，家里条件尚可，家人又齐心协力，然而又有多少家庭由于经济原因根本无法治疗，又有多少家庭不堪重负，分崩离析？于是我越发感激。自生病以来，老公一直无怨无悔，把我照顾得很好。康复期间，特别是需要家人长期陪伴照顾的时候，他们也给予我很多的支持和帮助，让我更加坚强。一家三口从刚开始的如临大敌，到相互支持、共渡难关，终于扛下了这个挑战。

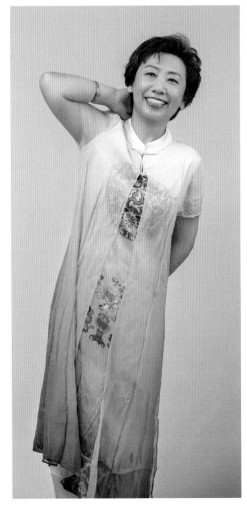

除了家人的陪伴外，良好的心态对病情的恢复也至关重要。刚确诊时，我很难接受现实，但我经常给自己打气，告诉自己，我是很幸运的，乳腺癌毕竟不是特别难治的癌症，现代医学这么发达，小小的乳腺癌还对付不了吗？

患癌之后，我喜欢上了参加公益活动，比如参加"铿锵玫瑰战友团"，参加一些公益性活动，这些不但帮我分散注意力，不用总想着癌症的可怕和自己的境遇，还能用自己的能力为他人带来帮助。我还参加了老年大学，不但学到新知识，培养了兴趣爱好，还扩大了社交圈子。虽然我的身体状况并不是很好，但我从来没有放弃过自己，相信只要我好好调养，努力锻炼自己，就能继续保持对生活的热爱和希望。

我会继续尝试并寻找适合自己的康复方式和机会，继续保持积极的心态和行动，让我的生活更加充实有意义。生病治疗不是孤单的旅程，抗癌路上也不是单打独斗，为了我自己，为了家人，还有战友，我要更加热爱生命，继续享受生活，让自己的生命绽放出活力和精彩！

做不被定义的自己

郑雪莹

做不被定义的自己，爱真实从容的自己，生命中点点滴滴的美好，我们都值得拥有。

我的抗癌故事是从2020年9月，一场手术后开始的。

记得带齐所有检查结果，面诊医生的那天是个周一，医生说良恶性的概率是五五分，尽快来住院吧。因为术前穿刺没有检查到癌细胞，当时一点没当回事，我轻松地回复他，给我一周时间交接工作，咱们下周一见。然而当我从术后醒来，看着胸前紧紧缠着的纱布，没有任何心理上的缓冲时间，就这样和癌症君相遇了。

自此，人生的种种规划被推翻。一开始，我还乐观地认为治疗结束了，生活还是"涛声依旧"。然而暂时搁置的要娃计划，公婆的担心和不理解，让家庭关系面临了严峻挑战，我的情绪崩溃了，变得自卑、敏感和焦虑，不知道未来何去何从。

个性要强的我，内心深处就是不服气，想要在各个方面证明自己还是一个正常人。于是在手术后一个月，身体还没恢复好的情况下，我就急匆匆地返回工作岗位，重新投入高强度的工作中。那个阶段的我其实是为了忙而忙，在某种意义上说，那是一种不敢正视人生课题的生活方式，是逃避，是躲避。

实际上，我是在催眠自己，相信自己有强烈的事业心和责任感。同时，相信他人对

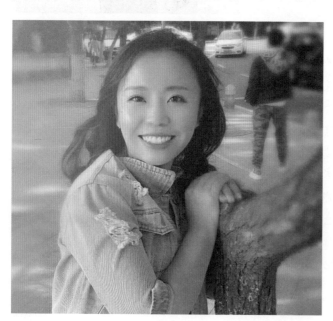

自己的期望也是如此，仿佛只有全情投入工作，才能找到自己存在的意义，把工作视为人生价值的唯一表现。每当内心的焦虑，一鞭鞭抽打我的时候，我像一条挣扎的狗，在最疲惫最劳碌的时候，仍然拉着沉重的雪橇前行，忘了怎样去爱自己。

种种因素的叠加下，手术后1年零5个月，我复发了。不幸中的幸运是发现得很及时，只是局部复发，我想这是老天给我的又一次机会，我必须做出选择。这一次，我选择不再逃避，

接纳自己的焦虑；这一次，我选择真正接受自己癌症患者的身份，重视自己的身体健康；这一次，我选择寻找生活中更多的热爱，平衡好工作和生活的关系。

人生越难，越是要及时止损，于是我收拾好心情，乘风破浪，一个人再次踏上打癌症小怪兽的道路。在涅槃重生的日子里，除了听医生的话，完成规范治疗，我求助了重庆和正暖医团队。同时，我参加了首医大陈璐博士的骨安全健康管理课题，依靠专业人士的力量，从饮食、运动和心理减压三方面入手，重新规划我的生活。

我回看化疗那段时光，痛苦的感受都忘记了，留在记忆深处的都是充实生活的满足感。慢悠悠地给自己准备营养均衡的三餐，每天换着方式进行安全有效的拉伸、力量和有氧运动训练，逛公园晒太阳促进钙吸收，练习正念减压，追剧看书，享受

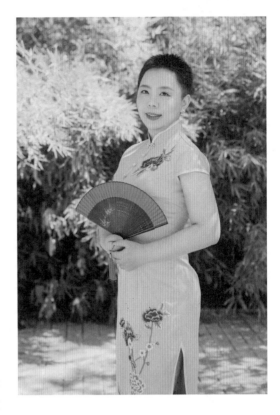

一个人悠闲的下午茶时光。我渐渐把"这种事为什么会发生在我身上"的想法替换成"这种事想教会我做什么"。不再自我怀疑，如实地尊重自己，全然接纳自己，原谅包容自己。

化疗初期阶段，我也很怕光头，还把大家推荐的吃黑芝麻、戴冰帽等方法挨个尝试了一遍，很可惜，头发还是一掉一大把。于是我转变了想法，决定观察并记录头发是怎么掉光，又是怎么长起来的，这可是太难得的体验了。巧的是，化疗结束的时候，我也由裘千尺造型变成了三毛造型，给自己剃了一个光头，然后和我的头发一起，涅槃重生啦。有了这种体验，我就不在意别人的看法了，就这样以寸头外出、工作和参加活动，还和常委姐妹们一起，拍摄了寸头的旗袍艺术写真，我变得更加自信，更加乐观，更加充满力量。

回望从确诊到目前这段时光，我经历了很多的第一次，挑战了很多的不可能，现在的我很想说作为一个女孩，我们似乎总是被别人定义，被别人定义美是什么，被别人定义什么年龄应该要做什么，被别人定义必须当妈妈……

作为一个癌症患者，我们似乎总是被自己定义，被自己定义我们不会再被人爱，被自己定义我们身体不再完美，被自己定义我们是家人的拖累……

面对世俗定义的这一堆堆标签，勇敢撕掉它，并且我想说：我们都有值得被爱的地方，要知道，这世界上只有一个你，没人能替代。生活虽然磨掉了我们的一部分勇气，带给我们很大的磨砺和考验，但我们依然是我们人生的最佳女主角。做不被定义的自己，爱真实从容的自己，生命中点点滴滴的美好，我们都值得拥有。

你当像鸟飞往你的山

小晴天

　　最好的人生，往往不是有多少高光时刻，而是努力让自己开心，让爱你的人安心，将平凡甚至坎坷的日子过得温暖。

　　曾无数次幻想过未来生活的样子，憧憬过努力奋斗后可以提前退休，携三两好友举杯邀月环游世界。

　　承蒙幸运之神眷顾，一场疾病给我忙碌的工作和生活按下随机重启键。用坎坷和艰难验证了我曾经选择的伴侣，在人生的至暗时刻的真诚担当和勇敢。在家人的强烈要求和支持下，在双18到来之前，Chris摇身变成克瑞斯停，我提前退休了。

　　还记得，在手机上退出整整2屏半工作群组时的失落；整理行李时把高跟鞋和裙子（正装）扔了又捡回来，捡回来再要扔出去的无奈和不舍，终于不再给资本主义搬砖了，作为一个曾经渴望进步的共产党员，把搬砖的对象从美帝资本家换成自己的小家，依然百感交集。

　　在疫情缓下来的时候，我去大西北看草原上粗犷浓郁的夏天；去额济纳的胡杨林看

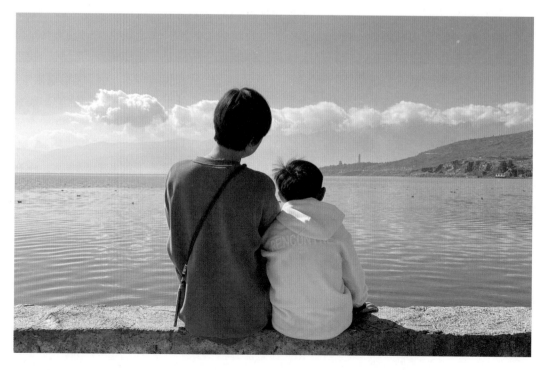

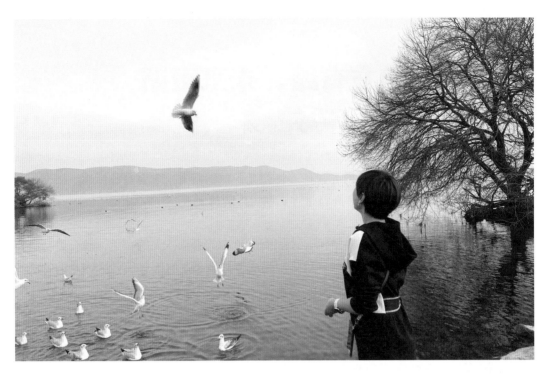

金黄的宁静的秋天；去喀纳斯看滴水成冰零下 20 摄氏度的日出和红杉雪松阳光湖面组合的童话世界的冬天……用一年走遍了为自己 list 的 5 年的旅行清单。

或者，你会说这就是理想的生活……但其实，它只能作为突如其来的新生活里的出走和逃避，是不敢也不能停下来的身心治愈的插曲。是的，尽管突如其来，生活还是要继续。没有砖搬不可怕，生病也不可怕，从此要你彻底放下曾向往的砖，你还是会时常感到惶恐和不安。

"如果你把全部的注意力放在一件事上，那件事就会变成天大的事"，就像我曾经和正在经历的，如果你恰好也是，一起学着调转视线吧，比如可以早上八点去公园看大爷、大妈优雅的晨练，抑或去热闹拥挤的早市感受烟火气；可以在上午十点半的街道上穿梭骑行，也可以在工作日下午两点去健身房，享受空旷的泳池；甚至人间百态，历史变迁，宇宙广袤……看世界，看众生，不断地发现自己的世面和向往的砖，是原谅是面对是热爱是勇敢。

最好的人生，往往不是有多少高光时刻，而是努力让自己开心，让爱你的人安心，将平凡甚至坎坷的日子过得温暖。往后余生，愿你依然拥有坚韧的力量，飞往你的山。

感谢让我无后顾之忧的先生，给我自由和时间；感谢自己在生命的前三十几年，虽然偶尔偷懒，但认真学习努力工作不间断；感谢晴天的战争的小伙伴，在人生至暗时刻给予我的鼓励和陪伴；忐忑地走过第一个两年，慢慢放下惶恐和不安，跟晴天的战争说再见，开始克瑞斯停的碎碎念。

前方有路，未来可期

肖 妍

每个人都会有一段灰暗的时光，请心怀微光，默默蓄力，学会自我拯救，要坚信，那些你咬牙熬过去的辛酸岁月，终将带你走向更广阔的明天。

人这一生，终究要经历一些事情，才能明白生活的真谛。人这一生，总会经历一些挫折，经历人生低谷，能将你从低谷里拖出来的，从来不是时间，而是你内心的觉醒和发自内心的自我拯救，以及周围力量的鼓舞。一切都可以重来，前方有路，未来可期。

2020年2月，疫情开始暴发。还在哺乳期的我，发现右乳出现了硬块，然而这个硬块却不疼。那时候，孩子刚一岁多一点，我跟往常一样以为是奶路不通造成的。带着点

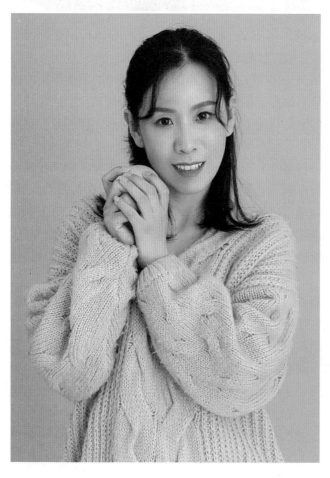

疑惑，做好了外出防护，我就去医院做了B超，检查结果为良性，家人松了口气。但是我觉得不放心。在接下来的4个月时间里，我辗转于3个三甲医院请医生检查，做了好几次彩超，始终没有检查出来有什么问题。于是我一边贴活血化瘀的药膏，一边做了多次疏通，依旧没有效果。

直到6月，右乳开始疼痛，但是我还是不敢去乱想，还幻想着某天硬块能够消失。6月底的一天，有次挤奶，竟然喷出了暗红色的血水，并没有感到疼痛。这次我是真的慌了，于是赶紧去医院检查，做了核磁、钼靶，依旧没有查出什么问题，直到做了穿刺才确诊是癌症。当时我觉得天都塌了，瞬间泪奔。孩子还在哺乳期，正是需要妈妈的时候，我不敢再想下去。

术后，我身体出现了严重的不适感，很长时间没有食欲，腹泻、腰痛，腰痛到每天晚上只能坐着睡觉。每个睡不着的夜里，伴随着身体的不适感，心情灰暗到了极点。细数身上的毛病，（右肾积水、心脏期前收缩等），恨老天为什么要这么对我，每天都不想见人，动不动就想哭，于是我抑郁了。

一个偶然的机会，我参加了团体活动，认识了杜庆洁以及一群可爱的姐妹。直到现在我还记得杜姐的发言："保持好心态，多笑笑，你的笑容价值百万。"我备受鼓舞。

后来，我开始听书、看书，我先后看了《每个人的战争》《身体知道答案》《免疫力》等相关书籍。我开始顿悟，以前对待自己的态度和方式是饮食不规律、营养不均衡、熬夜、睡眠时间严重不足等，让身体跟着受委屈了。而现在知道这些并不晚。我跟过去的自己道歉，然后告诉自己，一定要学会爱自己，爱自己的身体，爱自己的一切。

行动起来！一切改变都不晚，只有改变不良的生活方式，照顾好自己的起居饮食，才能增强自身免疫力；只有自己坚强地站起来，保持良好的好心态，才能调动身体的每一个细胞与疾病对抗。

饮食上，力所能及的时候，动手做喜欢的美食，满足自己的味蕾，愉悦自己。

生活上，我开始注重睡眠，充足的睡眠让我精神饱满，心情舒畅。

空闲时间，给花浇水，每天都看着花一点点长大、开花，心情也是美美的。

每天遛遛娃，看着娃一点点长大，牙牙学语，用稚嫩的声音给自己唱歌，无时无刻不温暖着我的心窝。

社交上，我也开始与姐妹们抱团取暖，相互倾诉，收获了很多温暖的小伙伴。

就这样，我身体的不适感一点点消失了。感恩！

休养了一段时间后，我回到了工作岗位上。毕竟娃还小，我还需要为了他而奋斗。返岗后，我也遇到了异样的目光，心里也难受过。但我告诉自己，做好自己，其余的一切与自己无关，于是就释然了。工作上我不再追求完美，不再加班到深夜，而是学会了首先要照顾自己的身体，然后做力所能及的事情，一切都慢慢地好起来。

回望过去的泥潭，我还是心有余悸。庆幸的是，我遇到了一群志同道合的姐妹们，在康复的路上，我们相互搀扶，相互倾诉，相互鼓舞，一起坚强而又勇敢地向前走。感恩姐妹们！

最后想说的是，在人生中，每个人都会有一段灰暗的时光，度日如年，备受煎熬。但是，不要怕！请心怀微光，默默蓄力，学会自我拯救，学会抱团取暖，困难都会被克服。

要坚信，那些你咬牙熬过去的辛酸岁月，终将带你走向更广阔的明天。

愿我们都要学会自我拯救，抱团取暖。一切都可以重来，前方有路，未来可期！

千淘万漉虽辛苦，千锤百炼始成金

毕承红

你若光明，世界不会黑暗；你若心怀希望，世界就不会彻底绝望；你若从不屈服，这世界又能把你怎样？

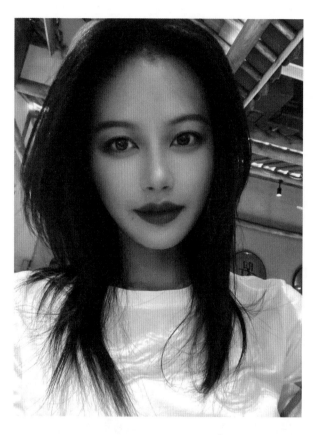

我，就是那个"90后"，开朗漂亮的上海姑娘，在花一样的年纪，却被确诊乳腺癌。可那又怎样，我从不屈服，依然在绽放，我相信未来，我会为现在的自己感到骄傲！

2022年一月末，新年即将到来，在抱怨疫情带来的种种困难时，却迎来了新的挑战，我也罹患乳腺癌，并做了手术。

两年前，母亲被确诊为乳腺癌中晚期，已无法手术，采取了保守治疗的方法。当时，我陪母亲跑了无数次医院，埋怨过，也心疼过，疲惫不堪的身心，也给自己带来了负能量。两年里，母亲的病情一直波折，告一段落后，母亲的情绪、身体状态都比较稳定了，我总算松口气了，抽空给自己做了体检，几天后，体检结果出来了，乳腺结节随访。因为母亲的病史，我更加谨慎，立即预约上海肿瘤医院复诊，最后的结果，确诊为右乳浸润性乳腺癌。

一时间的情绪，除了难过、害怕、无助，没有其他，我不敢相信这个事实，也抱怨过老天不公。客观存在的感受，当时是无法控制的，但好在我很坚强，也很独立，来不及释放过多的伤心，赶紧收拾好所有的情绪，准备打败肿瘤君。在经历了手术、化疗这些治疗后，回头再想想，其实也没什么。

化疗期间，刚好是上海封控的时候，自己照顾自己，最难的时候站都站不起来。化疗期间最怕白细胞降低，要给身体补充足够的营养，所以，我会扶着灶台给自己做饭吃。疫情封控期间是我最难的时候，可世间并不缺乏温暖，身边有很多帮助过我的人，邻居、朋友都给我送吃的，帮我搬物资。以前，我是个性子急，容易暴躁的人，生病以后，也能让自己性子慢下来，也在努力不断学习，老天爷给我关上一扇窗，也为我打开了另一扇窗。以前，自身有很多缺点我没有意识到，生病中多加反思，觉得应该改改了，要让自己更优秀，更爱自己！

大量脱发，对于爱美的我来说，无疑是一种身体和心灵的重大打击，因为疫情封控管理，不能去美发店理发，只好自己对着镜子剃光了头发。那一次，我嚎啕大哭了，所有的委屈难过在那一刻得到了释放。随着时间的推移，我终于完成了第四次，也是最后一次化疗。两周后刚好上海解封了，我心里有些小确幸，有全上海人民陪我居家，也挺荣幸！所有的不好都过去了！一切都将有新的、美好的开始。

话说再坚强的人，也会有脆弱的时候。我本坚强，可有时候也在想，为什么自己的命运这么坎坷，没有家庭的温暖，也没有好好谈个恋爱成个家，没有最起码的依靠，或者说人生没有最起码的完整。每当一个人去医院的时候，看到有家属陪同的病友，我也是很羡慕。一个人经历了这么多磨难，老天爷会不会也不忍心让我继续历劫了？

疫情大暴发时，夺走了爷爷的生命。当时，因为自己也中招阳性，身体非常虚弱，没能送爷爷最后一程，心里很不是滋味。这几年，我真是经历了太多，从母亲确诊癌症再到自己也患癌症，再到亲人的离世……正如唐代诗人刘禹锡在他的那首长诗《浪淘沙》里的描述"千淘万漉虽辛苦，吹尽狂沙始到金。"

风雨过后是彩虹，我要活好当下，做个精致快乐的女人！等到80岁的时候，我或许可以骄傲地跟身边人说："我老太婆什么都不怕，怪兽都被我打败了。"

时间过得很快。今年，术后一年大复查已顺利通过。我相信今后每一年的大复查，我都会顺顺利利。我还有很多事情没有做，还有很多地方没去过。我做好了计划每年要去三个地方，化疗结束至今，已经跑了三个地方，体力还不错。自己还年轻，也喜欢折腾，一定要让今后的生活更加精彩。

我相信，幸运之神会慢慢向自己靠近，要做的就是好好爱自己，好好生活。如今的我很会照顾自己，每天都会吃很多美食，也会经常做运动。人人皆知，生命在于运动；人活着就是为了一张嘴，这两个人生定义我做得很到位。

2023年，疫情结束了。阳光还是那么温暖，公园里的花开得还是那么灿烂，路上的行人还在忙忙碌碌，而我还是那么的健康美丽。

生命至上不离不弃

小冰晶

生命至上，在生命面前，所有事情都是小事。

"医生，我是不是马上就要死了？"这是我手拿着检查报告，坐在病床上，哭着问医生的一句话。医生安慰我说："不会的，乳腺癌是可以治好的。"

最早发现的时候，是晚上睡觉脱衣服时不小心碰到了左侧乳房，发现上面有一个挺大的硬疙瘩，当时也没有往生病这方面想。那时我正处于哺乳期奶水不好，长辈们说可能是奶水不通，堵成奶块了。隔了几天，正好弟媳来我家，她是妇产科医生，懂得比我们多，她也说估计是堵的奶块，于是我也没放在心上。大约两周后，正赶上单位体检，体检报告上没有显示任何异常。于是我把心放在肚子里了，认定这就是堵住的奶块。

日子一天天过去，慢慢发现奶块好像有点长大，两个月后我还是不放心，又去医院做了 B 超，医生跟我说："看样子是不好，需要马上联系大夫进行穿刺，有问题的话得赶紧做手术。"听到"穿刺、手术"这样的词，吓得我哇哇大哭。等我哭够了，缓过神来想，自己这么年轻，不就是长了个疙瘩，至于这么严重吗？是不是这里的检查设备不行？第二天，我又换了另一家医院，这次把所有能查的项目都检查了个遍，结果跟第一家医院差不多，医生也是说需要尽快手术。自始至终，医生也没告诉我具体是什么病。

我这个人还是比较乐观的，从来没有往癌症那方面想。现在回想起来，医生也许是怕吓着我，没跟我细说，只是跟我丈夫说了很久。晚上回家后，丈夫跟我说，想带我去北京做手术治疗，说北京的医疗水平高，咱们都放心。于是我们连夜去了北京。也许是

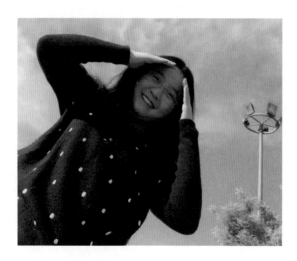

丈夫事事都替我想好了，去哪个医院，找哪个大夫，提前挂号，安排住店，都安排得妥妥当当。正是丈夫的细心，节约了不少时间。

经过五天的检查，大部分报告出来后，我终于住进了北京的医院，那正是新冠疫情严重的时候，不让家属陪床。住院当天，穿刺报告出来，我被确诊为乳腺癌。从发现乳房上有个疙瘩到住院，整整三个月的时间里，我第一次真正感到了害怕。在我的认知里，得了癌症很

快就会死了。我才 31 岁，美好生活还没开始就要结束了吗？孩子才一岁半，那么小，要没了妈妈该多可怜。这就有了开头我哭着问医生的那句话。医生的安慰让我慢慢平静下来。我一定要好好活着，为了自己，为了孩子，为了父母，还有我的丈夫。

手术前，面对全切和重建的问题，我和家人商量了很久，首先想到保命要紧，乳房切就切了吧。可医生建议说："你还年轻，做重建是为了提高生活质量，可是重建的话，可能要面临排斥反应。"最终我选择全切。也许是我后知后觉，也许是我无所谓，当时就想着只要能活命就行，重建不重建无所谓。当晚发微信给丈夫问他："我全切了后，你不会嫌弃我吧，会不会跟我离婚？"丈夫的回答："生命至上，必须好好治疗，我会不离不弃。你好好休息，别胡思乱想。"女人本就爱胡思乱想，遇到这样的病，更会乱想。不过，我相信丈夫是个说到做到的人。手术之后，我没有因为缺失乳房而哭泣，在生命面前，乳房是那么微小，而且有义乳。相比断手断脚，没有乳房也不是什么大事。

"顺利健康，往后余生不能没有你，你是我生命里不可缺失的，一定要好起来""春水初生，春林初盛，春风十里，不如你。愿有岁月可回首，且以深情共白头。"这是我做手术时，丈夫发的朋友圈，一个从来不发朋友圈的人，接连发了两条。我懂他，理解他，他肯定比我还难受。等我手术好了，一定好好陪伴在家人的身边。

术后，我很快出院回家。为了让我静养，晚上都是丈夫带孩子睡。白天，母亲、婆婆两个妈妈看孩子，做饭做家务。平淡安心的日子是那么短暂，原以为，做完手术好好调养身体就行。可去看大病理结果时，才知道自己是多么不幸，又是多么的幸运。幸运的是我的分型是三阳，有很多的治疗手段，化疗、放疗、靶向都可以用，有治疗手段总比没有手段的强。不幸的是，这种分型虽然治疗手段多，花费却很大，而我工资收入才两千出头，家里没什么积蓄。丈夫很坚定地说，就是卖房子，也要坚持给我看病。

手术不是结束，仅仅是开始。我开启了独自去北京的看病之旅，因为疫情，不让陪护，只能独自一人跑北京。一年多的时间里一直坚持化疗、放疗。待放化疗结束后，回老家继续靶向治疗。之后口服靶向药一年整。而内分泌药和肚皮针治疗至少要坚持十年。

治疗过程的艰辛只有自己知道，所有病患姐妹都是这样挺过来的。治疗结束后，心态很好，不会患得患失，可治疗的过程实在太难熬。记得第一次化疗结束后，头发大把大把地掉，反正迟早是光头，我果断地把头发全部剃光。不得不说，我的心真是很大，面对光光的头，居然不难过。因为我知道，光头只是暂时的，头发迟早会长出来。只要能治好病，比什么都重要。

化疗对身体影响很大，我睡眠非常不好，睡不着就胡思乱想。想怎么会得了这么严重的病，为什么偏偏是我，如果治不好怎么办，好好的人生就毁了，害怕复发，害怕转移。丈夫知道我害怕，常安慰我说，乳腺癌是所有癌症中最友好的，不会危及生命，这只是一种慢性病，就像糖尿病、高血压一样。相比新冠疫情、意外车祸，还有突发猝死什么的，咱们算很幸运了。时间就是最好的良药，慢慢地我也放开了，现在过着跟正常人一样的生活。

风雨过后有彩虹，经历了这么大的磨难，愿一家人永远不离不弃！愿今后的生活更加开心快乐！

我生命中的奇迹

幸福树

　　生活充满了变数和不确定性，但只要我们勇敢地面对，并相信自己，就能在意想不到的时刻，迎接美好的惊喜。

　　回首过往，感恩病后十年，主所赐予的一切。2011年，我胸部乳腺出现血性溢液。2012年年底，确诊为乳腺癌。随后，在2013年年初，我接受了双侧乳房切除手术治疗，并同时进行双侧乳房重建。经历了那些最艰难黑暗的日子，我的工作、生活慢慢地步入正轨，把自己调整到最佳状态。

　　生病之前，我对自己关注较少，一直忙于工作，18岁来到北京，至今已在北京生活了25年。2010年，我的第一段婚姻没能抵得住七年之痒的考验，和前任离婚了。那时我30岁，独自一人，在北京一无所有。所以在刚离婚的那段时间，抑郁加失眠导致身体免疫力急速下降，后来便得了这个病。患病时，我跟现任丈夫刚认识半年多，还没结婚，但他一直特别用心照顾我。手术住院16天，他每天下班给我换着样地做各种好吃的送到医院。回想当年，化疗后浑身疼痛，他每天给我做按摩，可我有时还会发泄坏情绪给他，

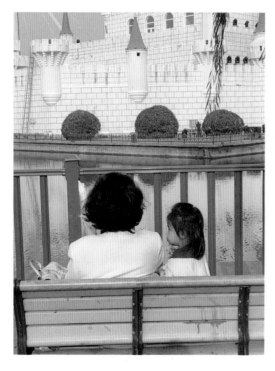
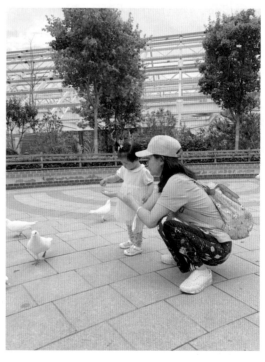

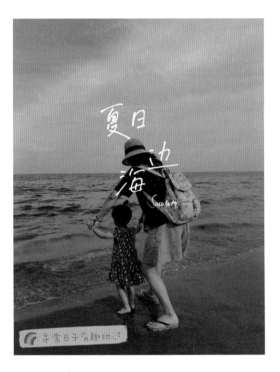

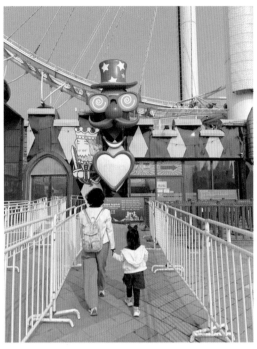

人生中最艰难的日子是他陪我走过的，一起经历风雨，终见彩虹。

这场病，让我对待生活的态度有所改变，工作上也尽量不跟自己较劲，学会慢下来。随着年龄的增长和经历，现在更是逐渐认识到，工作和生活的平衡的重要性。

手术后，我接受了四次化疗，持续药物治疗五年，停药半年后，我意外怀孕了。当时，我和丈夫是既兴奋又担心，担心孩子出生后会影响到我的病情。但我俩想，我们一定会有一个健康可爱的宝宝。现在，孩子三岁半了，特别可爱。说到这里，感觉自己真的好幸运，一场病让我收获了爱情、亲情和友情。也真心地感谢世纪坛医院的李艳萍主任！她不仅医治了我的病，还让我感觉自己是最幸运、最幸福的人！

现在，我们一家三口的生活充满了温馨和快乐，每天都充满了对孩子的关爱与呵护。回想起当初的病痛和手术，我深知，生活中的每一次经历都是一次考验和历练。虽然我曾一度对生育感到担忧，但我现在明白，有时候生活会给我们一些出乎意料的惊喜，我们需要学会珍惜和感恩。

尽管之前，我对于在公益方面公开展示和宣传自己有些犹豫，但我也意识到，分享自己的经历和故事，可以给想要做妈妈的其他姐妹带来正能量，这是一件很值得做的事。

生活充满了变数和不确定性，但只要我们勇敢地面对，并相信自己，就能在意想不到的时刻，迎接美好的惊喜。我深信这个孩子的出生，是上天赐予我的一份珍贵的礼物，也是我生命中的一次奇迹。

坦然面对癌症

鲁大海

把现在的每一天，当作生命的最后一天去过，做想做的事，见想见的人，去想去的地方，吃想吃的美食，开心地过好每一天，人生才不会有遗憾……

2022 年 10 月的最后一天，我去医院做了胸部彩超，医生说不太好，需要进一步检查，就接着做了钼靶。医生说，需要进一步穿刺才能确诊，我便去了世纪坛医院做穿刺，穿刺结果显示乳腺中外象限恶性肿瘤。

说起乳腺癌，相信很多女性朋友都会觉得十分害怕。因为，乳腺癌是一种对女性健康危害非常大的疾病，甚至会造成死亡。当时我没有太惊讶，因为不太了解就问了医生，可以治愈吗？还咨询了治疗方案等。随即，我又去了北京朝阳医院和北京肿瘤医院咨询其他医生，了解一下医生给出的治疗方案有没有不同。

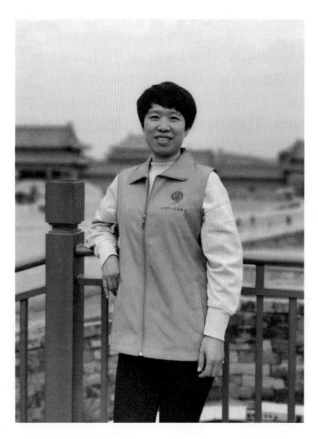

医生们给的建议无非就是先手术还是先化疗，不过有一点是统一的，那就是确诊了要抓紧时间治疗，不要拖延。随之而来的是疫情管理的放开，医护人员相继病倒，医院不接收住院患者。我在三个医院办理了住院预约，哪家医院先通知，我就去哪家医院，随后就是二十多天的等待。在这期间，我查阅很多关于乳腺癌方面的资料，每天心情倒还好，没有消沉，我的心态一直就很阳光，生病了就积极配合治疗。

2022 年 12 月 22 日，我住进北京世纪坛医院，进行第一次化疗，做了才知道这是怎样的过程。因为疫情的原因，化疗患者都是每人单独一间病房。四天后我出院了，人有点虚弱，呕吐和掉发问题还没有，难受两三天就过去了。

因为我生病了，10岁的女儿成长了很多，不再需要我催她写作业、睡觉、洗澡……吃完饭还会主动刷碗，做些家务。老公负责做我爱吃的饭菜。身边的朋友也经常聚会。我的状态和生病前没太多变化，每天都很开心。我很喜欢做志愿者，只要有时间，就会参加各种活动。生病后，在身体状况允许的情况下，像以往一样去做些自己能力范围内的活动，让每一天都很充实。

最近这次住院，进了6个床位的大病房，邻床是个来自天津蓟县的病友，通过聊天，知道她状态不好，一周的时间里，她每天以泪洗面，吃不好睡不好。有空我就跟她聊天劝导她。她的心结不少，以为这个病不好治疗，害怕手术风险，家里上有老下有等好多问题。我让她正视乳腺癌，积极配合医生，这个病不是无药可治，并且以身说法，告诉她怎样应对化疗出现的不适反应。

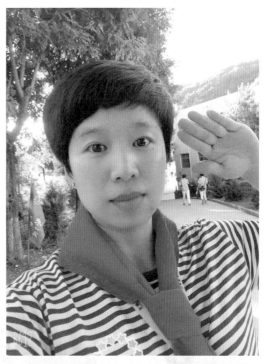

她是先做手术后化疗，没住院前听说化疗多难受，好多人受不了，我让她看看我们正在化疗中的病友状态，跟听说的完全不同。她一下子就有了信心，当天晚上睡得很香，第二天的状态就很好，对治疗也有了足够的信心，不再害怕做手术。同样都是病友，看你遇到的是正能量还是负能量，这个真的很重要，我能做到坦然面对疾病，我也希望帮助更多的患者，用我积极而阳光的心态去感染她们。

我认为，癌症是人生道路上的一个重大障碍，我设法克服了它，并保持相对完整地走下去。

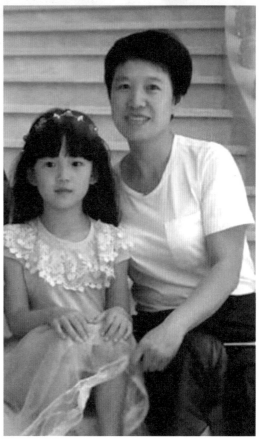

乳腺癌让我重生

晨　宇

生死有命，富贵在天，生死不是我们可以掌控的，活在当下，就是对生命最大的回馈！

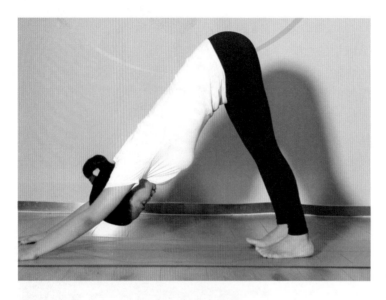

忐忑不安的心，随着第五年复查结果逐渐平息，其实每次复查，心中都会默默祷告，担惊受怕。五年间，当听到病友出现转移复发时，我也都会担惊受怕，甚至失眠。

那一段以泪洗面的日子，只有经历过的人才能理解，我曾经憎恨上天，未曾许我荣华富贵、美丽智慧，连最后的健康都要剥夺我的。但是面对亲人的关心，面对4岁的孩子，我选择了默默忍受。化疗期间恶心呕吐，浑身无力，手脚发麻……在我人生最阴暗的时候，我甚至想过从楼上跳下，把所有的痛苦淹没在眼泪中。但是当4岁的儿子问我："妈妈，你生了什么病？怎么老去医院？""以后我长大了，要当一名医生，把妈妈的病给看好。"听了这些，我暗自发誓，我一定要好好活着，为了孩子，为了爱我的人。

五年前，我32岁。当我发现左侧乳房有肿块时，起初并没有在意，以为女人十有八九都会有乳腺增生，对生活应该没有什么影响。后来，随着肿块突然增大，心里有些不淡定了，但不敢去医院检查，因为害怕看到不好的确诊单。直到后来，无意间在左侧腋下摸到了圆圆的小疙瘩，心里咯噔了一下，赶紧去医院。

医生触诊检查后说，很大可能是不好的东西，开了钼靶单，当看到钼靶单子那一刻，我的心极度平静。接诊我的医生很严厉地问我："都这么大个了，为什么不早点来医院看呢。"看得出，他也替我着急，替我惋惜……就这样，从检查到手术用了8天时间，做的是左侧乳腺全切术。

病理结果显示，是浸润性乳腺癌ⅡB期，腋下淋巴结转移3个。术后，开始了我的漫漫抗癌路，做了 8 次化疗，25 次放疗，1 年的靶向治疗，其他还有内分泌治疗＋戈舍瑞林试剂（俗称"肚皮针"）。

跟手术后的疼痛比起来，陪伴更能击溃一个人的内心防线，会觉得这遥遥无期，看不到希望的终结在哪。所以，那些天心情莫名的烦躁，忍不住地落泪，甚至对家人大发脾气。人这一辈子，或许能随意伤害的真的就是最亲的人了。

让人欣慰的是，这一切都是我多虑了。是他们一直在默默地陪伴着我、鼓励着我，他们很能理解我当时的心情，我不想见人，也怕他们见到我最不堪的样子，怕他们眼中流露出来的那份怜悯。但他们给我的鼓励和陪伴，未曾中断过。

很多病友说，我比较积极乐观，其实低落情绪还是有的，有治疗的痛苦，有对疾病的恐惧，只是我努力把最乐观的一面表现了出来。第一次化疗时，同屋一位姐姐自己一个人来住院，没有见到家人，甚至我一度认为她是家属。姐姐有一颗无比乐观的心，像她说的，越紧张越不好，还不如安安心心听医生的安排，该来的迟早会来。或许人生该有几分这样的豁达，我的人生注定要过得更加与众不同一些，每个生命都有属于自己盛放的姿态。

乳腺癌让我重生，借助外力和改变认知，我尝试练习瑜伽，练习冥想，开始跑步（长这么大，以前体育课从来没有及格过，跑 50 米都气喘吁吁）。

一晃五年过去了，以前觉得很痛苦很煎熬的日子，现在想想好像都不是什么大不了的事了。跟朋友聊天说起，我也是个癌症患者，他们都无法相信。因为他们看到的，都是我脸上的阳光跟笑容。而我，仿佛经历了九死一生后，对待事情有丝丝释然。

生死有命，富贵在天，生死不是我们可以掌控的。电影《哪吒》有个镜头我印象特别深刻，哪吒在接受"天劫咒"时说"我命由我不由天"，英气逼人的话语，让所有在场的观众热血沸腾。活在当下，就是对生命最大的回馈！

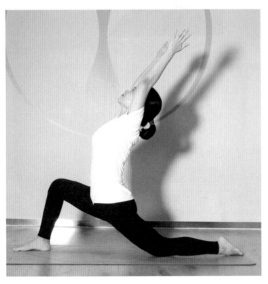
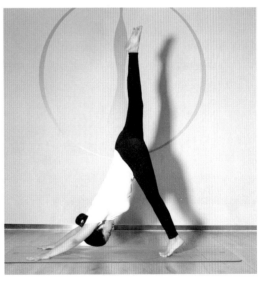

攻克癌症不是个人的单打独斗

惠 子

　　未来的日子很长，脚下的路很难，无论历经多少变数和磨难，希望多年后的自己，仍然能做个坚韧的女子，常怀一颗感恩之心，笑看世间百态，细品人间沧桑。

　　癌症，一个号称"人类第一杀手"的恶魔，来临时却悄然无息。经常听人说起，身边的家人和朋友身患癌症的事情，癌症可能离我们很远，也可能离我们很近。轮到自己了，生命就像坐了一趟过山车。

　　在最近一次大复查中，我的各项检查顺利通关。面对癌症，我一直觉得自己是个"幸运"的人。我想把自己的经历分享给姐妹们，希望可以给你们带来一些力量。在未来的日子里你并不孤单，你有我们！

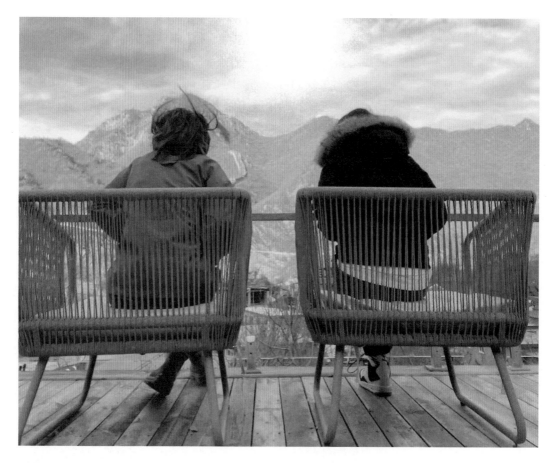

2021 年是我人生中最灰暗的一段时光。这一年我被确诊为乳腺癌，这就意味着，从确诊这一刻开始，癌症将成为陪伴我终生的一位"对手"。

在确诊后的两天，自己也经历过否定、沮丧，以及在自我调节后接受现实，接受从一位"社会人"，向一位患者身份的角色转变，只有身在其中，才感受到那两天灰暗的时光。带着问号，我的抗癌日子就开始了。幸运的是，我的癌细胞格外"听话"，当时经历了手术、放疗，现在还在长达五年的内分泌治疗期，与我身边一波一波"更新"的病友相比，我非常幸运。

胸部有一个凸起的肿块，是我在洗澡时无意中发现的。当时以为是文胸太紧，赶紧和老公说

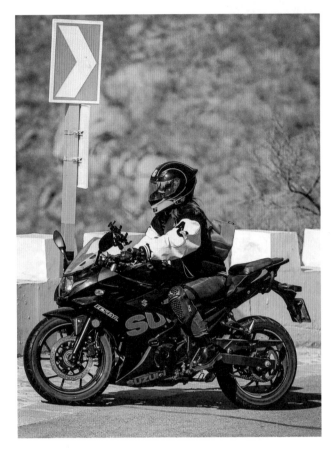

了这个不经意，老公也是和我同样的想法。第二天我越想越觉得不对劲，就把这个事情告诉了婆婆。我婆婆这个人对生病有着特别执念的想法，只要大夫说了没问题才算踏实，秉着"有问题就找医生"的观念，让我赶紧挂号。跟婆婆在一起生活了十多年，经历了很多，彼此非常了解，我们从最早的婆媳关系到后来更像是"母女关系"。我们一致的想法就是将心比心，是一种你真心对我好，我一定也会对你好的相处模式。

从开始挂号到具体检查，每一次去医院，每一项检查都有婆婆的陪伴。虽然她不懂这个病情，但只要她在，我心里便有一颗定心丸。每次去医院，婆婆跟上班打卡似的，绝不迟到早退。因为疫情原因，门诊只让一名患者和一名家属进入，老公每次都陪我进去看大夫，认真学习倾听，婆婆明知进不去，也要在门口等着我们出来。她说在家等着也不踏实，至少你们出来我能马上知道你的情况。看着他母子俩忙碌的背影，跑前跑后地帮我预约检查项目，我却跟大爷似的，进去出来就可以了。

放疗期间，婆婆每天给我洗衣做饭、洗水果，变着花样给我做好吃的，那时的我，是一名"丧失"劳动能力的人。

平时我工作比较忙碌，做不到随时请假去开药，每次都是婆婆主动去医院帮我开药。后续治疗期间，每次打针和复查，也都是婆婆陪我去。可能我和婆婆都是女人，相对好

相处，我公公作为男人，由于角色不便，很少直接关心我，但他对我的爱不亚于婆婆。他是个头脑非常冷静的人，每次我们从医院回来，都会第一时间询问细节，也能在关键时候做出决定。我很爱吃公公做的"病号面"，其实就是普通的面条，但在他手上做出来的味道就是不同，那是他的招牌饭。公公婆婆对我的爱真的是太多了，如果还有下辈子，我还要做他们的儿媳妇。

我的老公是个被爱包围着的男人，他有爸妈的爱，有爷爷奶奶的爱。在爱的环境中长大的他，也拥有一颗真诚的爱心，他用自己的行动关爱着我。我们的恋爱婚姻并没有大风大浪，跌宕起伏，十多年平平淡淡地生活着。在我们结婚誓词里"无论生老病死都要不离不弃"，他真的做到了，不是嘴上说说而已。现在，我觉得他比原来更加爱我。每一次检查和复查，他都会询问大夫结果，并记住大夫的医嘱。每一次换药，或去医院放疗都会陪着我。在我术后帮我洗脚、擦身体，相当仔细耐心，作为女人的我都自愧不如。老公还给我讲一些道理，当遇到磨难时要勇敢坚强，拥有一颗感恩的心，对生活永远充满希望和热情。

也许老公在生活中很平凡，甚至渺小，不过对我而言，他是这个世上最伟大的人，是我最温暖的港湾、最坚实的依靠。他是我生活中的导演、编辑、制片人。感谢老公，一直陪伴我，鼓励我，很幸运我们能成为一家人。有一个小彩蛋就是分享关于老公的一点一滴，我总共写了521个字。

总是想再玩几年，我们并不是到了年龄就应该结婚生子。长时间的内分泌治疗，可能会有生育风险，老公每一次都会给我信心，不是生不了，只是早晚的问题，婆婆公公也没有"嫌弃"我，催促我。不管生与不生，我的身体健康第一。我会爱惜自己的身体，爱自己，也爱家人。

在把自己的故事分享给姐妹的同时，大夫已经通知我，可以停药备孕了。我现在最大的心愿，就是生一个健健康康的宝宝陪着老公一起变老，愿公公婆婆身体健康，愿我们这一家子平安幸福！

未来的日子很长，脚下的路很难，无论历经多少变数和磨难，希望多年后的自己仍然能做个坚韧的女子，常怀一颗感恩之心，笑看世间百态，细品人间沧桑。

致我不平凡的余生

聂彬彬

今天我们扮演"癌症患者"的角色，但这仅仅是一场"体验"戏而已，我们并没有因此而结束此生的演艺生涯，还有更多的角色有待我们去尝试和探索！

"人的一生中，最光辉的一天，并非功成名就那天，而是从悲叹与绝望中带来对人生的挑战、以勇敢迈向意志的那天。"——【法】福楼拜

从小我们的人生就被教导要听话，按照既定的轨迹读书、恋爱、结婚、生子，找一份稳定的工作，找一个安稳的人，平平凡凡地过日子。日子平淡无奇，却也波澜不惊。在确诊乳腺癌之前，我一直默许这就是我的人生，然而癌症这个字眼的到来，彻底打破了一切的平静。一开始我无法接受，我一直为了这份普普通通的平凡人的小日子而努力，为何上天连这么一个小小的要求都不能满足我？40岁本应是一切生活都步入正轨的年纪，我却开始了不平凡的抗癌之路。化疗的副作用，一次次的毒性累积，让我越发感到身体的疲惫和虚弱，但这个过程也让我重新审视了自己，原来平凡的我如此强大。很清楚地记得，化疗第11天，我开始掉头发，看着水盆、地面上的头发，我没有眼泪。相反，我看着镜子里那个光头的自己感叹，原来我那么酷，目光里透着坚定，从来都不是个弱者。

涅槃之后即是重生。我相信，自己饱受的痛苦也是有价值的。面对癌症，我没有躲在阴暗的角落，而是彻底打开自己的心扉去接纳它。于是，我将在北京协和医院治疗的过程，通过小红书分享出来，力图帮助更多的乳腺癌姐妹勇敢地面对疾病。也正因如此，

通过网络我认识了很多姐妹，她们来自全国各地，有不同的身份背景，有不同的人生经历。抗癌的历程从来不是一个人在战斗，我们彼此分享，抱团取暖，共渡难关。就这样，我度过了艰难的6次化疗，从严寒的冬天一路走到万物生发的春天，直到迎来了热情而奔放的夏日，盼望已久的手术日到了。虽然我很舍不得与自己的右侧乳房说再见，但又何妨？万物皆非完美，断臂维纳斯也是一种残缺之美。随着身体的毒瘤被取出，人也变得如释重负，留下漫漫生命长河

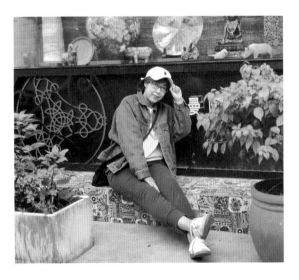

的一道疤痕，它就像树木的年轮，那是成长的记录，更是时光的印刻。

手术很成功，虽然术后病理腋下还有两个淋巴结转移，但大夫说："你的分型对内分泌药很敏感，接下来你要吃 5 年的内分泌药，用 2 年的靶向药，之后半年复查一次。"自此我的人生不再平凡，我是一条逆流而上的鱼，在遭遇不期而至的风浪后，依然能够笑对未来，温柔而坚定地活着！

"即便明天是世界末日，今夜我也要在园中种满莲花。"——佛语

在生活的琐碎中，我选择掩盖自己的锋芒，平凡地活着。然而这次经历让我觉得，我注定是不平凡的，那么今后就彻底绽放吧。我爱音乐，也爱钢琴，在手术前我学会了一支非常喜欢的钢琴曲 River Flows In You（你的心河）。我没有天生修长的手指，弹奏不出专业水准，但是弹奏过程很开心，我得到了心灵的疗愈。再好的曲子也需要演奏者用心演绎，就像漫漫人生路，你我都在演绎不同的故事，如果用跳脱的心态去面对种种艰难险阻，在不同的阶段我们只是在扮演不同的角色，今天我们扮演"癌症患者"的角色，但这仅仅是一场"体验"戏而已，我们并没有因此而结束此生的演艺生涯，还有更多的角色有待我们去尝试和探索！

过去平淡的日子总少了徐徐热情，固化的圈子也让我接触的事物有限。然而，在小红书自媒体上的彼此分享，我认识了更多姐妹，她们为我的生活带来全新的灵感。通过自媒体认识的菁带动我尝试尊巴，一股南美的热情让我体会到舞者的愉悦，我俩虽远隔北京、上海两地，但她的视频一直鼓舞着我，让我有了对康复的信心，有了对恢复往日生活的动力！我开始学习尊巴，我从跳舞和节奏中找到了久违的快乐，过去我平淡的生活也燃起了桑巴热情的朝阳。

"你无法延长生命的长度，却可以把握它的宽度。"——【法】托马斯·布朗

另一位通过自媒体认识的姐妹清风，带我找到了铿锵玫瑰战友团。起初，我被她的勇气感染，她勇敢地在那么多人面前分享了自己的患病经历和心得。她那么年轻，但举手投足之间没有丝毫焦虑与负能量，而她只是战友团众多姐妹中的一员，面对癌症，她们不再忧伤，不再彷徨，浴火重生之后，每个人眼中都自带光芒。她们的故事、我的经历是一股强大的能量。我觉得，我想传递这样的能量，给予更多姐妹抗癌的勇气和力量，告诉她们，你们一定可以。于是，我开始开导和关怀具有相同经历的姐妹，并提供一些就医上的信息，方便她们就诊。我希望能为她们在黑暗中点一束希望的光！而我也注定不再是过去那个平凡的我。

如今，我已回归正常的工作和生活，除了日常吃药打针、定期复查以外，我已与常人的生活并无两样！但是和之前不同的是，我更爱自己了，不再争强好胜，不再踮着脚尖去够我根本拿不到的东西；我越来越关注自己的身心，更加关注每日的健康作息，关注每顿饭是否营养均衡；工作中学会了劳逸结合；周末和家人一起享受户外的空气、阳光；闲暇时光读一本书，丰富自己的精神世界。我要把余生倾注在自己真正爱的人、事、物上，用平淡之心去面对未来的生活！

亲爱的姐妹们，虽然人生的长度你我不能决定，但是，我们可以活出宽度，活出精彩人生！一起加油吧！

产后复发为爱活出精彩

张美玲

癌症不等于死亡，咱们把它当作是慢性病，心理上轻视他，战术上要重视他，保护好我们自己的主要脏器，延长生存期，享受每一天才更重要。

2013年那个暑假，我风华正茂，在大学毕业典礼结束后，去医院检查了一下生理期痛经和乳房增生，就在这短短的一天内，被确诊为乳腺癌，需要手术治疗。那一刻，要让一个24岁的女孩做出"生"与"死"的抉择，这无疑对我和家人来说，都毫无思想准备，更何况在冰冷的手术室门口等不及家人去好好筹划，细细思考再做决定，只能坚定不移地选择"生"。那天下午，为了"生"，我毫不犹豫地接受了乳腺癌根治术。

如今回想起来，当第一次直面自己伤残的躯体时，胸部一条长约20厘米的伤疤，心脏隔着薄薄的皮肤在怦怦跳动，肋骨突起，镜子里那个年幼的小姑娘，满脸的惊恐、震颤、痛不欲生。我奔出室外，任雨水冲刷我的伤痛，冲掉了眼泪却冲不掉我心上的泪，心上的血在不停地流淌。这种痛苦比化疗后光头带来的外貌焦虑，还要摧残人心，它不能通过无名发泄而减轻，也不能通过沉默不语而消亡，每每想到那个场景，至今我仍会泪流满面。

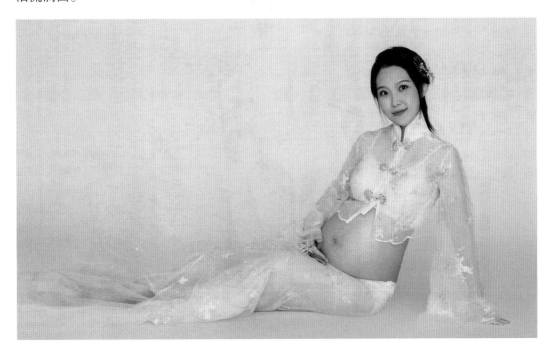

之后的八年里，我曾戴着假发，我曾质疑医院，我曾拒绝服药，也曾把自己当作一个健康人，重新战斗在这个温暖而残酷的世界里。第四个化疗结束后，我就戴着黑色长直的假发，开始白天上班，当作职场里的新人努力工作，下班后，就去医院做化疗，第二天早上再去上班。在家人和朋友眼里，我一直很优秀，大学四年里堪称学霸，学习成绩几乎年年都是年级第一。校长奖学金、宝钢奖学金等，几乎学生时期能拿的都拿了。同时也是优秀毕业生、国家二级心理咨询师。毕业分配工作后，我更加努力，不把自己当作癌症患者，只认为当初是"误诊"。那时候，我是单位里最年轻的省级骨干，经常参加省市和国家级的比赛并获奖。30 岁时，我又考上了博士研究生，一边工作，一边读博，一边怀孕。我以为癌症已经跟我告别了，但万万没想到，生完宝宝的我，被查出了癌症复发，全身多发骨转移，这简直是个晴天霹雳！

作为一名刚出月子的产褥期妈妈，实在太难了。但我一定要活下去，婴儿才 36 天呀，无论如何，不能让宝宝没有妈妈！那一天的我早上还用仅有的一侧乳房给孩子亲哺，下午去了医院就被告知，不能给宝宝喂奶了，因为全身打了 PET-CT 显影剂。作为母亲，看着嗷嗷待哺的婴儿，却不能给娃喂奶，宝宝哭得声嘶力竭，那天我更是哭得崩溃无助，心如死灰！

这样的伤残，这样的痛楚，这种宣判，足以把一个初为人母的女人的精神，推向崩溃的边缘。好在，我有一位天使守护着我，先生他很爱很爱我，公公、婆婆也是一座耸立的高山可以依靠。从医院确诊多发骨转移后，我的颈椎、胸椎、腰椎、骨盆、股骨、

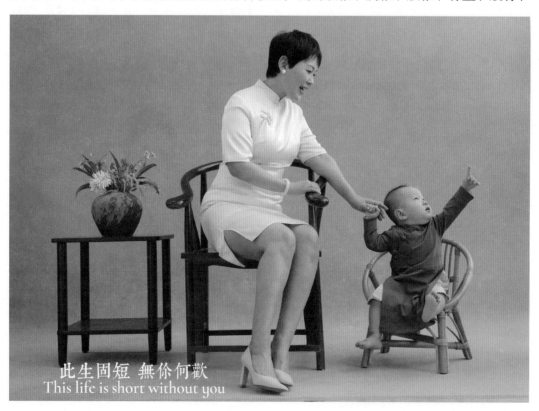

此生固短 無价何歡
This life is short without you

肋骨、肩胛骨、骶骨、耻骨等部位都显示有病灶，影像片子上的每一处转移，都提醒着我顺产中的开骨缝对我来说是多么惊险！做了骨穿后，我认真准备接受治疗，先生每天陪着我奔波求医，老人帮我照顾小宝宝。那时我进入临床试验组，发生了面瘫，一侧眼皮闭不上，笑起来只有一侧嘴角上扬，怀里的百天婴儿也冲我一只嘴角上扬，那一刻，我真的崩溃了！我算是个坚强的人，那时一天抽血9次，月月打加强显影剂渗液，我都忍住没哭。然而，当怀里的宝宝学我歪嘴笑时，我却变得极为怯懦和无助。好在通过针灸治了小半年，面瘫和跛行都好了，再用上靶向药物，我告别了先生给买的电动轮椅，一年半后又站了起来，再次如正常人一样，行走自如。

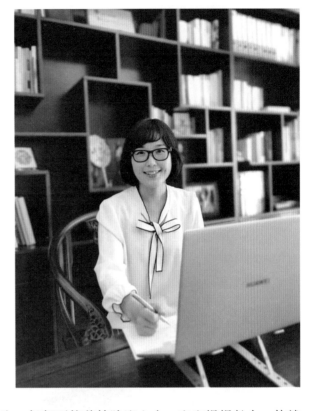

　　这些年的生活真是万般滋味在心头，但仍要仰着笑脸迎上去。宝宝慢慢长大，他就像个小天使一样保护妈妈，更像一位康复师督促着我要恢复健康，做好妈妈的本职角色。孩子两岁半了，2023年开春，我又重新回到温暖的单位。同事们都惊讶于我的快速恢复，在领导和同事们的照顾下，我重新站上了陌生又熟悉的讲台，和同事学生们在一起，我重新获得了社会认同感。在线上，我也找到了抱团取暖的和正平台，在营养、运动、正念和专业问题上给予我建议；在线下，我每个月去医院做临床试验相关的检查和维持治疗；在生活中，有爱我的家人，我可以给宝宝一个正常的妈妈，给先生一个完整的家庭，给父母一个爱笑的女儿和儿媳。有我在，孩子安，先生定，父母慰，朋友助，社会扶。感谢我生命中遇到的每一个善良的人，感恩一切！我想，生命中每一个遭遇癌症的女子，都是一位无名英雄，正视坎坷和困难，勇于战胜自己。

　　姐妹们，癌症不等于死亡，咱们把它当作是慢性病，心理上轻视他，别过度焦虑；战术上要重视他，好好治疗。医生说咱们离死还有点距离呢，保护好我们自己的主要脏器，延长生存期，享受每一天才更重要。

　　通过我这段经历，也提醒一下姐妹们，咱们要坚持定期复查，配合治疗，要有规律的生活和健康的饮食，要保持乐观心情，学会慢生活。病去如抽丝，每天抽一点，一切都会慢慢好起来！现在从一只忙忙碌碌的小蚂蚁，变成一只慢悠悠的小蜗牛，享受生命中的每一寸阳光雨露吧！

独行也芬芳

霍勤勤

我曾经以为读书很苦，等身入低谷，一个人静下来时却发现，读书是对美好的向往与寄托。所以，能将你从低谷中拖出来的，永远不是时间，而是内心成长后的释怀。

2023年，我国迎来了疫情后的第一个春天。这个春天，一片生机，让人感到从所未有的幸福与愉悦。但这之前的三年，大众的生活都实属不易。于是互联网上流行出一个梗：原来2018已经不是两年前，而是五年前了。你，还记得那个夏天吗？

仅此一个开头，我的内心和躯体，就已经被各种情绪包裹。我想，这就是文字的魔力吧。

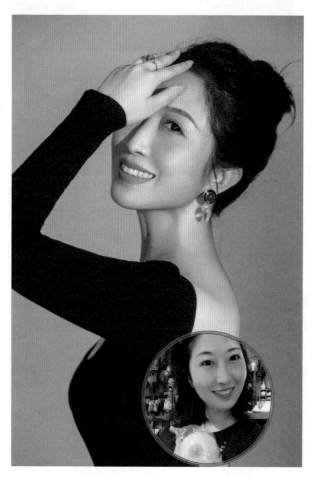

2018年的春天，西安的柳絮随着清风漫天飞舞，正是一年春好处。我却只能折柳相送，惜别了苦心经营的婚姻。可谓，思量却是无情树，不解迎人只送人。于是思念便化作六月的柳，浓郁且绵长。当我还很自我的沉浸在痛苦中的时候，被确诊了乳腺癌！我永远记得取结果那天，天空中的雨，从云层中怯懦地滴答，继而到肆无忌惮地滂沱，夏雷的轰鸣，惊得我跌坐在医院的台阶上。那时，我有点向往死亡，因为死亡是一种解脱，更或许在某种意义上是重逢。但是，我更加畏惧死亡！

那天，看着雨中匆忙的行人，我羡慕他们一定是健康的，并拥有一个幸福的家庭。我怨恨上天，为什么如此对我，我甚至没有了痛哭的勇气。回到一个人的家里，我怠倦地蜷缩在沙发的一角，不吃也不喝。当我饿得实在没有力气了，骄傲的我，带着一股怨气做出决定：我要瞒着父母，找最好的医生独自治病！那时，我将自己的病因归结于不幸的婚姻，但这也是我，迈出求生的第一步。

带着希望，充满信任，我的求医与治疗之路非常顺利。在治疗期间，我暂停了工作。空闲的时间，都是属于我一个人的。偶然一天，我拿起史铁生先生的著作《我与地坛》，当我看到，"先别急着去死，再试着活一活"时，我不自觉地笑了。于是《我与地坛》这本书，就成为我整个治疗过程中的精神支柱。但真正让我从内心接受，并愿意付诸行动改变的，是吕勇刚主任的话，他对我说："我希望我救治的每位患者，都能够好好生活，而不是活着！"当时，对于一个想求生的人，听到这么温暖的话是莫大的鼓励。现在我明白了，这就是人文关怀的力量。

虽然鼓足了勇气，想要好好生活，但情绪有时，又会退到曾经最低谷的时期。我开始尝试读一些有关心理学的书籍，学习的成果除了拥有一张心理危机干预师的证书，更是一个自我救赎的过程。这个过程让我学会接纳一切的发生，随之接纳自己。对病情与生活，我将不再抗衡，我学着与它们和平相处。在从容的状态下，带着眼睛去发现，带着头脑去思考，也许危机就会成为转机！

突然有一天，我发现自己不再纠结为什么患病，更想关注的是当下的生活和对自我病情的管理，所以，我开始学习健康管理知识。当学到预防一定大于治疗时，我开始反思过往。曾经有多少次机会在我面前，我都没有珍惜。这份遗憾使我成为闺蜜和身边女性朋友的宣传者，希望她们都能重视两癌筛查，重视病因预防。有了使命感，生活变得丰富起来，我和闺蜜们在笑闹中，从生活方式、饮食方式、运动时间与强度中做出改变并互相监督，并且学着用芳香疗法，做好自己的情绪管理。现在，我努力成为自己情绪与健康的第一责任人。

好的情绪与没有病痛的身体，令我对周围事物充满爱意与包容，对于学习，更加有积极性。当学习完家庭教育指导师时，我放下了所有的怨气。这个世界所有的岁月静好，一定是有人为你负重前行，只不过，当局者迷。当一个家庭，变为两条平行线上的个人时，互不打扰也是一种祝福。这是史铁生先生在意外失去双腿后写的：这是我的罪孽亦是我的福祉。同样，这也是我的罪孽，更是我的福祉！

五年了，轻舟已过万重山，所有都变得那么云淡风轻。当然，我早已恢复了工作，经济基础才是成年人最大的勇气。我很庆幸，我用试着活一活的态度，归还了父母一个全新的女儿。当我化着精致的妆容，穿着漂亮的衣服，给父母讲述有关我生病的一切时，父亲背过了身体，母亲泪如雨下。这就是《我与地坛》里说的：孩子的病痛，在母亲那里是加倍放大的。如今我抬头就能看到，爱好书法的父亲专程为鼓励我而书写的作品：若无闲事挂心头，便是人生好时节。

最终，我心中的地坛，便成为一个载体，但它的本质是一个失意的人，在深陷黑暗中独自寻找光明，并愿意改变自己的过程。

所以，我想去地坛，坐一坐……

爱让生命更美丽

黄厚娟

希望自己也能活成一道光，照亮自己，温暖别人。

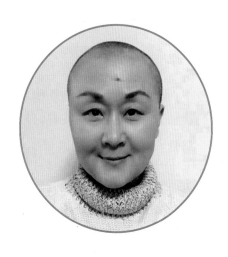

癌症这个令人谈之色变、人人唯恐粘上的、感觉离我很远的病症，2019年7月底，确确实实地发生在了我的身上。

记得当时医生委婉地告诉我时，我的脑子是空的。真的，是空的，什么都没有想，只是定定地看着医生，尽量去听懂她说的每一句话……然后……就是我家先生不停地安慰我："没事，不怕，医生不是说了吗，现在这种病都属于慢性病了，咱配合治疗绝对没问题的，再说你还有我呢。"

路边的花花草草还是一如既往地盛开，但在我的眼里都失了颜色，犹如我的世界。

说脑子是空的，一点儿都不假。我直接提出了辞职，先生看着我说："随便你想怎么做都可以。"

我不想看到和听到朋友们同情的目光和抚慰的话语，最主要的是怕自己的情绪会失控。我不知道自己的人生会往哪个方向发展，我将如何面对以后的生活。我辞职的理由是要去陪外地工作的女儿，在领导和同事们的理解与不舍中我离开了工作岗位。

现在想想，我做得确实有点冲动不理智。我现在知道了，朋友的关心和抚慰对患者的康复有着怎样的积极作用，而这种人文关怀恰恰也是广大癌症患者所需要的。

每天进出医院，我认识了很多和我一样的患者，她们和我一样患得患失，对未来充满了恐惧；更有一群已经康复了的姐妹们，她们经常到病房中探望新患者，脸上洋溢着温暖的笑容，穿着曲线玲珑的旗袍，各种才艺表现，尽情展现自己美丽的状态，以过来人的身份安慰新病友要放下包袱，用一颗积极向上的心态，配合治疗，一切会有最好的结果。看到她们的自信，感受到她们的乐观向上，我走过了迷茫期，不退缩，不闪躲，敢于坦然面对，积极生活。希望自己也能活成一道光，照亮自己，温暖别人。

乳腺癌治疗周期长达一年，我家先生与医生多次沟通后，选择了一种疗效最好、但是自费项目价格不菲的双靶向治疗方案。我当时听到费用时，有一种深深的无力感，更多的是对家庭的愧疚。先生安慰我、陪伴我，让我相信我才是他生命中最重要的，他还说家人在，家就在。我落泪笑称果然是打着灯笼找的老公。

那段时间，先生天天陪着我，只要我看向他，他就立刻奉上一个大大的笑脸，让我心里感到无比的温暖，同时也有着心疼，因为我曾看见他刚得知我病情后的红眼眶。听别人说熬制牛蹄筋可以补充白细胞，先生专门找人提前预留，并长期预订；我的小棉袄在初知我患病时眼泪不停地流，每天上网搜寻相关的养护知识，天天打电话关心我，疏导我，比我这个患者知道的都多，还给我寄了几本书，让我好好看看，学学如何做生活的勇者，做生命的强者。

亲朋好友陆续知道了我的病情，纷纷表达了关怀帮助与鼓励，我更深地体会到了爱，不仅有亲人之间的，还有朋友之间的。我的心情逐渐开朗，不再自怨自艾钻牛角尖。命运既然让我走上了一条抗癌之路，那么我就要笑着走下去，不论何种境遇都要温柔地坚持做最好的自己。

心态变了，人的精神状态也就不同了。先生每天还要上班，我自认有手有脚也不想麻烦别人，近半年的治疗时间，我尽量自己去看病、检查、换膜、住院，包括特药再报销。

我能有这份乐观坦然，前提当然是我感受到了来自各个方面的爱，是这种爱让我有了对抗病魔的勇气。

经过9次新辅助治疗后，我收到了较好的效果，化疗的痛苦具体是怎样的情形，我好像也忘得差不多了，可能也有我心态好的原因吧？本来准备全切的手术，医生认为完全具备保乳条件。

对于化疗会出现掉发，我早有思想准备，在几次化疗我还没有出现大量脱发时，笑问医生护士为什么我还没有掉发？我假发都买好了。医生护士也被我的反应逗笑了，说还没有见过我这样的，怎么感觉你很期盼脱发呢？

我不是期盼脱发，而是在治疗过程中，家人和朋友的爱让我越发坚强。先生也给我做过预警，让我知道脱发肯定会来，他还说："你就当是换了个发型，体验一把光头的酷帅。要是怕别人的眼光，到时候我也剃头，跟你一样。"我说别呀，你还要演出怎么办？我不怕的。

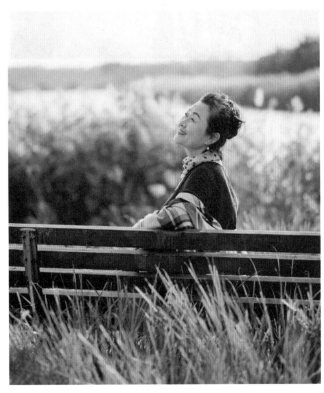

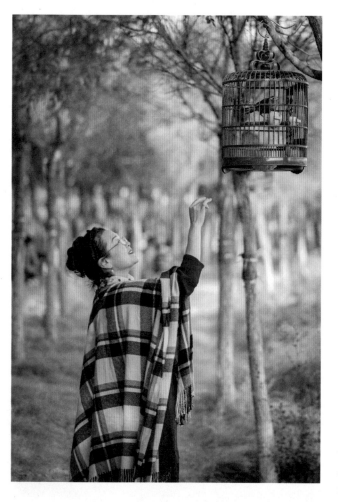

后来头发真的掉完了时，我还揽镜自照，感觉真如先生说的，没头发的我也还挺好看的。这证明了语言和陪伴也是很有力量的。

我生病后最大的收获就是，感受到了以前习以为常的正常生活的幸福。清晨，推开窗，看着初升的太阳；走在路上，看着忙碌的人群匆匆忙忙地上班，上学；微风拂面，去感受季节的变化。生活是那么美好，我应该如何珍惜，让每一天都过得充盈，我的人生应该如何重新开启？

先生很忙，但是从没有忘了对我的关心，为了让我学会释怀和放下，他总是鼓励我走出去，和兴趣相投的人多多参加户外活动。他是一名声乐老师，他不仅自己喜欢唱歌，还总是鼓励我大声唱出来。在他的陪伴下，三年来我们在本市老年春晚表演了夫妻对唱《爱是一首歌》《相伴一生》《感谢陪伴》，在歌曲中诠释了相濡以沫的夫妻情。我知道，亲情是我战胜病魔最强大的后盾。

在我市老年艺术节的节目评选中，我和先生合理分工，他负责合唱的排练，而我则编导小品，以弘扬邻里之间守望相助为主题内容的《幸福阳光》情景剧获得了一等奖。后来我市每年的老年春晚，我们都组织一群老年朋友精心排练，又推出了《幸福中国年》《楼上楼下》等一系列关注和谐社区、健康养老的节目。这是做我们愿意、乐意并且有益身心，有益社会的事情，我乐在其中。

学习让我进步，只有坚持学习成长，提升人生智慧，才有能力去感受生命之美！希望所有的姐妹们都能乐观面对自己的病情，把更多的精力用来规划自己的人生，充实自己今后的生活，让家人朋友放心，活出自己的精彩。珍惜、感恩、热爱、从容、信念，我将带着这些，迎接我以后的美好生活！

认领裂痕，走向光之来处

静　贻

从一个角度看，生命布满裂痕；换一个角度看，生命处处有光。

加拿大著名诗人莱昂纳德·科恩有句名言——"万物皆有裂痕，那是光照进来的地方。"相信这是很多人用以劝慰困境中人的一则名言警句，它意境优美，也耐人寻味。

将时间退回一年前，也就是 2022 年 3 月底，是我第一次化疗、第一次打完升白针后，开始剧烈呕吐且心脏极度不适的那段时期。如果当时看到或听谁提起这句"裂痕和光"，多半儿我会无感甚至有点恼火——多么不合时宜的一句话啊！当一个人在有生之年首次面对如此来势汹汹、翻江倒海的难言之苦时，不管"裂痕和光"多有哲理，都给人一种说教感，甚至冰冷感。

那时，任何语言都像褪了色一般苍白，像枯萎了一样无力。大浪淘沙，现在回想起来，在至暗时刻，心里仅存的那点光亮、那点底气，一方面是来自亲人和朋友无言的陪伴，另一方面是数年来自己或多或少积攒下来的心力。这些无价的宝藏，让我感到自己属实是被命运眷顾了。

时隔一年，重新感受"裂痕"，感受胸部那条长约 10 厘米的伤疤和它条索状的触感，感受被称为"乳腺癌"的整个事件给自己带来的影响。的确有"光"，并且"光"的确是穿过那些裂痕和伤口、透过那些失去和告别，一束束照进了我的生命。其中，一些朋友的出现，就是"光"本身。

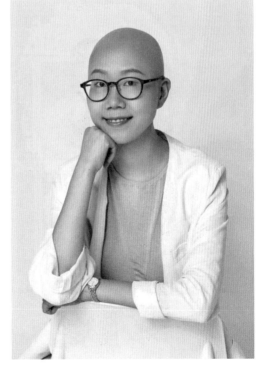

做完保乳手术后，回到家中，我越来越频繁地感觉到，自己好像忽然间置身于一片周遭非常陌生的世界。术前，一切都很紧急，一切都是快速决定、快速完成的。术后，尤其是当病理结果出炉并得知化疗、放疗是必经之路后，一切都变得非常陌生，无边且巨大。"乳腺癌"这个标签，随着各种医疗术语、医学数据的纷至沓来，变得越发清晰，也越发沉重……

很乱，很懵，心中没底，不知所措。

这些我都第一时间告诉了我的呼拉舞老师暗香。2017年我在夏威夷短暂旅行归来，没过多久，便在机缘巧合之下认识了暗香，老师并开始跟随她学习呼拉（夏威夷语：Hula）舞。自那以后，呼拉舞便不疾不徐在我的生活中开拓出一大片新天地。同暗香老师亦师亦友亦家人的关系，也是无心插柳柳成荫，点点滴滴的同频和默契，在岁月流逝中慢慢浮现。

没想到，自己和呼拉舞和源自夏威夷的阿罗哈（Aloha）精神竟有如此密切的缘分。当我还被盔甲一般的绷带紧紧包裹着胸部和一侧手臂的时候，暗香老师专门为我这样的身体情况设计并录制了一段"独臂"坐姿呼拉舞。右臂动不了？暂时不能做大动作？完全没关系，左臂还好好的。于是，术后第二天上午，刚刚坐起来不到半天的我便戴上耳机，跟随着老师柔缓的动作和夏威夷旋律，开始调频到"呼拉模式"。对我来说，这半分钟左右的手臂基础练习，唤醒着身体，更重要的是复苏了内心。身体虽被暂时绑缚，但是经由呼拉所营造的氛围，心获得了自由出来的养分和力量。

更不曾想，这份深厚的缘，竟在我面临这番人生挑战时，又帮我链接到了"铿锵玫瑰"，链接到杜庆洁团长，链接到这个被疾病磨砺和淬炼着同时绽放出超强生命力的群体。

那天，暗香老师带着杜团长来到家里，杜团将十多年前自己罹患乳癌后的治疗经验、心路历程、应对攻略，方方面面悉数分享给我。聊着聊着，那种因信息匮乏、一时半会儿不知何去何从的前途未卜感，开始松动了，就像一个在陌生城市迷路又疲惫的旅人，并绝望瘫坐之际，遇见了一位有经验的向导，我一下子有了拍拍尘土、站起来走下去的

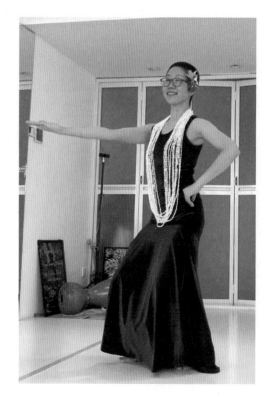

胆气和力气。"光"就是这样照进来的。

不少朋友听说我的病情后都说："你好坚强"。可我几乎从未想过把自己和"坚强"画上等号，不是谦虚，是实感，因为我没有"好坚强"。相反，治疗至今我非常脆弱，也常掉泪。我不想"坚强"，我只是面对、度过，这基本上就是我能做的全部了。

借着这篇小文，我非常想对包括乳腺癌患者在内的所有患者的亲友们说：请谨慎使用"坚强"二字，请多多陪伴他们、聆听他们吧！如果可以，请借他们一个可以倚靠的肩头，如"铿锵玫瑰"那般，既柔和又有力地说一声——我在。

"光"正是这样照进来的。

从今天开始，起舞，歌唱，看云，看花。认领那条裂痕，并轻抚它，等待光的发芽。

从一个角度看，生命布满裂痕；换一个角度看，生命处处有光。

生命的张力

雨 竹

只要充满信心，用乐观积极的心态，改变自身生活习惯，终能支撑着走出困境，美好的生活因心而改变。

生命如同一艘船，在茫茫大海上航行，承载过重的物欲和虚荣，搁浅或沉没。航行中难免被风雨、海浪冲碰而不同程度的损坏，修补的耐力来源于情志与恒心。对于我们癌症特殊人群来说，如同这艘茫茫大海中航行的船，遇到风浪，碰触暗礁在所难免。

癌症康复之路也如此，要想抵达生命的彼岸，必须果断放弃心中的杂念和欲望，活出一个精彩的自己。

爱友群的家人们，经常会看到我录制的手语和舞蹈视频，这些视频给人的感觉是我很快乐。殊不知，我曾是一个好几次从鬼门关走过的人，只不过身体上的病痛没能打垮我。每当我身体不适时，就会录制一个舞蹈或手语视频发往群里，把微笑和快乐传递给别人，也能愉悦自己。

癌症康复路上，永远没有捷径可走。每个人身体素质不同，接受药物的耐力不同，

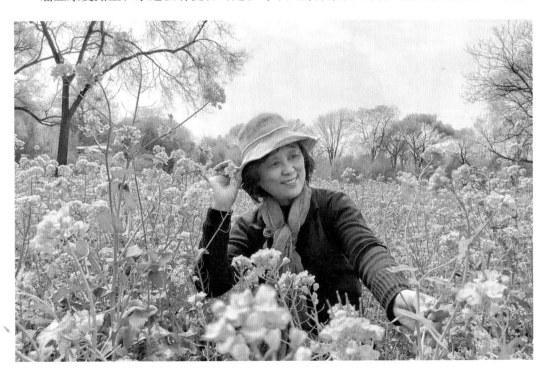

康复路上出现的问题也不相同。我的视频看似精神饱满快乐的背后，隐含着我的病痛和心酸。接踵而来的一个个疾病，让我去面对与承受，从爱友们的点赞，来获取心里的一点安抚，这些点赞是对我的激励，也是支持我的一剂良药。

2018 年 12 月，我在河北省四院确诊为乳腺癌，积极配合医生做了治疗。化疗带来的副作用令我痛苦万分，严重呕吐致使我不能进食。尤其在第四次化疗后，出现了高血糖，真是雪上加霜，不得已用胰岛素来维持血糖平衡。

放化疗结束后，仍旧进食困难，我病恹恹地躺在床上，艰难度过每一天。家人无微不至的关怀照顾，唤起我的勇气，为了让爱我的人安心，让因我生病而产生焦虑和担忧的家人得到缓解，我尽力支撑着。在女儿的指点下，我学会了看抖音，从抖音平台寻找到乐趣。我还学了彩铅画、舞蹈和手语，用这些技能传递爱和力量。在身体慢慢恢复的同时，我学会了制作舞蹈和手语视频，传递爱心的同时，自己也得到了快乐！头脑眼也得到了训练，增加了协调性。

原以为治疗结束后，虚弱的身体慢慢休养就能好起来。然而天有不测风云，人有旦夕祸福。治疗结束才两个月，因服用"来曲唑"的副作用，弄得浑身疼痛，手指关节僵硬。到了 2019 年 12 月中旬，突然间左腿膝盖内侧疼得不能行走，起居坐卧、穿脱衣服都很

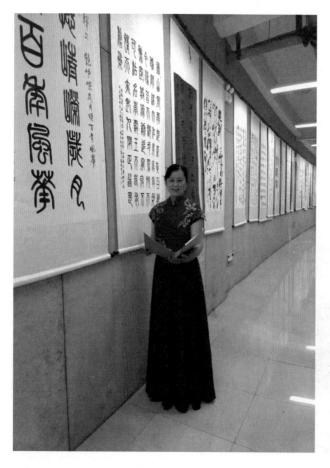

困难，我心里顿时浮起一片阴云，赶紧想办法治疗，经过一段时间的艾灸治疗，这些症状慢慢消失。然而，好景不长，2020 年 8 月，膝盖以上直到整个脊椎骨都剧烈疼痛，尤其胯骨疼得不能触碰，整个人完全瘫倒在床上。之前化疗造成白细胞降低，连续打了六针升白针，引起百蚁抓心般的疼痛，那时都不曾掉泪的我，在每晚 12 点至第二天上午 9 点骨痛加重难忍时，居然哇哇地痛哭出声，老公艰难地用轮椅推着我就医。到了 2021 年 10 月，又增添了胳膊淋巴水肿，疼痛、肿胀、沉重，一个接一个不良症状，一直伴随着我至今。

2022 年 8 月 10 日早上，厄运再次把我推向生命的低谷，身体左半边出现不适，左嘴角和舌根僵硬，口眼歪斜，说话舌头不

打弯儿，咬字不清……

因我的病情一次次恶化，给老公和女儿带来了心理压力，产生焦虑情绪，每次疼痛难忍时，我尽力咬着牙挺住，尽力减轻他们的紧张情绪。每当这时，老公那双大手总是紧紧地抱着我，轻声安慰我："别怕，挺挺就过去了，有我陪着你。"短短一句话，流入心田，那双颤抖的双手温暖着我全身，灰暗的角落有了光明。只要还有 1% 的希望，也绝不放弃，我要用 99% 的努力和动力，去实现康复的梦想。让生命的张力无限扩展，活出自己的精彩。

榜样的力量是无穷的，身边有些坚强的抗癌战士，晨曦、夕阳红、百合花大姐、红叶妹妹和曹立军大校等人，都是我的榜样，她们激发了我积极向上、开朗乐观的心态，我们一起引用娱乐疗法，让生命拥抱生命，让生命无忧无虑延伸。

最近这次脑血栓住院，因站立困难，我就坐在病床上，面带笑容表演手语，用我的双手传递爱，既改变了病房的气氛，同时也锻炼了我的胳膊。

这些年，我还走出家门，参加社会活动，走进暮享中老年大学学朗诵，加入河北康复康馨艺术团，担任朗诵队长并教授手语；参加河北电视台膳立方星耀河北公益活动演出，加入了河北康复志愿者，成为河北康复会组织通讯员，用手语、舞蹈、文字感召众多爱友。只要充满信心，用乐观积极的心态，改变自身生活习惯，终能支撑着走出困境，美好的生活因心而改变。

别说我和你不同，

欢乐和痛苦与共，

只要眼神不带有色彩的分别，

你我的梦都一样光荣。

别说谁比谁坚强，

我们努力地完美这梦想，

尽管这世界给我满身的伤，

我依然要赞美太阳！

推进手术室的那一刻

岳秀云

生活有忙不完的事，挣不完的钱，我们总是要等到以后了怎样怎样，殊不知"以后"两个字会变成我们永远也无法达成的心愿。

被推进手术室的那一刻，我的大脑是空白的。上午刚刚做了个小手术，被告知是良性的，可病理出来显示却是恶性的，因此，下午得继续做一个乳房根除手术。我静静地躺在术前准备区的病床上，大脑是混沌的，整个人是木讷的，记不起那一刻在想什么，不知道自己会不会死在手术台上，不知道自己将要面对的是什么？茫然、无助、惶恐，各种情绪交替着在脑海中出现，直到被推进手术室的那一刻、

几年前，因一次投资失败亏损了 100 多万。当时，还有自己的一个小团队，不知道该怎么面对。他们和我一样，几乎亏了自己的所有……那段时间焦虑、烦躁，睡不着觉，压得我几乎透不过气来……

罹患乳腺癌后，我反倒轻松了。什么钱啊，愧疚啊，感觉都没有自己的健康重要了。我放下了执念，原谅了自己，失去了就失去了，不想让自己也垮掉了，那一刻我想开了，要好好吃饭，好好睡觉，好好看一眼身边的人和物。"放下"是我失去金钱和健康后才悟到的，自己和自己说"还不晚，还有好多年，可以好好生活。"

完成 8 次化疗后，在 2022 年 2 月 22 日，很二的一个日子里，我打点行囊，迈出家门，在老公的陪同下开始了人生的第一段长时间旅行，在山水间慢慢地疗愈自己，放松心情，

旅游中结交了一些新朋友，感叹原来生活可以如此美好。缘分有时会很奇妙，在西双版纳我遇到了老家的朋友，便一起结伴同行，从西双版纳到丽江又到大理。一路上还遇到了一些和我有相同经历的人，大理客栈的老板是一个肺癌患者，在医院各项检查都做了，在决定手术的那一刻，她放弃了，勇敢地走出来。几年间，她走过了很多城市，身体也在逐渐地康复，最后来到大理时，她不走了，停下来开了一家客栈，用她的话说，大理的天空太美了，走累了歇一歇。那些日子，我们每天都会在洱海边散步，骑单车，看每天都不一样的多彩天空，看水里嬉嬉打闹的小野鸭子。

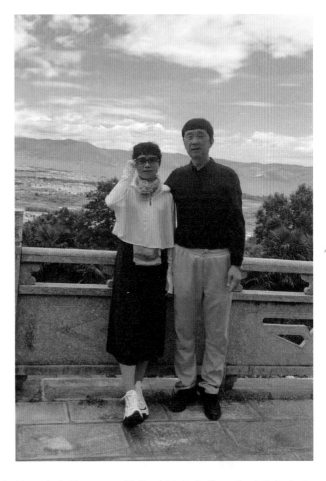

在那里，我们还遇到了很多有趣的人、有趣的事。记得有一次，我们从大理古城回来的路上，正赶上当地人从地里收白菜，小一点的，品相不好，他们都不要，那么大的一片白菜地里，散落了很多白菜。当时我们兴奋极了，找了好几个塑料袋，装了好多的白菜。老公装了两大袋，把两个袋口扎上扛在肩上，前一个后一个，像极了进城的老农，当时我笑得肚子痛。回到客栈，我们给附近居民挨门挨户送白菜，当天晚上，有做白菜馅儿饺子的，白菜炖粉条的，白菜炖鱼的，总之是白菜大会餐。

有时，我们也会把卡拉OK搬到洱海边，并带些吃的、喝的，天南海北的人聚在一起，谁也不问出处，不问过往，都在开心地享受着快乐的时光。说起来，我挺感谢这次生病，让我有勇气把"以后我要怎样"变成"现在我要怎样"。生活有忙不完的事，挣不完的钱，我们总是要等到以后了怎样怎样，殊不知，"以后"两个字会变成我们永远也无法达成的心愿。趁阳光还好，趁微风不燥，趁繁花还未开至荼靡，趁我们还能走得动，放下忙碌，为自己而活。

两年时光不经意间就过去了，看看现在的自己，我挺感谢命运的安排，这次特别的人生体验，让我有机会遇见更好的自己。春天来了，我已整理好行囊，开始下一场旅行。

我的精彩我做主

张燕妮

活着是一种责任，不是为自己，而是要为我爱的人和爱我的人创造价值！

我出生在军人家庭，从小到大没遇到过什么挫折，从小学到高中一直当班长，高中毕业应征入伍，三年后退役，分配的工作还算满意，一切都那么顺理成章。

可天有不测风云，人有旦夕祸福，2015 年 10 月，我被诊断为乳腺癌，术前 6 次化疗，2016 年 1 月 26 日做了右乳根治手术，术后 12 次化疗，25 次放疗，靶向治疗 11 个月。经历了谈癌色变、焦虑、烦恼、不开心、怕死的过程，但是我相信人生永远有出口。

世人皆知，人，生不由己，死不由己，但在生死之间，我们需要做点什么？这是我们需要思考的问题。生病之后，我真正明白了，活着是一种责任，不是为自己，而是要

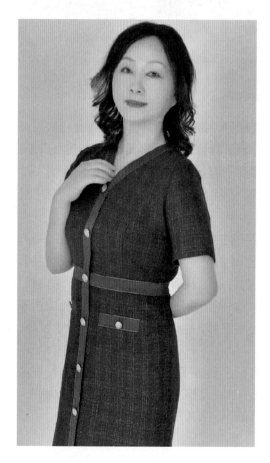

为我爱的人和爱我的人创造价值！因此，我在 2016 年 10 月参与了粉红丝带联谊活动，2017 年 10 月参与了《我还是我，我的美丽我做主》的主持和时装表演。

很庆幸，当上帝为我关上一扇门时，也为我开启了一扇窗。不幸中的万幸是 2016 年 5 月，我参加了由李蓉主任倡导和创办的第一期心理工作坊。在这个工作坊，每一期都有专家指导，我学到了过去不曾学到的医学专业知识，获益匪浅。如何面对生命中的八十一难？既然自己获益，我也希望身边的病友们一起获益，因此我报名做了志愿者，成了第 3 至 6 期心理工作坊的志愿者。我明白，奉献者就是最大的受益者，没有心理工作坊，就不会有今天的我，如此开心快乐，恢复得这么快。

帮助别人是一种快乐，被人需要是一种幸福。2016 年 8 月，在心理工作坊的基础上，河北省第四医院还创建了"悦读"工作坊，由我做"悦读"工作坊的引导员。源于责任，

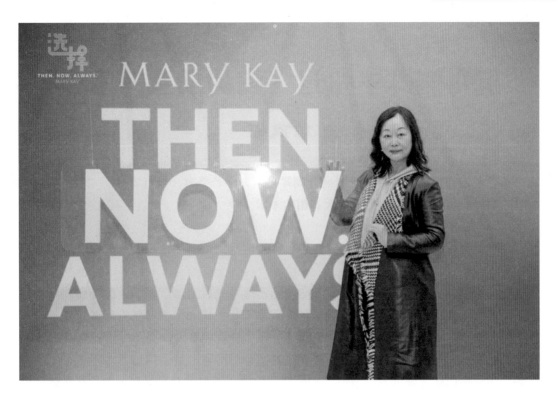

　　我认真对待这份值得骄傲和自豪的工作，从 2016 年 8 月到 2018 年 8 月两年的时间，我们一起"悦读"了 4 本书，"悦读"的宗旨是帮助大家从自己内心找到原动力，获得重生。

　　2017 年，我获得河北省康复协会抗癌明星，成为河北康复志愿者，疫情之前，不间断地做病房探访，帮助更多的姐妹从困境中走出来。我们知道，鸡蛋从内打破是生命，从外打破是食物。帮助他人成长自己，快乐无比。为了让自己永远保持向阳而生，逐光而行，我还报名参加省老年大学，学习声乐和钢琴，并加入了河北省退役军人合唱团和时装表演队。除此之外，我还从事着女性形象管理工作。通过这些活动，我不断调整心态，充实自己。

　　如今，我和身边的健康人没什么不同。为了将我的收获分享给更多的人，帮助到更多的人，2019 年 5 月，石家庄电台金色年华栏目组对我进行了专访。

　　总之，我命由我不由天，我的精彩我做主！

沉舟侧畔千帆过　病树前头万木春

付俊平

人活着发自己的光就好，花若盛开蝴蝶自来，你若努力，自有安排。"沉舟侧畔千帆过，病树前头万木春"，相信明天，相信未来。

时光荏苒，至今我的癌龄已经 13 年了。相信我们每个癌症患者，都有着痛彻心扉的经历。

记得那是 2009 年年底，我感觉乳房左侧不适，先后到解放军 301 医院和北京世纪坛医院就诊。301 医院的专家对我说："先观察观察，比如你的胳膊有问题，就不能把整个胳膊截肢。"之后又到世纪坛医院就诊，医生让我住院治疗。

那年我 53 岁，心想这么点事有必要吗？挂个门诊号，做个门诊手术不就得了吗？可是隐隐作痛的状况告诉我，事情可能没那么简单，还得去看，又来到世纪坛医院，找到郭大夫要求做门诊手术。

时间来到 2010 年 7 月 16 日，爱人陪我来到医院，依稀记得郭大夫把我的乳房左侧病灶切下来后，告诉我："你的这个有 90% 以上是恶性的。"听了这话，我的眼泪止不

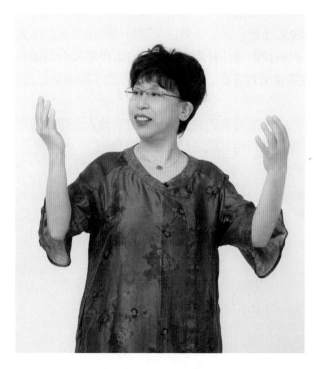

住刷刷地往下流，大夫摸摸我的头，安慰道："还有 10% 的不是，咱们等等病理结果"。几个小时后，结果出来了，正如大夫所料，是恶性的，需要手术切除。丈夫马上与在空军总医院工作的女儿联系，商议在哪里做手术，我身上的切口用棉花堵着，渗出的血染红了衣服，我决定还是在世纪坛医院继续手术，离家近，方便。

世纪坛医院给予我们充分的尊重和照顾，因女儿是同行，医院也跟她探讨用药事宜，接下来是漫长的 8 期化疗。

事实证明，尊重科学、尊重大夫的意见非常重要，而自以为是给

自己带来的伤害是巨大的。为此，我付出了沉重的代价。治疗期间，丈夫始终陪伴左右，经常苦口婆心地劝慰说："人生哪能多如意，万事只求半称心。"熬过最痛苦的阶段，我的心灵开始慢慢地苏醒，像是花朵慢慢地舒展绽放，读懂疾病，改变自我，顺其自然，有序生活，不再彷徨，不再怨天尤人，内心多了几分淡定与从容。

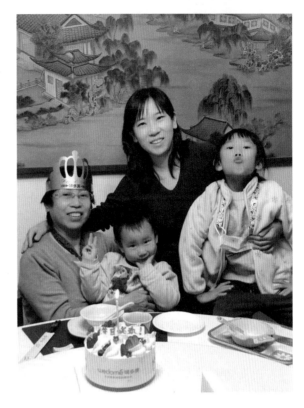

生病以后，我看了很多书籍，写了一些东西，其中清华大学社会科学院院长彭凯平在学校开班式上的讲话对我启发很大，他曾说，保持坚韧来日方长，要保持心理韧性，有复原力，抗逆力及创伤后成长。彭院长强调了加强心理建设的重要性，去掉负面情绪，如恐惧、焦虑、猜忌、紧张等，用正能量去排解，排解的方式有很多。真正健康长寿的人，是那些开心的人，疾病长在身上，不能长在心上，愿我们在面对疾病时，主动化解，积极面对。

头发掉得太多，到理发店剃了个光头，对理发师的询问笑着调侃说—出家。

没有食欲，就想起了老父亲，回家让他带动我吃饭。老父亲是老八路，参加过 2015 年抗战胜利 70 周年受阅和新中国成立 70 周年受阅，战争时期养成吃两餐的习惯，打起仗来下一顿饭不知道在哪吃，往往是靠早餐的这顿饭，所以他吃起饭来特别香。

我把自己的亲身经历、体会和感想分享给同事、孩子和外孙女，希望他们都能引以为戒，注意健康。有一次，姥姥带外孙女去学游泳时，外孙女在洗澡间看到了我的刀口，我马上跟她说，姥姥那时不注意营养搭配，有时爱生气，不会管理自己，结果出了问题，你一定要注意，不然像姥姥这样成了残疾人，多不好啊。外孙女懂事地点点头。

经历了病痛的过程，实际上也是灵魂再造的过程，我学会了如何面对，不逃避，不躲闪，高高兴兴多做善事。

身体恢复后，我常常参加社区活动，邻居一位阿姨 90 多岁了，无儿无女，老伴去世，住在房山随园养老院。她是江西人，爱吃小鱼，我每次去看她，都会给她带上自己炖的鱼，陪她聊天解闷。

人活着发自己的光就好，花若盛开蝴蝶自来，你若努力自有安排。"沉舟侧畔千帆过，病树前头万木春"，相信明天，相信未来。

我的喜与悲

聂学红

让别人去说吧，没啥可怕的，如果怕了这些东西，那就完了。没有被癌症打倒，倒是被这些无关紧要的闲言碎语打倒，就得不偿失了。

我叫聂学红，顺义人，是一名基层工作者。2019年在举国欢庆的日子里，经过选举我很荣幸地当选了村干部。

选举结束后，政府组织免费体检。在这次体检中，我不幸中枪了，检查结果是乳腺癌。这个结果一出来，我真的是不相信，心想一定是医院搞错了，满脑子都是这个想法。因为父母双方家里都没有这种病，自己身体也很棒，牛一样的身体咋会得病呢？实在想不通。

闺女知道后，连夜赶回来，第二天早上带我又去了世纪坛医院，挂了李艳平主任的号。李主任手诊后都没有看我顺义的检查结果，就肯定地说："是乳腺癌，住院手术吧。"短短的一句话，让我有点蒙，这也太快了吧。我问大夫："我为啥会得这个病呢？"大夫说，得病的原因有很多。没办法，我只能坦然面对，当天就办理了住院手续。

2019年5月，经过各项检查，我开启了漫长的抗癌之路。从确诊到治疗结束，我只哭过一次。住院那天，在病房里听到老病友们讲病情，讲治疗的各种方法、化疗的痛

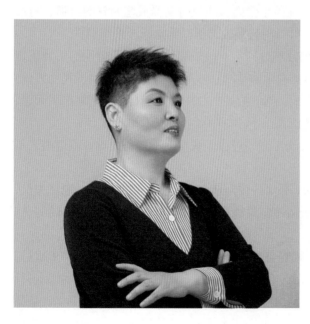

苦、放疗的难受等，当时我抱着闺女就哭了，我说咱不治了，回家吧。我哭不是我怕死，哭的是治病的时间咋这么漫长，我以为两三个月就结束了，太难熬了。经过医护人员、闺女详细的讲解，我心里平静了很多，也慢慢地接受了。既然病了，啥也别怕，好好地接受治疗吧。

我的治疗方案是先化疗再手术，经过8次化疗后，做了左乳全切手术和腋窝清扫，幸运的是只摘掉一个淋巴，伤口好了以后，又进行了25次放疗、17次靶向治疗。

在化疗中，我没有吃过升白药，

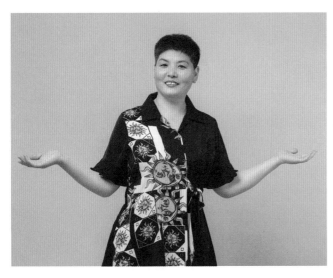
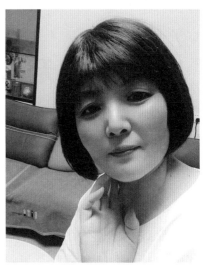

没有打过升白针，也没有呕吐过。从这些现象能看出我的身体很棒，心里的感觉真是有悲有喜。但是第一次化疗结束后，我在照镜子的时候，收拾头发发现掉发了，当时心里真的是很恐慌，很害怕，也听别人说过化疗会掉发，没想到会来得这么快。继续照镜子稳了稳神，我心里说别怕别怕，没事的，掉发很正常，过一段时间还会长出新头发。

周末，闺女回来给我剃了光头，还给我买了两顶假发，戴着假发感觉也不舒服，索性我就不戴了，之后我就顶着光头去医院、逛商场、泡温泉、去工作、去开会。

我是在村里居住，既然我敢光头出入，就啥都不怕，不在意别人的眼光，不在意别人的交头接耳，让别人去说吧，没啥可怕的，如果怕了这些东西，那就完了。没有被癌症打倒，倒是被这些无关紧要的闲言碎语打倒，就得不偿失了。还有比命更重要的东西吗，我就是抱着这样的心态熬过来了。

我经过规范治疗，到 5 月 20 日就满 4 年了，现在就是每天吃一片内分泌的药，要坚持吃 5 ~ 10 年。

2020 年 11 月初，我又做了子宫、输卵管摘除手术，现在身体状态很好，该吃吃，该喝喝，啥事不往心里搁。

希望姐妹们也记住，健康人也活不到 100 岁，我们要的是心态，好好生活，好好工作，开心快乐每一天就足够了，这就是一名癌症患者的心路历程。

即使无人欣赏依然保持芬芳

徐贵芳

希望我的经历和感悟，能鼓励到现在正在治疗，而且家庭不幸福、婚姻不幸的姐妹们。

列夫·托尔斯泰在他的名著《安娜·卡列尼娜》里有句名言：幸福的婚姻都是相似的，不幸的家庭各有各的不幸。我是2016年9月30日被确诊为乳腺癌的。确诊之前，我没有温馨、和谐、幸福的家庭，夫妻之间莫名其妙地冷战多年，为了老人有安定的生活，为了给孩子一个完整的家，在和先生多次沟通无果后，我默默地承受着夫妻间的冷战。

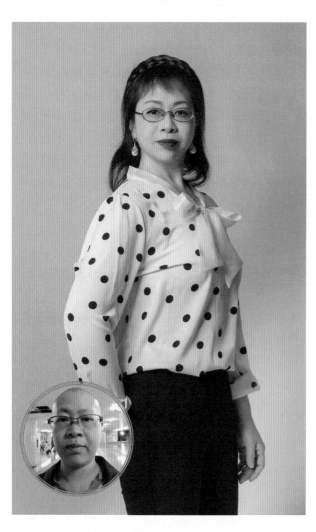

其实，在没确诊之前，根据所有的症状判断，我就知道自己患的是癌症。但是心存侥幸心理，我幻想着吃些中药调理也许能好，结果吃了两个月中药没有什么改善，再去做了一系列检查，做了穿刺术显示已经是中晚期了。我并没有一丝的惊讶和惶恐不安，心里告诉自己，这只是感冒了，就和感冒一样。这个时候，我还能安慰身边那些有家属陪着还哭哭啼啼的患者。

当时，医生就给开了住院单，让回家等通知住院。已经确诊的事我没有和家里人说，因为父母只有我一个女儿，怕他们太担心，所以不敢直说。晚上先生下班回来，我告诉了他这个结果，他却不冷不热，很无视地说了一句："这还用住院吗？"一句话让我的心冰冷到极点，都到这个时候了，先生对我竟然冷漠到如此地步，我悲凉的心情难以言表！

确诊癌症，本应是一次巨大的

打击，我却在这个过程中，体验到了生活的冷漠和无奈。他对我的冷漠和无视，让我倍感失望和伤心。尽管如此，我还是保持坚强和乐观的态度，不愿意让父母和孩子们担心。

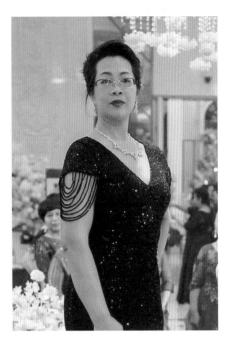

第二天，我照常上班，没想到刚到工作岗位，医院就打电话通知我去住院，我给先生打电话告诉他这事，他只说了一句，那你就去吧，之后再也没有下文。我自己一边骑车往回走，一边心里在想，怎么和老妈说呢？

到家后老妈问，你怎么回来了？我撒了个谎说，医院没有查出来结果，让住院去仔细检查一下。收拾完东西，在打车去医院的路上，我心里想的最多的就是父母和孩子，我这一去还能不能再回来？心里没底。如果再也回不来了，父母怎么办？他们只有我这一个女儿，他们该何去何从？

思绪万千，剪不断，理还乱！除了这些，我心里没有一丝为自己担心，没有失落和悲伤，只感觉身体很疲惫。到医院后，我办理了住院手续，等待做一系列检查。住院三天，先生没有看过我一次，也没有一个电话和信息问候。在这期间，所有的检查和签字都是我一个人完成，医生曾不解地问，你的家属呢？我还和医生打趣地说先生工作忙，没有时间来。三天里，我在医院住着，不知道老妈在家是怎么过的，心里会急成什么样子？三天先生都没有来看过我，没有一句问候，邻居大姐知道后，实在看不过去了，逼着他一起到医院看我。邻居的关心和照顾，让我感到了人情温暖，也更加凸显了先生的冷漠无情。尽管身体疲惫，但我没有放弃对生活的信心。我想即使没有人欣赏，自己依然要保持芬芳；即使没有人关心和爱护，自己依然要努力前行，绝不让癌症和家庭的困境将我击垮，我要用自己的力量，去面对和战胜一切困难。

为了父母和孩子，我积极乐观地配合医生，熬过漫长的治疗过程，结缘了很多正能量病友，姐妹们在一起互相鼓励、互相支持、互相关心、互相交流。我做了六次化疗，前两次反应不太强烈，第三、第四次的时候，呕吐和疼痛反应强烈，不能吃东西，最后两次出现了严重的骨髓抑制，高烧不退，还被下了两次病危通知！可我最终熬过了危险期，顺利完成了化疗阶段。经历了这些过程后，我对生活和自己有了更深刻的认识和感悟，学会了更加珍惜身边关心自己和爱护自己的人，也学会了独立和坚强。

一个偶然的机会，我认识了董金凤大姐，她把我带进了"铿锵玫瑰战友团"，团里的病友温柔可爱、热情奔放，从头到脚满满的正能量。团长杜庆洁的无私大爱，感动着每一个人。她把团里每个人都变得那么开朗乐观，阳光向上，就像花儿一样地绽放！她让每个人都充满希望，充满无限活力！通过她的鼓励，我开启了人生最大的转变，这个世界因有我们而精彩！

一路坚持勇敢前行

刘静宜

哪怕道路布满了崎岖，也要欣然迎接年复一年的四季风雨，把磨砺当成人生路上的教训，照顾好自己的健康和内心，相信一切都是最好的安排。

作为一名患者，在经历过刚患病时的崩溃，到手术前的心态调整，再到手术中的紧张和坚强，最后在术后长期恢复，使自己变得坚强。这一系列的心路历程，真实而鲜活，也是自己一路走下来的强大动力。

初知患病，濒临崩溃。

2016年7月的一天，上天和我开了个很大的"玩笑"。那天是我的生日，中午时分，自己还在为生日上的场面感到高兴，下午就接到医院电话，需要到医院一趟。在拿到写有"乳CA"的检查结果后，我的大脑一片空白，两腿发软，周围的空气仿佛凝固了。过了许久，我大声地哭起来，上天为什么会让我患这样的病？我的心情就像坐过山车一样害怕、恐惧，觉得自己还这么年轻，怎么就得了这个病，心里想不通，很是纠结。

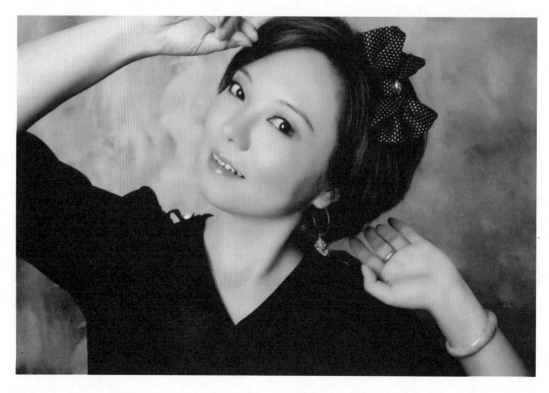

回到家里，我拼命地百度解惑，为自己缓解心里的压力与痛苦。我一边哭一边问自己，我该怎么办？这时，老公向我伸出援手，他鼓励我要乐观面对，要想想家里还有可爱的儿子等我回家，还有年迈的父母要看到我的笑容，全家都在支持我，我要坚强、乐观。看到老公及全家对我充满信心，我心里坦然了，不再焦虑。本来绵软无力的身体仿佛伸出一个巨大的支柱，支撑着我必须活下去。

入院手术，乐观治疗。

很快，我便做了乳腺切除手术。从准备上手术台开始，我的心情趋于平静。因为我不是一个人孤军奋战，全家人都到了手术室的等候区。进手术室前，老公

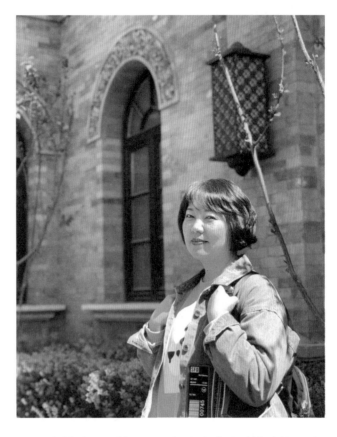

给我一个大大的拥抱，姐姐、哥哥给我一个鼓励的眼神，这些都让我感受到被爱的温暖。躺在手术台上，主治医生和他的助手为我宽心，告诉我没事的，睡一会儿就好了，但我仍然觉得像经历一场噩梦。

术后有喜有忧，喜的是化验结果出来了，HER-2阴性，不用打靶向药，能减少点生活压力；忧的是有多发性。老公乐观地对我说："生活为你关上一扇门，就会打开一扇窗，一样能照射到阳光，一样能看到外面的鸟语花香。"听着他温情的话语，我发自内心地笑了。在爱的力量鼓舞下，我一路坚持，勇敢前行。

本以为做完手术就结束了，没想到还有更重要的后续治疗在等待着我。化疗开始了，化疗这个词对于普通人是那么的陌生，而对于经历过的人来说，真的是"爱之深，恨之切"。听人说化疗过程很痛苦，所以我的心里根本没有底，非常害怕。同病房的姐姐就安慰我，开玩笑地说："你就把它当作妊娠反应，用关爱宝宝的心态克服它，慢慢地就熬过来啦。"我想，真的是这样吗？然后就抱着这样的心态做化疗。过后想想，心态的改变、和医生良好的沟通与配合，都是为了更好的治疗效果打基础。

阶段性治疗结束后，为了给儿子慢慢灌输我的病情，我俩共同看了电影《滚蛋吧，肿瘤君》。我对儿子说，妈妈也会像电影里的阿姨那样，头发会脱落，变成光头，会恶心，会呕吐。儿子用他的小手拉着我说："妈妈，你要勇敢一点，虽然你变成光头妈妈，但在我心里，你依然是最漂亮的妈妈。"看着儿子萌萌的笑脸，回想着他稚嫩的话语，

我在心里默默地对自己说：不能放弃，为了他们，我要加油！

后续的几次化疗，由于反应过于强烈，我一直处于昏睡状态。在最需要的时候，马复荣大姐带领病房探访队的志愿者来到我病床前，不嫌弃我的窘迫，给了我一个大大的拥抱，并对我说："妹妹，不要悲伤，这只是糟糕的一天，我们的人生依然美好。"后来，马姐的这句话，时时刻刻回荡在我的耳边，鼓励着我，给我战胜病魔的信心和勇气。所有治疗结束后，我义无反顾地加入了这个大家庭，成为一名病房探访队的志愿者，用一点微薄之力，去拥抱每一位病友姐妹，疏导她们的紧张情绪，缓解她们心里与身体上的痛苦。

加入爱心探访，帮助需要的人。

每次病房探访中，我们志愿者和病友姐妹们共同演唱《阳光总在风雨后》这首歌，歌词"阳光总在风雨后，乌云上有晴空，珍惜所有的感动，每一份希望在你手中"时时刻刻地温暖鼓励着我们砥砺前行。

2019 年，我们成立了"雅娜"健身俱乐部。每周我都会通知姐妹们来参加活动，一起练习《中华通络操》和《八段锦》，在强身健体的基础上，还加入了学习模特步、唱歌、拍抖音等活动。虽然有的活动还很不成熟，但是大家都很积极，共同享受午后阳光，放松心情，彼此关爱，所有的这些，也同样疗愈着我的身心。没有谁的人生不会下雨，有的人从暴风雨中走出的时候遍体鳞伤，有的人毫发无损，而我就是后者。

如今，我已走过 7 年的康复路。现在的我怀揣期许，行走在未来的人生之旅，哪怕道路布满了崎岖，也要欣然迎接年复一年的四季风雨，把磨砺当成人生路上的教训，照顾好自己的健康和内心。相信一切都是最好的安排，未来一定会越来越好。

心简单世界才会简单

柴 路

当我们的心变得简单，世界就会变得简单。在我们用更加包容接纳的态度，面对和解决生活中各种问题的时候，生活便会"投之以木瓜，报之以琼瑶"。

在被查出患有乳腺癌之前，我从没想过自己有一天会和癌症这个词挂上钩。从小我就是热爱运动的人，跑步、健身、瑜伽，一直以为自己的身体非常健康，甚至被单位评为健康职工。直到接到医院大夫的电话通知，说我的活检结果不太好，虽然肿瘤被判定为低度恶性，但依然是癌症。

我挂了电话，呆愣地坐了很久，想不通自己为什么会得癌症？自己一直都在坚持运动，不喜欢吃垃圾食品，生活也还算规律，到底是哪里出了问题？女儿才上三年级，自己竟然得了癌症。想起自己平时的情绪，想想自己曾经在意的那些事情，我反问自己：为什么会有那么多的事情让自己不开心？因为家庭琐事和爱人拌嘴生气；因为工作的问题和同事之间不愉快，暗自生气；辅导女儿做作业，因为她的淘气和不专心坐在旁边生闷气；楼下邻居家里的孩子，又在咣咣咣地跑来跑去，好气人啊！这些事情，真的都那么值得生气吗？以前总是听人说，莫生气，莫生气，气出病来无人替。如果不生气的话，是不是就不会生病？癌症找到了头上，忽然觉得以前爱生气的自己太糊涂了，因为那些鸡毛蒜皮的事影响自己的身体实在不值得，在生死面前，那些个是非对错又算得了什么？生活里的是非对错有哪一件能高于生死呢？

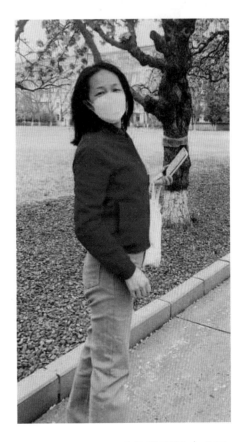

我经过手术和后续治疗，目前身体已经痊愈。每当和同事朋友提起最初知道自己身患癌症的时候，我都会和他们说："那天，整个下午我都在反思自己过往的人生，思考人生中到底什么才是最重要的？我要感谢这场大病，它让我幡然醒悟、及时止损。"可以毫不夸张地说，这场病给了我一个契机，让我发现自身存在的问题，并借此及

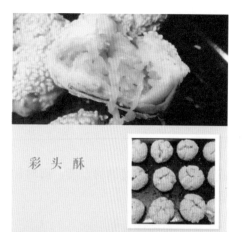

彩头酥

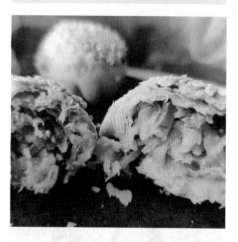

时修正生活中的错误。这种修正，使我康复之后的身体更健康，生活更和谐。

手术之后，我重新调整了作息时间，让生活更加规律，坚持早睡早起，不再熬夜；早上做一些瑜伽拉伸，晚上练习静坐修心；在网上学会了张至顺道长的金刚功和长寿功，早晚分开练习，强身健体，每次做完出一身汗，却觉得身心舒畅；周末空闲的时候，偶尔烘焙一些小点心，有时候是和女儿一起做，边做边玩，两个人都很开心。

生病之前，很多事会让我心情郁闷、纠结、不开心。生病之后，我痛定思痛，改变了观念，也改变了做法，那些一地鸡毛的琐事通通都不算事了。先生刷碗又没刷干净，衣服挂起来像咸鱼，自己重新再做一遍就是了；孩子做功课磨磨蹭蹭，拖到很晚都没写完，那就别写了，早点睡觉，身体重要，还得长个儿呢；同事风风火火拿来文件，我也不像之前那样急匆匆处理，事情是永远干不完的，着急容易上火，忙中容易出错；甚至听到楼下邻居家里的吵闹，我也不会再生气，反而心疼被骂的孩子，同情那位无法控制自己情绪的妈妈。

日常生活中，我和爱人之间也不再有无谓的争吵，我也不再随意训斥孩子，不再埋怨同事工作拖沓，不再对邻居私下抱怨。我渐渐发现，生活变得和以前不一样了。爱人因为我不去数落他，反而变得勤快了；孩子因为我的平和态度变得好沟通了，我不再动辄指责她的错误，而是试着让她自己解决问题，让她感受到我对她的尊重；面对同事也更能包容和理解。对那位经常被淘气男孩折磨到情绪失控的邻居妈妈，我找到合适时机，送了她一本育儿书，还跟她讲了自己的前车之鉴，教育孩子不能太着急，要试着学会理解孩子，一定不要总生气，身体最重要。

在这场大病之后，我开始慢慢学着用更平和的心态待人接物，学着在和别人发生矛盾、遇到问题的时候，站在对方的立场去想问题，面对自己的内心，问自己想要的是什么？这个方法非常好用，它能让我很快冷静下来，矛盾很快就会化解。金刚经里说，一切有为法，如梦幻泡影，如露亦如电，应作如是观。当我们把生活中的一切都看得风轻云淡，不再那么斤斤计较、非黑即白，当我们的心变得简单，世界就会变得简单。在我们用更加包容接纳的态度，面对和解决生活中各种问题的时候，生活便会"投之以木瓜，报之以琼瑶"。

用尽全力好好活着

门　静

人生中这些过程远比结果更重要，活着对于我来说，是一件很美好的事情。既然来到这个人间，便去经历，去感受，即使时间没那么多了，我都在用尽全力……

4 年前，确诊得乳腺癌的那天，我到现在仍然记忆犹新。大夫的那句"90% 以上是癌症"话音刚落，头嗡的一声，身体不听使唤地瘫坐在地上，刚过完 30 岁生日的我，就是从那一天，开始了艰难坎坷又"精彩"的抗癌之路……

我的故事应从小时候说起。8 岁那年，因为家庭变故，我被迫成为一名留守儿童，幸好还有奶奶在身边，但亲情的缺失和对父爱母爱的极度渴望，已然让我的童年缺少了很多温度，我的童年是孤独的、支离破碎的……

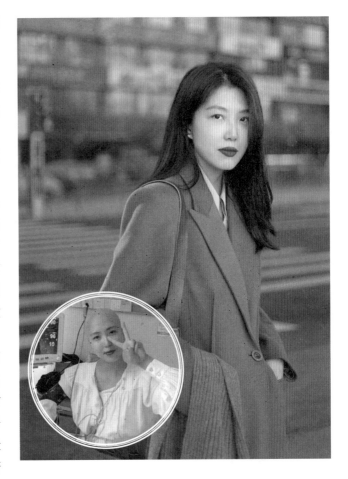

15 岁那年，拿不出上学的学费，因为不想成为奶奶的负担，我便辍学外出打工了。那时候我年纪太小，只能当饭店服务员，那份工作真的很辛苦，每天要工作 12 个小时，一个月工资仅有 300 块钱。记得第一个月发了工资，我只留下了 80 元，剩下的都给了奶奶。自己终于能挣到钱了，再也不用看别人脸色过日子了，可开心呢！

20 岁那年，我离开家乡去了大连，一边工作，一边自学韩语。6 年的时间沉淀，经过自己的努力，终于争取到了一个出国的机会，我便申请去了韩国那边的贸易公司工作。10 多年来，一个人在社会上吃过不少亏，挨过很多欺负，没有父母的庇护，没有亲友的照顾，脚下的路都是自己一个南墙接着一个南墙撞出来的。

之后的日子刚刚有了一点起色，可老天爷就跟我开了这样一个黑色玩笑……

那年我30岁了，被确诊为乳腺癌那天，我从医院里浑浑噩噩地走出来，外面下着小雨，那个场景好像是一场梦，癌症？我？不可能吧？天好像要塌下来的感觉，好不真实……

我连续几天整夜整夜的失眠，在网上查找资料，试图了解癌症，觉得自己可能活不了多久了，还想再回去见奶奶一面，最终决定还是回国接受治疗。

依稀还记得，我第一次走进肿瘤科，那些映入眼帘的画面：一位面色黑黄、没有血色、头顶只剩下几根头发的阿姨很痛苦地坐在床边；另一位扶着走廊把手，一小步一小步艰难前行的阿姨，身上还挂着带有血液的塑料瓶子……眼前所有的一切，对我的冲击感，好像是另一个我从来都没接触过的世界，顿时又让我对自己的未来充满了恐惧……

手术前3天，我鼓起勇气给多年未见的妈妈打了个电话，没报什么期望，因为被抛弃是我从小到大的常态，但这一次，她不仅接通了电话，还在手术前一天来到我身边。

治疗在一步一步进行着，手术后紧接着是化疗、放疗，整整7个月时间里，我从对癌症的恐惧未知，到一点点接受现实，幸好这一次妈妈选择站在了我身边。7个月里，妈妈每天都陪着我一起去医院化疗，给我做营养餐，帮我按摩，这也是我三十多年来第一次真正感受到了母爱究竟是什么。

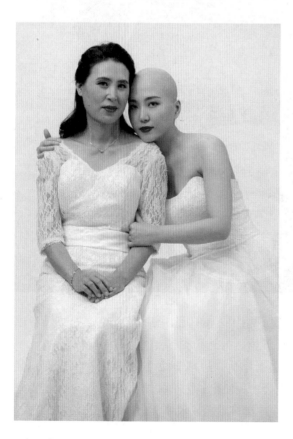

第7次化疗刚一结束，我便拉着妈妈去拍了一组婚纱合影，留作纪念，那也是我们为数不多的合影……

2020年1月，我的治疗结束了，妈妈也回归了自己的家庭。我养成了早睡早起规律的作息，冥想、瑜伽、八段锦每天都在坚持，头发也在慢慢变长，生活好像有了希望，日子又好像有了盼头，只要挺过五年，我就可以算是痊愈了！

可命运从来都不会那么容易就放过我……

2021年6月的一天，我的右腿和臀部疼得彻夜难眠，就这样又被确诊了乳腺癌多发骨转移，因为转移的癌细胞压迫神经导致我已经没办法走路。这一次我把自己关进屋里，没有说过一句话，整整哭了3天。这一次我真的无法接受，无法接受这辈子只能带瘤生存、用靶向药化疗来维持生命的这个事实，无法接

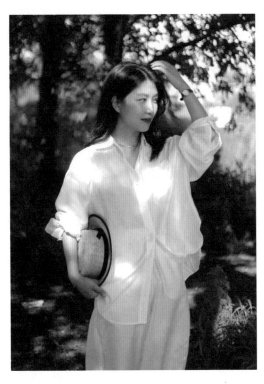
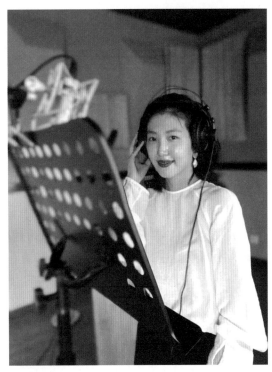

受每个月巨额的医药费，就像一座大山一样压得我喘不过气来……

从小就很要强的我，那么多困难都能扛过来，这一次也不能放弃，一定要扛到底。

我把自己的抗癌经历、美美的抗癌日常生活，都拍成视频，分享到了网上，一边治疗，一边学习新生的自媒体操作，拍摄剪辑。不难受的时候，我都会精心打扮一番，把自己最好的状态展现在网上。就这样，我不仅收获了三十多万粉丝，还有幸被中央电视台"越战越勇"栏目组邀请参加节目录制。那真的是一次很难得又突破自我的体验，我跟很多人分享了自己充满阳光和正能量的抗癌之路。

虽然我已经是晚期，这辈子都无法痊愈了，但4年来，这一路的收获真的是满满当当，我已经不再是那个胆小懦弱的小女孩儿了。人生中这些过程远比结果更重要，活着对于我来说是一件很美好的事情。既然来到这个人间，便去经历、去感受、去欣赏一切微小的欢喜，即使很难，即使时间没那么多了，我都在用尽全力……

2023年3月的复查一结束，我就坐上了去往大理的飞机，至于检查结果嘛，回来再说吧……

用爱经营的家

宋 丹

这些年，我用一个并非强健的身体，用自己全身心的爱，为整个家庭，为老人和孩子撑起了一片爱的天空。

家是什么？家是握在手里盈盈一脉的馨香，家是一砖一石用爱砌出来的城堡，家是一家人手牵手走过的一个圆，融融的亲情、温暖的话语、由衷的祝愿、共同的甘苦……我就拥有这样的一个家，一个用爱经营的家。

我是锦州石化公司储运联合车间的一名普通女工，2000 年和所有同龄人一样，怀揣着梦想和抱负，走进了石化公司这个大集体。

2006 年，在 26 岁生日那天，我被确诊为乳腺癌，做了切除手术。爱美是每个女人的天性，但是身体上的残缺一度让我不知如何面对自己今后的生活。看到母亲担心的眼神，我选择了坚强和勇敢，积极配合医生的治疗。因为身体的关系，我不得不离开自己

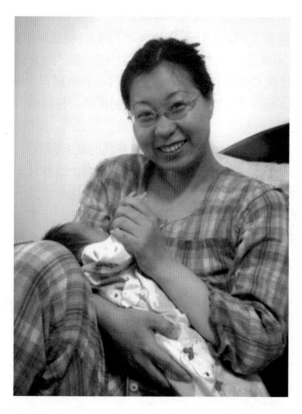

喜欢的岗位，作为车间的替补人员开始了监护、防火的工作。在很多人的眼里，监护工作很轻松。但当我真正接触到了这个工作，才知道其中的责任性。我觉得无论干什么都要用心去干好。就是凭着这份爱岗敬业的精神，在防火员的平凡岗位上一干就是 17 年。在这 17 年中，从未发生过施工事故，保证了公司生产的正常进行。

在工作上我是巾帼不让须眉，在家里也是全身心奉献，努力为家人撑起了一片爱的天空。2008 年年底，一个小生命在我身体里悄然孕育。在查出怀孕后，身边所有人都劝我放弃孩子，先维持自己的身体。然而，母爱让我觉得，无论如何都要保护好这个孩子。为了减少对孩子的伤害，我停止了一切控制癌症的药物。这个孩子

是我的希望和动力，身体上的不完整我无法弥补，上天给了我做母亲的机会，我就一定要珍惜不能放弃，只要有希望我就会努力，我不想做不完整的女人。感受着肚子里的宝贝一天天长大，我觉得自己真的很幸福。

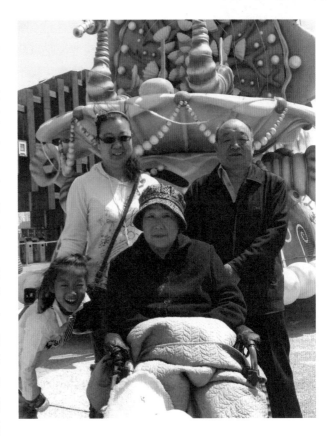

女儿出生前 1 个月，婆婆因为糖尿病并发脑血栓病倒了，右侧偏瘫生活不能自理。平时在家里说一不二的婆婆由于失去了语言能力，脾气非常暴躁，经常无缘无故地发脾气。孩子满月之后，我经常带着孩子去婆婆家，婆婆只有看见孙女才会有笑容。由于婆婆右侧肢体偏瘫，为了防止肌肉萎缩，每天都要进行按摩，我特意在网上查资料学习按摩手法，帮助婆婆在家里做康复治疗。为防止她长压疮，我每隔两个小时就要帮她翻身活动，还要不定时地给她换尿不湿。

婆婆的病情几次恶化，进行了截肢手术后，又增加了心力衰竭等症状，给护理又增加了难度。由于爱人工作经常要上夜班，婆婆几次半夜发病，我都陪着公公去医院照顾婆婆，怕公公年纪大了一个人照应不过来。看着婆婆输完液，安排好两位老人，我还得赶回家为孩子们做早饭，送孩子上学后，还得按时赶到单位开始一天的忙碌工作。

我就这样频繁往返于家和单位以及医院之间，早已忘记了自己也是一名需要人照顾的患者。为了更好地照顾公公婆婆，我将搬迁的房子选择和公婆家同一个单元，婆婆家是一楼，我自己的小家在二楼。为了让公婆住得舒服一些，装修的时候我亲力亲为，挑选材料也是以婆婆的需要和舒适为前提条件。当别人对公公说"看你家的闺女多孝顺啊，天天把老太太照顾得这么好"，公公总是自豪地说："不是闺女，这是我家二儿媳妇。"大家都羡慕地说："你们真是好福气啊，这儿媳妇比闺女都强。"婆婆虽然不能说话，但是当别人提到儿媳妇的时候，她总是笑眯眯地拉着我的手。

上天给我的磨难远远不止这些。我女儿在 6 个月时被诊断为先天性心脏病，医生说 3 岁之前要做手术，不能错过最佳的治疗机会。为了给孩子尽早凑够手术费用，从来没有做过生意的我，晚上去夜市摆摊，为了三五块钱和人讨价还价。当时车间施工任务多，每天早七晚七延时作业，我早上 5 点多起床，6 点半之前就要到岗位签署当天的作业票据，检查防护措施，保证 7 点准时开工。晚上下班后，我直接赶到夜市出摊，顾不上吃饭，经常是买个煎饼果子对付一顿，直到半夜才能到家。周围人劝我不要摆摊了，自己还是个患者，身体受不了，但是我总是淡淡地说吃点药就没事了。

孩子在 22 个月时出现了严重的并发症，我不得不提前带着孩子去北京做心脏修补手术，看着手术后在重症监护室里昏迷不醒的孩子，这几年的辛苦与担忧都化作了泪水流了出来。丈夫经常开玩笑说，在他的眼里我就是个刚强的女人，到那一刻才发现我也有脆弱的一面。

除了自家的事情外，我丈夫的哥哥离了婚工作又很忙，没有时间照顾孩子。侄子由于没有人看管，学习成绩不佳，又缺少父母关爱，产生了厌学的情绪，甚至开始逃学。我就把他接到自己家里一起生活，陪他聊天，一点一点培养他的自信心，鼓励他不要放弃自己，经过和学校沟通，最后选择让他休学一年。在这一年里为了不让他的课程落下太多，我每天都陪他一起学习，在网上找适合他的练习题，去书店给他买需要的学习资料。有一次为了给他买一本参考书，我几乎跑遍了锦州市所有的书店。侄子生病时，我陪着去看病，旁边的人好奇地问："你这么年轻，孩子都这么大了？"我赶紧解释："这不是我儿子，是侄子。"2019 年，侄子以优异的成绩考入了辽宁建筑大学，2020 年又以在校大学生的身份参军入伍，成为一名光荣的武警战士。

2017 年我因锁骨上淋巴转移，入院接受治疗。面对年幼的孩子和家人的关爱，我再次选择了用乐观和坚强来面对疾病。至今，在这条抗癌路上我已走过 17 年，这些年里，我用一个并非强健的身体，用自己全身心的爱，为整个家庭，为老人和孩子撑起了一片爱的天空。治疗期间，我还加入了"阳光家园志愿者"队伍，用我的经历鼓励和帮助更多的病友。

用快乐愈人、愈己、愈世界

金凤娟

只要内心有阳光，世界都会充满温暖。用快乐愈人、愈己、愈世界。

我叫金凤娟，是从农村打入城市的乡下姑娘。那年，18岁的我，是村里走出来的第一个大学生，那叫一个扬眉吐气！但毕业时我尴尬了，刚刚赶上了不分配工作。于是，我东一头、西一头闯荡在找工作的路上，做过保险，干过服装加工，开过美容院，卖过鞋油，卖过农药，卖过化妆品，还种过蘑菇。在各行各业试水，把我淹得够呛，也没达到胜利的彼岸。直到儿子出生后，我的工作才走上了正轨。一头扎进了建筑工程行业，从预算员做起，一直做到总监。那时的我是个工作狂，工作兢兢业业，从不甘人后，经常加班到深夜。就这样在不断学习和进步中，我的小家也不断殷实起来，生活也越来越好，可以说是春风得意。

但努力工作换不来一切，至少换不来健康。在经历了几近抑郁的工作压力后，2013年年底，我做了一个乳腺结节局部切除手术，一觉醒来却变成了全切根治术。对此我很淡定，没有害怕悲观和恐惧，也让家人平静下来，与我一同对抗疾病。术后化疗期间，我一直在上班，乐观面对一切。化疗结束后，我迫不及待地投入大自然的怀抱，订了张

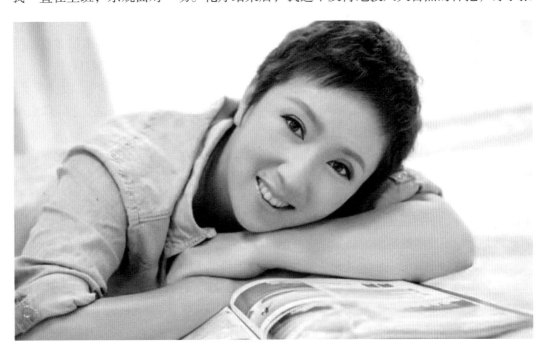

机票跑到云南玩得不亦乐乎。记得有天晚上泡温泉，去时戴着假发，回来时天已漆黑，就懒得戴假发了。在回房间的路上遇到了眼神超好的同行队友，问我剪头去啦？我说是啊！第二天早上她再看见我就来了句："头发长挺快啊！"

时间过得飞快，一晃到了年底，我常规复查发现，沉默了多年的1cm卵巢囊肿，4个月里长到了最大直径7cm。我无奈之下再次住进医院，做了卵巢摘除术。

两次大手术过去，我觉得该消停了，可天不遂人愿。2015年10月我在又一次的常规复查中，头部CT发现了脑膜瘤，医生怀疑脑转移。我蒙圈了，这老天爷咋还没完了呢！但是怕也没用，我去看了心脑血管专家，专家告诉我观察3个月，如果没有变化就不要理它。我心情忐忑地观察了3个月，又3个月，它居然一直没有变化。

从此以后，我放弃了工作，开启了旅行模式，走出家门，走出国门，走向美丽的名山大川、名胜古迹，也走向幽深僻静的山谷小溪。

2016年，从来不知自己还有点艺术细胞的我，碰到了一位伯乐，加入了艺术团，开始了模特、跳舞的文艺生涯。同时，因着童年的梦和爱好，我又加入了书法班，玩得不亦乐乎，学得兴高采烈！

就这样过了2年，2017年年底，肋骨的持续疼痛让我莫名的心慌，检查发现肋骨2处转移。这一次，由于对骨转移的无知和恐慌，我不淡定了。思虑半月后，我再次走出家门，去柬埔寨释放心情，在异域山水之间，把人生想个透彻明白。自我疗愈后，我回到了舞台上，唱歌、跳舞、演话剧情景剧。在辽宁、北京等地一些公益活动的舞台上，都有我快乐的身影。

我经常参加社会活动，有幸结识了一位热心的美女姐姐——美丽人生。随后，我组建了属于患友自己的艺术团模特队，带着大家突破自我，一起用欢乐抗击病魔。我和美丽人生姐姐共同组建了"向快乐出发——吃喝玩乐游"微信群，组建了20多个兴趣爱好群，开启了"向快乐出发"之路，我承担了书法、走秀、手编、美妆、摄影等多门课程的授课任务。看着姐妹们变得漂亮、气质、自信、阳光，我心里别提有多高兴啦！

我们带领越来越多的患友姐妹走出去，在大自然中载歌载舞、拥抱阳光、漫步青翠、汲取花香。我们每年还为姐妹们举办涅槃重生生日会及大型新春医患联谊会。姐妹们竭尽所能展现最美的自己，人生也变得更加美丽。

2020年是多灾多难的一年，随着新冠疫情的暴发，线下活动被迫按下暂停键。我每次听到姐妹们对沟通交流渴望的呼声，视频交流里看到姐妹们无精打采失去光泽的面庞，心里很着急，深知此时精神支持的重要。于是，我们增加了线上活动内容，得到医护人员的大力支持，中西医轮番上阵，传播知识，答疑解惑，姐妹们在聆听中解了自己心中的疑惑，学到了更多的防病治病知识，并把知识传播出去，让更多人受益。

在线上直播中我经常跟大家说，有很多姐妹抱怨老天不公，让勤劳善良的我们患上重病，其实换个角度看问题，患了乳腺癌，正是老天给我们的警醒。患病前，我们哪一个不是拼命三郎？哪一个不是女中豪杰？又有哪一个不是负重前行？我们一直都在为别人而活，从来不知道好好爱惜自己。所以，老天一记重锤敲在头上，告诉我们该为自己活啦！该好好爱惜自己的身体了！不保护好自己，你拿什么去保护家人？没有了生命，你创造的那些价值还有什么意义？虽然我们患病要经历很多痛苦煎熬，但还有改过自新的机会，还有大把时光去做自己想做的事，去实现曾经不敢奢望的梦想。有时放弃不等于失去，反而会得到更多。

疫情期间，我们还组建了志愿者团队，随同主任医生出诊，为那些处于茫然、犹豫、恐惧、焦虑，甚至抑郁的患友们提供帮助，用我们的亲身经历和同理心，与她们站在同一角度去面对病情，并邀请她们加入快乐团队，共同抗击疾病，抱团取暖，让她们看到希望，看到未来，有信心和我们一样，快乐地活着。

我的微信已有 1 千多名患友及家属，她们愿意和我分享自己的喜怒哀乐，我会用自己仅有的微薄知识为她们答疑解惑，让那些对生命和生活失去信心的姐妹们重燃抗病的希望，让她们无处诉说的心事找到了宣泄的渠道。

至今，我已在抗癌路上走过 10 年，想告诉众姐妹几句话，病魔不可怕，可怕的是你没有对抗病魔的信心。不必仰慕别人，自己就是最美丽的那道风景，也不必去超越别人，我们需要超越的恰恰是自己，做一个有梦想、有追求、热爱生活的人。只要内心有阳光，世界都会充满温暖。我会一直在志愿者的路上走下去，用我的阳光和正能量，感染身边的每一个人，用快乐愈人、愈己、愈世界。

我的蜕变之旅

李 芳

　　癌后的磨砺让我懂得，人要能够接纳一切，能容下生命的不完美，也要经得起世事的颠簸。

　　每位天使背后都有一段坎坷的生命，都有一段感人至深的故事，有着从迷茫、忐忑不安到从容不迫。正因为这个经历，才使得姐妹们走上志愿者之路，用爱心去帮助那些正在被病痛折磨的姐妹们，天使们用自己的光去照亮世界，温暖着、爱护着彼此！天使姐妹们都是最棒的！

　　2008年我被确诊乳腺癌，2012年6月又被确诊肺转移，一切都历历在目，仿佛发生在昨天。肺转移后，不堪一击的内心瞬间崩溃，我的生命进入倒计时，我还能活多久？

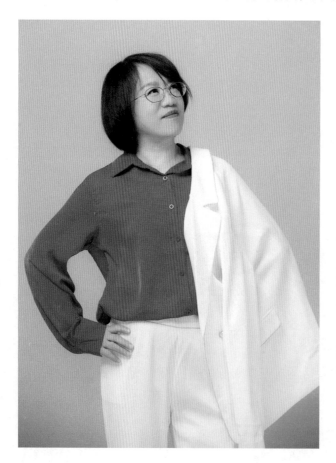

这个问题立刻从脑海中蹦了出来，我绝望了，悲观地对男友说："反正也这样了，就随它去吧。"

　　消沉的意念始终缠绕着我，似乎突然间对所有的事情都失去了兴趣。有一天晚上，我俩通电话，他对我说："这几天来，对于你的病我想了很多，有这么两条，我说说你听听有道理没有，也许对你能有些帮助……"他停下来，像是喝了口水后又说："你首先应该想想，既然活着总会碰到这样那样的不幸事件，我们总该挣扎挣扎吧？"

　　我当即就打断他说："唉！算是命该如此吧！想明白了也没什么！"

　　他却说："你别急，慢慢听我说，既然是命里注定的，就不能对病痛逆来顺受吧？你说的不对，你该放松些，看淡它，争取和医生一起把病魔驱走才对呀！你已经受过一次痛苦，做了6次化疗，又是大手术，你都挺过来了，要活下去且活得更美好！"

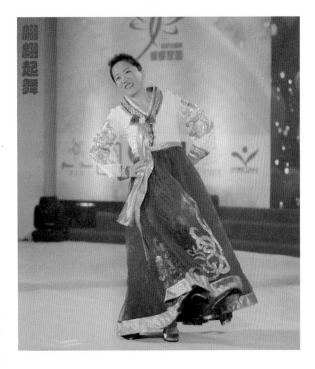

我立刻回他说："我当然想好好活了！可是……"

他像是找到了机会一样，打断了我的话，说："那就该是第二条了，治疗结束后，我们开始跑步锻炼身体，我给你制订计划，从快走到慢跑，循序渐进，并且坚持下去，一准会有美好的事情发生！不信你就试试？"

于是化疗结束第三个月起，我就天天按着他所说的，快走和慢跑交替进行。就这样，公园里多了我这个"光头跑"。有一天正在慢跑时，遇到一个可爱的老伯，他对我说："天天看你跑步，你是不是要参加马拉松赛啊，这么努力地天天练？"我哈哈大笑起来，使劲地点点头。

时间是最好的验证，一季又一季，一年又一年，转眼十来年过去，我坚持下来了，熟悉我的人都这样评价说：如果你不说的话，谁都看不出来你得过那样的病，看起来和健康人一个样！

回首自己患病的日子，是家人的陪伴给予我力量，给予我温暖。我忘不掉患病期间，哥哥成了我的专职司机和秘书，为我开车接送，还准备好所有看病需要的材料；姐姐、姐夫成了我的御用厨师，姐姐更是常常在医院陪护我。2012年7月的北京，盛夏之际经常下大暴雨，姐姐、姐夫几次在送饭的途中被倾盆暴雨淋湿了全身，为了让我在化疗期间及时吃上可口的饭菜，他俩没少吃苦受累。儿子是个历史老师，利用寒暑假之便，几次带我在国内外旅游，一路上给我讲解各国历史、风土人情，成为我的最佳导游。

治疗结束后，我建了微博和博客，在微博中认识了不少病友，看到那么多顽强的癌友都在博文中发文激励自己，我也深受鼓舞。偶然在一次微博对话中，我结识了一名北京病友英姐，我俩相谈甚欢。在一次通话时我得知，英姐因再一次的复发致使心情低落，正在住院，但她不想再次治疗了。

知道英姐情绪低落，我很着急，没有丝毫犹豫就与她约定周六去医院看她。周六一早，我买上刚摘的昌平草莓直奔医院。当我走进病房时，所有病友呼啦一下把我围住，上下打量着我问："你是肺转移？真的吗？"她们看到站在面前的也是一个晚期患者时都很惊讶，还说根本看不出来。

我向她们介绍了自己曾经的经历以及后期的恢复。看到我如此开朗、阳光，病友们

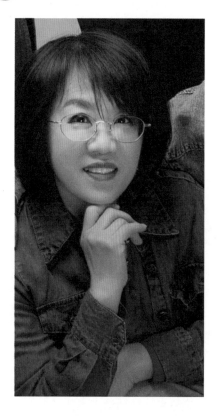

都向我竖起大拇指，英姐也开心地笑了。我们聊着笑着，缓解了心里的压力，增加了活下去的勇气。从医院出来，我心里喜滋滋的特别轻松，那种帮助了他人，使人从中获益的感觉，让我开心得无法用语言形容。这次无意间的举动，为我加入"守护天使"打下了基础。

2013 年，我加入世纪坛医院的"铿锵玫瑰战友团"，走进了一个助人为乐的新天地。我们在一起交流心得、聆听专家的抗癌防癌科普讲座，参加各种旅游和文娱活动。在健康大课堂里，在青山绿水间，在欢声笑语中，我们更加快乐与自豪。"癌"使我有了新的组织，结识了新朋友，我也逐渐走上了志愿者的道路，找到了自己在组织中的位置和价值。

在"铿锵玫瑰战友团"基础上，我又加入了"守护天使志愿团队"，为新的病友提供病房探访和门诊咨询服务。癌症患者一般在承受病魔带来的肉体痛苦及精神的打击后，在漫长的康复治疗过程中，病友间贴心、知心，抗癌成功者的亲身经历，对患者来说就像雪中送炭，使患者有了信心的萌芽，恐慌心理逐渐减轻。即使病情稍有波动甚至反复，也能及时调整，与癌魔斗争一点也不孤独。看着病友露出笑脸，我也万分高兴，觉得自己有了用武之地，能帮助别人，特别是和我有着同样经历的人，让我觉得活得更加有意义。

记得 2019 年 5 月 19 日，北京的天气异常闷热，我和葛琳临危受命，冒着 36℃的闷热高温去医院探访，顾不上一路的劳累，换上服装走进病房，一位正在输液的姐姐双眼望着屋顶。当我们自我介绍后，临床的姐姐也凑过来，"你俩都是和我们一样的病？"邻床的姐姐张大嘴，半天也没合上，惊奇地上下打量着我俩，半信半疑。我告诉姐姐，这个床我也住过，我还是肺癌转移的患者，姐姐拉着我仔细端详着问："我要抱抱你可以吗？"我伸出双手来个大大的拥抱。天气虽热，但我们的心是凉爽的，看到两位病友在我们的帮助下露出开心的笑脸时，我们感到无比的自豪。其实我们在给予病友温暖的时候，自身的病痛已经减轻了很多。因为只有当自己摆正心态、充满力量的时候，我们才会更有意志去帮助更多人。爱，让充斥着消毒水的病房变得温馨，让患者拥有了明媚的心态。

癌后的磨砺让我懂得，人要能够接纳一切，容下生命的不完美，也要经得起世事的颠簸。如今，我已从患者变成康复者，又从康复者加入志愿者队伍，做了一名守护天使，我走过的 13 年康复路，就是群体抗癌之路，就是感恩与回报的志愿者之路。

一张纸打破了我的梦想

郭秀君

性格决定命运，爱好激发情绪，情绪就是一种能量，即便是癌症，也只是上天的一次考验，人的生命只有一次，挺过去便又是晴天。

天有不测风云，人有旦夕祸福。我的一生可谓是命运多舛，一路坎坷，往事酸甜苦辣，不堪回首。

早在20年前，一纸诊断书打碎了我的梦想，从一名健康人不幸地变为乳腺癌患者。当看见白纸黑字清清楚楚地写着"浸润性导管乳腺癌"的时候，我真的蒙了，从医生手中接过诊断书的那一刻，陪我一起去医院的爱人和姐姐说的话我都听不清了，脑子里一片空白。我不敢相信，也不愿意相信，但又不能不信。那时候，人们对癌症的认识少之又少，但是对癌症的恐惧大多具备，"谈癌色变"这话一点也不夸张。多少人身患癌症，饱受病魔的折磨，多少家庭因为有患癌的亲人，失去了往日的欢笑。

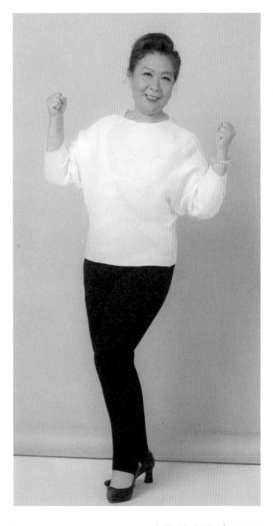

拿到诊断书后，回到单位的我把自己关在办公室里许久不想出去。从始至终，我都不相信自己会这么倒霉，但心情平静下来后，我还是鼓起勇气，找单位领导请假。领导给予我安慰和鼓励，要我用坚强与自信去和病魔作斗争。家人、同事、朋友也都安慰我，我自己也决心尽快调整好心态，既然疾病找上了自己，就要坦然接受，正确面对现实，积极配合治疗。

因为当时的情况是处在乳腺癌早期，所以做了保乳手术，而对于确诊癌症的人来说，早期治疗是更有机会治愈的。手术后，根据大夫医嘱做了放疗。因为单位人员紧张，我当时只休息了40天，之后每天早晨做完放疗就直接去上班，可以说有家人、同事和朋友们的鼓励加以自己的努力，身体恢复得还算不错。术后我按期复查，并用中药调理了3年，几次复查的指标都很好，自己认为已经痊愈了，所以就没有坚持继续服药。

接下来，10年的时间平安度过，我感觉自己真的没事了，那时也已退休，就想着怎么高兴怎么玩，每天不知疲倦、到处游历，玩得不亦乐乎，几乎忘了自己曾是一名癌症患者，所以也就没有重视每年的体检和复查。但是，好运并没有降临到我头上，命运跟我开了一个大大的玩笑。10年后，乳腺癌复发了，这确实与我掉以轻心有关，且这一次病魔来势更为凶猛。

那是在2014年，我和单位同事结伴外出旅游，在返京的飞机上，在没有感到任何不舒服的情况下，我突然又流了鼻血（第一次发病也是流鼻血）。这次我没有任何犹豫，没有片刻耽误，下飞机的第一时间就去医院找大夫，进行了一系列检查，结果确诊为乳腺癌复发。

过去几年里我虽然有些疏忽，但毕竟在抗癌路上走了10年，积累了一些经验，所以不像初次患病那样恐惧。确诊后，我很快做了右乳根除术，术后做了多次化疗。这次复发使我接受了教训，提高了对自己健康的重视度，再不敢掉以轻心。这次确诊是三阴乳腺癌，后续治疗没有可用的药物，于是我就看中医，对身体进行综合性调理，同时也注意调整心态，减少心理压力，并且积极参加社会活动，参加抗癌组织活动及社区党员活动，按期到医院复查，最初几次复查，指标一直保持良好。

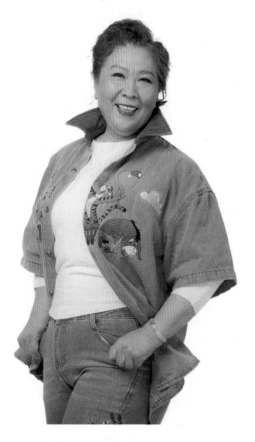

然而，天有不测风云。2016年，家里突发恶性事件，我大妹妹在外出旅游时突发疾病，病故于异国他乡。由于伤心过度，我的健康状况直线下降，导致癌细胞转移到淋巴。2017年，医生给我做了腋下淋巴癌手术，之后吃卡培他滨化疗药半年。2018年，我发现鼻子上长了一个小黑点，有一年半的时间在逐渐增大，于是在2019年又去医院进行检查，结果为基底细胞癌，医生用激光半导体手术进行了治疗。2021年，我又做了甲状腺癌切除手术，现在已恢复正常。经历如此种种，我好像练就了金刚不坏之身，有时候和朋友一起聊天，问起我的健康状况，我也会幽默地调侃一下自己就是打不死的小强。

总而言之，前后 5 张纸，将我的身体健康情况彻底改变。走过漫长的康复路，我认为得病不可怕，只要能正确对待就好，乳腺癌全切手术初期我恐惧过、彷徨过，但从未绝望过。人们常说，性格决定命运，爱好激发情绪，情绪就是一种能量，即便是癌症，也只是上天的一次考验，人的生命只有一次，挺过去便又是晴天。

在 20 年的抗癌过程中，我从不拿自己当患者看待，虽然经历害怕、绝望，但从来没有放弃，因为我知道，癌症虽然恐怖却可以医治。在"铿锵玫瑰战友团"，我结识了很多病患姐妹，我们在防癌路上并不孤独。

要想快乐，其实很简单。忘掉烦恼，用一颗宽容的心去面对生活，那么快乐就会经常地光顾我们。生活就像一艘在海上航行的小船，有时顺风，有时逆风，有许多快乐，也有小的烦恼，

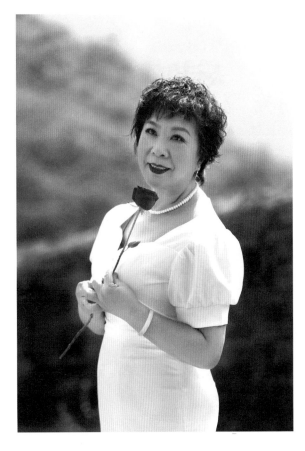

只要用心去感受生活的美好，生活中的烦恼就会化为乌有，快乐时刻在我们心中，我们身处快乐的世界，拥有快乐的生活，敞开快乐的心扉，这就是简单的快乐。

大家都希望自己所爱的人健康快乐，都想以生活中有我而感到骄傲。快乐自己找，绝对没烦恼。有段歌唱得特别好，人生一世不容易，谁能没烦恼，柴米油盐酱醋茶，金钱不能少，无论贫穷与富贵，赚钱都不易，要想生活的幸福，快乐自己找。要想青春不掉队，快乐自己找。快乐自己找，烦恼都赶跑，郁郁寡欢度时光，不如开心笑；快乐自己找，心态最重要，钱多钱少都得活，那就开心笑；快乐自己找，烦恼都赶跑，跳跳舞来唱唱歌，心情自然好；快乐自己找，心态最重要，大事小事不算事，一起开心笑。

健康是生命之本，为了让自己有一个好身体，一定要记住，生命的神医从来不是别人，而是自己，所以我的健康我做主，活在当下一定要玩得开心，活得潇洒。愿我们所有的姐妹在今后的日子里，平凡充实地过好未来的每一天。请坚信，在抗癌的路上，你行我行他也行，我们大家都能行。

忘却病痛，让生命的羽翼丰满

阎 红

保持心情愉悦，不为往事忧，只为余生笑，好好善待自己，把每一个今天过好，就是最好的明天！

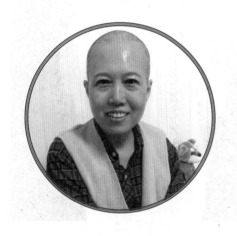

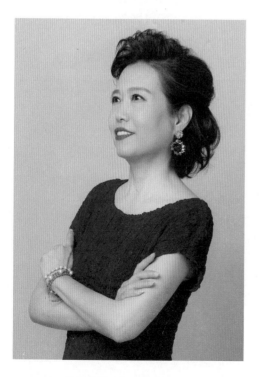

2018 年 1 月中下旬的一个周末，我下班后，像往常一样跟同事约着去打羽毛球，回家躺在床上休息时感觉右胳膊有点不舒服，就用手去按摩。上下摩挲胳膊时，无意中碰到右侧乳房，发现那里有一个挺大的肿块，心里有点紧张，想着去年 10 月刚在单位做完年度体检，一切正常，就觉着应该没事，可心里还是有点嘀咕。

周六起床后，我决定去家门口的龙潭小医院检查一下，接诊的医生很有经验，用手一摸就让我赶紧去大医院做检查。

我周一去了小姑子所在的陆军总医院，做了乳腺超声检查，医生立马要求住院。我赶紧联系小姑子，她带我直接找了乳腺科白主任，主任看了片子说确定无疑，不要抱任何幻想了，也不用做穿刺了，直接安排手术。

紧接着就是一系列术前检查。1 月 25 日，医生安排做了右乳根治手术，术中做了快速病理，术后病理结果为右乳腺浸润性癌，属于中期，淋巴清扫 15 个，里面有 5 个癌细胞，属于 2 级转移，但 her2 结果不明确。之后我又去其他医院做了 2 次检查，最终确定 her2 为阴性。至此，我的术后治疗方案确定：化疗 8 个疗程，放疗 25 次，内分泌治疗 5 ~ 10 年。

化疗对我来说，没有想象得那么可怕，因为吃了医生推荐的止吐神药，化疗期间一次都没吐过，每天正常吃喝，只是每隔21天去医院住两天，每周冲洗一次PICC输液管，隔天验一次血，发现白细胞低了就打升白针，第一次打针还发烧了……开始掉头发是在第一次化疗结束后一周，刚发现掉头发，我就主动去理发馆把头发剃光了，出门的时候戴上假发，在家里就光着头，感觉挺清爽利落的，光头也不难看。

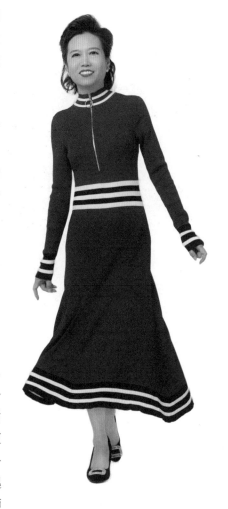

化疗结束后，我开始连续五周的放疗，刚开始没什么感觉，不过就是躺在仪器上扫一扫，也就一刻钟的功夫。所以我上午放疗，下午又去上班了。但是在一次洗澡时我不小心把腋下的肉皮搓破了，后果很严重，破皮的地方一直不愈合，那时是夏天，我在家就光着膀子，防止伤口再破。放疗结束后，伤口好久才愈合，胸部皮肤变黑了，好久才恢复。后来我得了放射性肺炎，这才知道了放疗的厉害，对身体伤害有多大。

手术做完后，我没有自怨自艾，而是坦然面对。为了争取早日恢复体力，在医院，小护士给了我一个红心海绵球，我每天就练习握力，刀口愈合以后就开始做爬墙锻炼。我事先在门框上用左手画几道线设定目标，每天一点点努力往上够，看着自己一点点爬高，非常开心，一直锻炼到胳膊能完全抬起来伸直。后来，我又按照医生发的"消肿操"视频进行锻炼……说实话，像我这样喜欢运动的人，因为腋下淋巴清扫后不能运动，对我来说比失去一侧乳房还要可怕。

得病之后，我没有像别人那样藏着掖着，唯恐同事、同学、朋友知道自己得了重病，而是告知亲人和朋友们。因此，我除了得到自己家人的悉心照料之外，还得到了来自各方面的支持和帮助：工会和党组织送来了慰问金，师傅和老师给我送来灵芝孢子粉，同事和同学送来慰问品和慰问金，同事还提议为我募捐，被我拒绝了。部门同事每人给我写了一张爱心鼓励卡，让我非常感动，看着每一张卡片的话语，眼泪忍不住地流，确诊癌症我都没流泪……在这里，我要感谢他们，给予了我战胜病魔的信心！

治疗后，我开始正常上班，一切逐步走上正轨。可非常不幸的是，2019年1月厄运又降临了，我的胃出现问题，被确诊为胃癌，很快做了胃大部切除手术，病理结果为胃浅表溃疡型低分化腺癌，部分胃印戒细胞癌。虽然印戒细胞癌很凶险，但好在是早期，我做了8个疗程的化疗。

接连遭遇两次癌症袭击，我的心情非常郁闷，无法排解，后来结缘于"铿锵玫瑰战

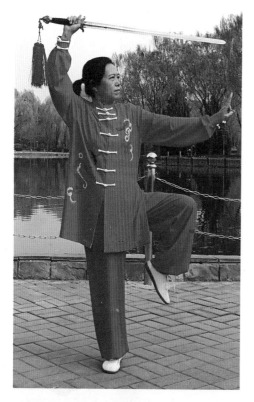

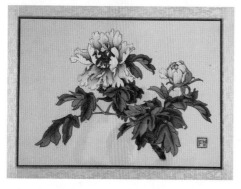

友团",认识了很多病友,大家抱团取暖,互相鼓励,陌生人之间特别的情谊让我倍感温暖,增强了战胜病魔的信心。后来,我走模特步、唱歌朗诵、习练舞蹈、打太极、学绘画、练书法等,这些让我忘却了病痛,让我的生活丰富多彩起来,让生命的羽翼更加丰满。

得病之前,我对音乐、舞蹈一窍不通。2021 年 3 月 11 日,杜庆洁为我打开了舞蹈的大门,邀我加入新组建的"铿锵玫瑰呼啦漫舞队",每周四成了我和姐妹们聚集在一起的快乐日子。经过 2 个多月的学习,我们参加了 6 月 5 日在 5House 思创园举办的公益演出,后来又参加了"弘扬红色精神,乐享健康生活"等多个演出。经过 2 年多的学习,我已经学会了多个舞蹈,现在呼啦漫舞已经是"铿锵玫瑰战友团"周年庆的保留节目。

还有一个值得一提的事情,就是 2021 年 4 月 28 日粉红创业工坊手绘培训北京站开班,气质优雅的孙琳琳老师带我走进了梦寐以求的工笔画世界。我不仅学到了工笔画的技法,还学到了一些绘画基础知识。短短几次绘画课,为我重新开启了人生,增添了退休生活的色彩,同时也提升了战胜病魔的信心!

最近这 3 年,我主要的健身运动是打太极和练健身气功。每天早上先做一遍八段锦、十二功法、五禽戏、八法五步,再打一套太极拳、太极剑、太极扇等,运动之后我一天都筋骨舒畅,神清气爽。去年 6 月,我在 2022 年全球太极拳网络大赛中获得 24 式太极拳 D 组三等奖,11 月又在第十三届北京国际武术邀请赛中荣获 32 式太极剑 J 组一等奖。由于每天坚持运动,自我感觉免疫力有所提高,所以我极力推荐姐妹们学起来,动起来。

患癌 5 年来,我的生活变得越来越丰富多彩,不认识的人见到我,根本看不出我是一个癌症患者。忘却病痛,保持乐观的心态,做一些自己喜欢的事情,动静结合,动可强身健体,静可修身养性,总之保持心情愉悦。不为往事忧,只为余生笑,好好善待自己,把每一个今天过好,就是最好的明天!

路不平　走下去

李　立

　　身患癌症不是灭顶之灾，是命运将我们推上了重新认识自我的道路，每个人都有承担探索和创造生命奇迹的责任和使命，为人类战胜癌症做出应有的贡献。

　　我叫李立，站立的立，1956年出生。

　　1958年，一场瘟疫"骨髓灰质炎"（俗名"小儿麻痹症"）感染了成千上万的儿童，我不幸中招了。2岁的我已经可以满地跑了，但40天住院隔离后，我的两条腿像面条，站都站不起来了，下肢失去了功能。父母抱着我跑遍了北京各大医院，求医问药，想方设法治疗。1964年，我在积水潭医院做了大手术，石膏打到胸部，半年后才能把石膏全都拆下去。

　　我当时躺在床上，想象着有一天能坐起来、站起来，能和小朋友在院子里跳皮筋。

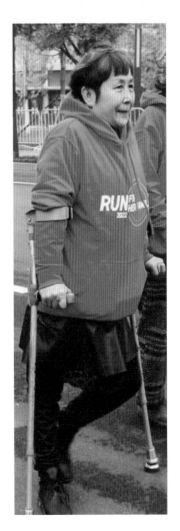

　　8岁的我终于能拄着双拐去上学了，真高兴。上学的路上，别人能跑能跳，我却一歪一扭地走，路边有那淘气的孩子叫我小瘸子、小拐子，好听点的叫我"路不平"。15分钟的路，我要走近1个小时，面前的路对我来说确实不平。

　　我学习很好，同学们上课间操，我把黑板擦得一尘不染，同学们上体育课，我把教室打扫得干干净净。干完活我趴在窗口，看着同学们跑呀跳呀，羡慕极了，下决心一定要好好学习，将来做个有用的人。学生时代对我来说也很温馨，在小学、中学、大学，班里没有一个同学让我伤心，从没有人当面叫我"路不平"。感恩我的老师和同学们！

　　高中毕业我被分配到塑料厂，在厂工作期间，我很努力，还在职上了大专，成为厂里的工程师。我和爱人一个工厂，他是钳工技师，我画图，他实施，完成了上百项技术改造，双双受到嘉奖，爱人还获得了首都"五一"劳动奖章。

　　1996年，受改革大潮冲击，工厂面临倒闭，我们夫妻

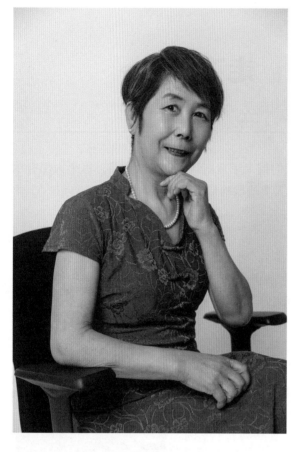

双双下岗，自谋生路。那时孩子刚上中学，我夫妻俩已人到中年，改行创业，谈何容易，只好在小区门口开个小店"革立服务部"，经营打字、复印、家电维修等项目。我们的竞争对手是干了多年的外地人，但靠着精湛技术和用心服务，方圆几公里的街坊邻居都来找我们修彩电冰箱。

1998年，我家被评选为全国"五好文明"家庭，那一届北京市只有三家当选，李素丽、孙茂芳和我家。同年我被妇联推荐为第十届宣武区政协委员，担任了人民陪审员和检查监督员，认真履职尽责，相继提出了18份提案，件件被落实，还获得了优秀提案奖。

与此同时我积极参加社会公益活动，被宣武区残联聘为宣武残疾人副主席、肢残协会主席。那时候我可真能干，每天在早上七点到晚上九点经营小店的同时，还抽时间义务帮助周围残疾人就业。2002年到2004年间，我帮助了27名残疾人在社区就业，为北京市每个社区安置一个残疾人专管员奠定了基础。

意外总是在毫无防备的时候突然而至，灾难再一次降临在我的头上。那是2003年10月的一天，在帮助残疾人社区就业的路上，我骑着自行车在立交桥下与一辆逆行的残摩相撞，右腿胫骨粉碎性骨折，从此再不能骑自行车，只能挂着双拐继续走路。尽管如此，在推进残疾人事业发展的过程中，我出了一份力，心里感到一分欣慰。

天有不测风云，人有旦夕祸福。2010年，孩子已经毕业并有了较好的工作，我也拿到了退休费，本该享受晚年生活了，却被诊断出患了乳腺癌，并且已经淋巴转移。

经历了化疗、放疗、手术后，我身心疲惫，感觉很迷茫。2013年偶然的机会，我结识了杜庆洁，参加了"铿锵玫瑰战友团"，参加了多次培训，成为第一批"守护天使"。每一次接受任务我都认真对待，并当作学习提升自己的机会，病房探访、门诊咨询，真正感受到了能够为病友姐妹服务的乐趣。

历经磨难，我仍旧热爱生活，喜欢融入大自然，擅长跟团旅游，不但玩遍祖国大好河山，还去了东南亚和欧洲，途中初次相识的伙伴们对我是从担心到佩服，他们说："你们这帮残疾人是咱们团里玩得最开心、最勇敢的，我们都被你们感动了。"我还经常带领残疾朋友和病友姐妹抖空竹、练太极拳、做健身操，还和妹妹一起教十几个肢残朋友学会了游泳。

2018年5月，我骑小电动三轮车侧翻，右手背贴到了小臂上，造成粉碎性骨折，医生用三块钢板做了固定。我就医后回到家，接到通知要更换暖气管，这是个大工程，我家是半地下，都是三四英寸的大主管，需要一个多月才能结束。所有东西都要整理，我举着受伤的手，心里非常着急，情绪跌到了低谷。不平的路上，竟然是一个又一个的坑，我不断摔倒，再不断地咬着牙爬起来。

2021年，我被评为北京市爱心助残"自强模范"。与此同时，更大的灾难和考验降临了，我复查时发现骨转移、肺转移、肾上腺转移。女儿听说慌了神，几次问我："妈妈你到底哪天死呀？"

我哪儿知道啊！阎王爷都要现查生死簿。谁能说不怕死，但死也要死得有尊严。我对女儿说："我快死时不要插管，不要抢救，趁着没死透，把能用的器官摘掉给需要的人用。"我在网上签了器官遗体捐赠同意书，女儿也签了。

时至今日，已经过去了一年半，这期间，我曾8次住院。在住院期间，我一如既往开朗乐观，用自己微薄的能力，帮助影响了十几个病友姐妹，给她们讲疾病是在提醒我们要爱自己，要放下心结，活好当下，使她们和家人都能端正对疾病的态度，克服对疾病的恐惧。

不平不凡不蹉跎，一路坎坷一路歌，走好脚下每一步，努力成就真自我。

身患癌症不是灭顶之灾，是命运将我们推上了重新认识自我的道路，每个人都有承担探索和创造生命奇迹的责任和使命，为人类战胜癌症做出应有的贡献。

人生的道路是不平坦的，抗癌的道路有更多的坎坷，我要和姐妹们携手共进，在坎坷不平的抗癌路上走出不平凡的人生。

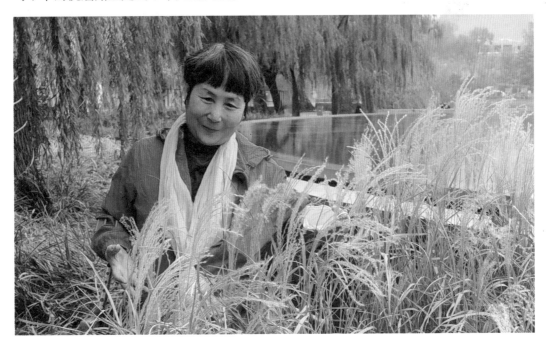

播下希望的种子，收获生命的美好

朱 力

当种菜成为一种生活，播下希望的种子收获的不仅仅是蔬菜，更是一种意外的喜悦，还有生命的美好。

曾经，我是个双侧乳腺癌患者，而现在，我是个快乐的"老菜农"，从学习种菜到有点经验，谈不上跌宕起伏，也算是风风雨雨见到了彩虹。

我的菜园一年四季五颜六色，各种蔬菜你追我赶地开花结果，红、黄、紫、白颜色的小花竞相绽放，在绿色菜叶的衬托下美不胜收。豆角藤爬满了支架，又长又绿的豆角像一根根翡翠随风摆动；丝瓜在瓜棚下随风摇摆，朵朵黄花点缀其中，散发出阵阵花香；

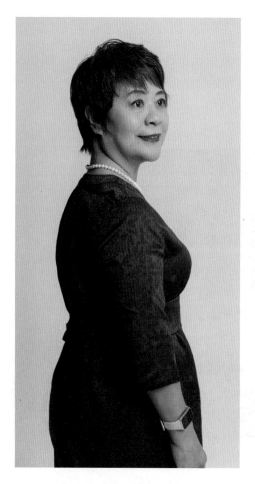

尖而小的辣椒色彩缤纷，青的、红的、黄的挂满了枝头；紫色透红的茄子，晶莹剔透的西红柿，表面疙疙瘩瘩的苦瓜，身上带刺的黄瓜，胖乎乎的葫芦，开着紫色花的扁豆，形态各异，千姿百态！

每天我都忙忙碌碌地播种、施肥、浇水、除草、翻地，尽管身体有点累，但种菜的过程很快乐，蔬菜开花结果很迷人，而收获的时候更是让人开心，每当吃上自己种的蔬菜，内心那种老有所劳、劳有所得的成就感油然而生；更何况自己种的蔬菜绿色环保，新鲜可口，就连远亲近邻吃过我的蔬菜都赞不绝口，说我种的蔬菜比市场上买的好吃多了。

感恩种菜，让我放慢自己，学会思考生病的事情。

第一年种菜的时候，我特别着急，看着还没长出来的小苗，恨不得一天查看三遍，长势不好的时候，我还和自己较劲。看到我自言自语，嘟嘟囔囔，隔壁一起种菜的大姐劝我说："急不来的，到了该长的时候就长出来了。"

的确，万事万物都有自己的规律，揠苗助

长的故事就是一个悲剧，本质上也是，种秧的人不懂得秧苗的生长规律，他的好心好意反而让秧苗没有了自我的力量，欲速则不达。就像我从2011年第一次发现右侧乳腺癌，到2021年左侧又得了乳腺癌，其实还是和术后忽视身体发出的疲惫信号，忙忙碌碌地工作和参加社会活动，过度透支自己有很大关系；也与自己心眼比较小，爱生气，又闷在心里不发泄出来有关系。有时，我们不是败给了别人，而是败给了自己。人到老年再出发，我学会了等待种子按时发芽结果，更学会了尊重自己的节奏。

感恩种菜，让我掌握知识，面对癌症不恐惧。

学习种菜，对我这个门外汉来说难题不少。为了种好菜，我开始在农贸市场上转悠，不买菜人家就不给介绍。所以我就专找老菜农买菜，边买菜边请教有关蔬菜种植问题。通过学习取经，还真学到了不少有用的东西，比如韭菜栽种多深出菜多、洋葱栽植过深果实小、辣椒茄子如何管理等。这些种菜经验，我都在种菜实践中得到了应用，想要开花结果，就必须要热爱和了解自己的菜园。

同样的，生病了更要去了解它。刚得病时，我觉得癌症就等于死亡。但过了这么多年，尤其是我参加了"铿锵玫瑰战友团"后，通过病友们的开导和讲解，我知道了乳腺癌在各种癌症中算比较轻的，生存率还是很高的。我坚持听医生的话，定期复查，关注自己的身体，哪怕另一侧又出现了问题，也没有那么可怕。看到病友们都那么乐观，我也没有那么恐惧了，积极去做让自己健康、让自己开心的事情。

加入"守护天使志愿者团队"后，每次去病房探访，我都把自己打扮得光鲜亮丽，让新病友看到病后的我依然可以正常生活、工作、参加各种活动，依然精神面貌很好，甚至还能打理自己的小菜园，这样她们也能收获信心。传递正能量，传播快乐，帮助别人，也是帮助自己。

感恩种菜，让我和家人在面对困难时，勇往直前。

种菜是一项苦差事，可一旦喜爱上了，又有无比的生活乐趣。蔬菜生长期一般都在夏天，我们必须冒着酷暑在太阳下锄草、浇水、施肥，否则就没有收获。我和爱人曾在天气最热的季节种萝卜，曾冒着近40℃的高温，到地里为大葱培土，汗水湿透了衣衫，两大壶水喝得一滴不剩。但我俩不怕苦和累，因为不按时做这些活就没有收成，就吃不上想吃的绿色蔬菜。种植蔬菜的过程，不仅锻炼了身体，更让我们吃上了真正的放心菜，尝到了土地给耕耘者带来回报的快乐，深刻体验了古诗词"锄禾日当午，汗滴禾下土，谁知盘中餐，粒粒皆辛苦"描述的意境。

第二次手术时，我爱人身体也不好，他患有帕金森综合征，手抖得厉害，那个时候正是新冠疫情期间，没有护工，只能是爱人陪护。尽管他身体不好，却依然坚持陪床护理。我自己也很争气，身体恢复得很快。再遇风浪，全家人的心态截然不同，感恩家人的暖心陪伴，共闯难关。术后，生活逐渐回归平静。

几天前，我静静地坐在菜地里，看着菜叶上闪耀着晶莹的露珠，在微风的吹拂下轻轻地摆动，焕发着绿色的生机，也孕育着丰收的希望，自己生病的种种烦恼都忘记了。

当种菜成为一种生活，播下希望的种子，收获的不仅仅是蔬菜，更是一种意外的喜悦，还有生命的美好。

人生的岔路口

清 泉

花自向阳开，人终往前走，难熬的日子总会过去，我们都会好好的。

你永远不知道，人生的岔路口通往何方——因为患有乳腺癌，我竟成为一名开启事业第二春的老北漂一族。

时间回到那年秋天。当时，儿子以优异成绩考上北京一所名校研究生，我开开心心地陪他来到北京的学校报到。正赶上那阵子乳房有点不舒服，本意是顺便做个检查，B超结果一出来，我被明明白白写着分级5级的报告单打蒙了，一时间不敢相信自己的眼睛，但内心清楚地知道，这是一家非常权威的医院，结果不会出错的。就这样，老天像在开我的玩笑，在我最开心的时候，降下一道晴天霹雳。

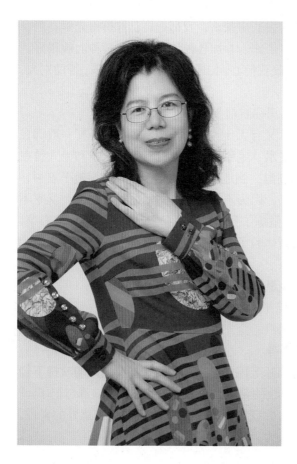

当时的一切，我至今仍历历在目。在回家的火车上，32小时路程，火车变成了洒水车，我的眼泪洒了一路……一是难以接受被癌症找上来的现实，二是发愁没钱医治，即使砸锅卖铁治疗了，人还没了咋整？一度我想放弃治疗算了，但一想到儿子的美好人生正徐徐展开，我还得做他的坚强后盾，这又给了我一针强心剂，不能掉队，我得治！

作为一名单亲妈妈，我虽然早已习惯独自面对生活的艰辛，人生突然来到这样的岔路口时，最初不免还是想求助亲人。但现实情况是，老家离北京2000多公里，他们也是各讨各的生活，陪不了我那么长时间，甚至有人劝儿子先退学照顾我，言外之意是，我可能活不了太久了……这一切使我要强的个性又冒了头，万事只能靠自己！我一定能活下去，还得活得好好的。就这样，漫长的治疗路，我一个人走了下来。

有次来京复查是3月，北京已是春意盎然，家乡却还是大雪纷飞。外甥女劝我说，马上就要退休了，干脆留在北京吧，对你身体恢复有好处，还能经常陪陪孩子。我动心了，虽然有片刻的犹豫，感觉留在北京，都这么大岁数的我能行吗？最终，那股子不服输的劲又上来了，我决定留下。其实我很喜欢北京。

找了个三家合租的房子，简单置办一下，就这样，我开启了北漂生活。可是长安居大不易，我那微薄的退休工资也不能支持太久。闲了几个月，我实在焦虑得待不下去了，就找了个托管机构，承接了接送孩子、辅导功课的活。说实话，当了那么多年老师的人，却举个牌子在学校门口，还时常被这些孩子的老师训斥几句，那种身份落差真不好受。

日子如流水，我好不容易适应了嘈杂、混乱的合租生活，工作也日渐得心应手。这时，和我同租房的小姑娘把我举报了，我这才知道，自如家居都不租给45岁以上的"老年人"。再次穿梭在城市里，到处找地方落脚的时候，我心里暗暗发誓，我要在北京买房子。

生活是万般滋味在心头，还要昂着笑脸迎上去。接送孩子久了，也就和孩子家长混熟了。在他们的推荐下，我入职了一家教辅机构，重新做回了老师。当我再一次站上陌生又熟悉的讲台，和学生们在一起，我忘记了自己是个患者，看到学生们成绩有了提升，我为自己感到骄傲自豪，果然，女将军宝刀未老！

教学期间，我遇到一个当时成绩班级倒数的孩子，他被同学嘲笑智力有问题，被老师安排在教室的最后一排。看到他，我想到了当年被判定活不了几年的自己。我没有像其他人一样放弃这个孩子，坚持帮助他跨过人生中最重要的门槛，而他最终以优异的成绩升入重点中学。我们都用漂亮的成绩战胜了困难，证明了自己。

就这样，我渐渐在北京站稳了脚跟，但命运再一次把我带到了岔路口。可能老天想教训一下好了伤疤忘了疼的我，术后第三年，我的对侧乳房癌复发了。还好发现及时，只需要手术把"坏分子"拿掉。我也不像第一次生病害怕得不行，对这个病有了更多的了解，面对它的底气也更足了，而且医生鼓励说："你离死还有点距离呢。"通过这段经历，我也提醒姐妹们，坚持定期复查很重要，能够确保及时、尽早地发现乳腺癌复发、转移的前兆，并进行及时处理，有助于咱们长期的生存和生活质量的提高。

经过一段时间的恢复，我毅然选择重返热爱的讲台，因为这是最能展现我人生乐章的舞台。同时，我也更注意三餐规律，坚持运动。如今，一晃5年的时间过去了，儿子在事业上不断取得好成绩，我母子俩一起努力，也在北京买上了房子。曾经我也是"催催一族"，但现在我经常对家里的孩子们说，我理解年轻人的苦，体谅他们的难，支持他们选择自己想过的生活，他们也更愿意和我聊聊工作中、生活里的苦闷。这可能是因为我这个老北漂、打工人，能与他们感同身受吧。

一路走来，有时觉得时间很长，长到我会忘记挂号，差点耽误去医院开药；有时又觉得时间很短，短到第一次生病化疗5天没吃没喝后，病友给我的那碗大米饭的香味至今好像还含在嘴里。

"花自向阳开，人终往前走"，难熬的日子总会过去，我们都会好好的。

忘记自己是个患者

马景然

如果不是这次聊天，我已经忘了我是个患者。

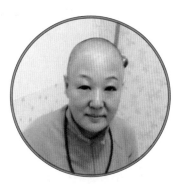

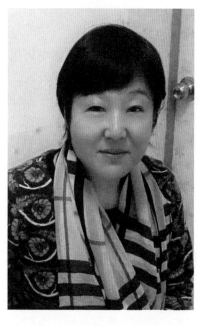

我是马景然，一个风姿飒爽的女性，从 2010 年的一次体检知道自己患了乳腺癌，到现在已经过了十几年。很多时候，我已经忘了我是一个患者。

那是 2010 年 3 月，当时我在苏州，一次常规体检后，医生怀疑我患有乳腺癌，建议我做进一步检查。可我自己觉得没什么问题，又不肿又不疼，就没太在意。

3 ~ 5 月这段时间，医生几次给我打电话，催我去复查，但我记得特别清楚，我说没什么感觉，就不去复查了。很感谢那位医生，真是特别有医德，一直给我打电话说"你那里有问题，你得赶紧去复查"。那时候我还年轻，并没有往心里去。

后来，那位医生把电话打到了我家里，家人接到电话说，人家医生总那么说，你就再去复查一下吧。结果一复查，确实有问题，我被确诊为恶性肿瘤。

当时是在北京世纪坛医院做的检查，郭一辉医生上手一摸就知道不太好。我后来才知道，郭医生当时觉得我的状态特别不好，但没有告诉我，他说怕吓着我。

一个星期后，是 2010 年 11 月，我住进了医院，做手术，做化疗，一步一步往下走。我是做美容美发行业的，特别排斥化疗造成的脱发，从心里不接受掉光头发的自己。

当时，我很任性。第一次化疗没做完就不做了，让吃药我也不配合。杜庆洁团长知道后一直劝我吃药，我也不听从。

在这里，我想告诉大家，任性而为、固执己见是不对的，会造成对自己的伤害。之后我的复发就是个反面例子，与没有好好配合医生治疗有着极大关系。

我的病是三年后复发的，当时已经骨转移了。我开始去住院，又开始做手术和化疗。我变得很听话，积极配合医生，乖乖地坚持化疗，每间隔 21 天去医院，持续了一年的时间。

化疗依然很痛苦，吃不下东西，头发也一把一把地往下掉，一出门还闹过些笑话。我住的是部队大院，门口有守卫的士兵，有一次，我戴着假发出门，刚走到小区门口，有个东西掉了，我弯腰去捡，刚好风一吹，把头上的假发吹跑了，那个士兵强忍着没有笑出声来。

第二次复发，医生告诉我，骨转移已经很严重了，几乎是给我判了死刑，意思是我活不了多长时间了。当时，我心里特别难受，万分痛苦。既然已经这样了，我就把家里所有值钱的东西，包括喜欢的金银首饰全都卖了。可卖完以后，我冷静地想了一下，觉得不行，我还年轻呢，我还没看着孩子结婚呢。于是，我开始给自己的脑子里灌输这些积极的想法，比如

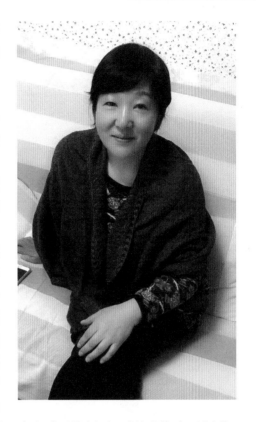

我才 50 多岁，还没活够呢；我还想看着孩子结婚，我绝对不能倒下，我必须好好地活着。前后大概花了十几天时间，我想通了这件事。从那之后，我非常配合医生的治疗，让我吃药就吃药，该化疗就化疗，不知不觉已经过去了这么多年。

这次生病，让我对自己也有了很深的认识，人不能太好强，也别太爱生气，别给自己太大压力。

很幸运的是，在我第二次复发的时候，我加入了"铿锵玫瑰战友团"，认识了杜庆洁团长。我跟姐妹们一起出去旅游，同时也通过自己的经历，和同样患病的病友们进行交流，让她们看到一种新的活法。

2017 年，我第三次复发，做了一个大手术，腰部的刀口大概二十公分那么长。做完之后，我就什么事都不往心里去了，病来了，我去治疗就好，也不想太多别的，一切顺其自然。心态好了，时间过得也快，一晃就到了现在，我身体状态很棒。

在生病治病、修养身心的十来年，我特别感谢遇到了非常好的爱人，他一直不离不弃地陪伴着我，鼓励我，给我打气，真的是患难见真情。几年前我做了外婆，小外甥今年 4 岁了，每天乐呵呵地陪着他，生活过得舒心快乐。

目前，我的思想观念和生活质量都有很大变化，吃的东西也讲究少而精，十分珍惜现在的每一天，而且淡化生病的感受，经常会忘了自己是个患者。

活着我们可以追梦

张　勤

人生最大的幸福是活着，因为活着，我们可以追梦，可以努力，可以去奋斗，可以去爱与被爱！

2019 年 12 月，那天是我今生最难忘，也是最痛苦的日子。由于身体不适，我去医院看病，被确诊为乳腺癌，犹如晴天霹雳打在头顶，整个人都崩溃了，此后终日以泪洗面。那些日子，我就像做了一场梦，经历了一个世纪一样。

入院治疗，我的心理压力很大，真是度日如年，自己很脆弱，精神上恍恍惚惚，每天躺在病床上，心情沉重。在做手术的前一天，医生说了病情的严重性，做完手术要做化疗，对于爱美的我来说，真是难以接受，我是叫天天不应，叫地地不灵，为什么这种病会找到我？为什么老天爷这么不公平？我钻了牛角尖，越想越走不出来，越想心情越不平静。就这样一天天地熬着，每天各种各样的检查一项也不能落下，眼看离做手术的日子越来越近，我的心里七上八下，更是忐忑不安，不知术后会是什么结果。看着同病房的病友，担心自己也会像她们那样，头发掉光了，脸上失去了光泽。爱人的一句话使我很受感动，他说："我们用最好的药，不管花多少钱，一定要把病治好。"

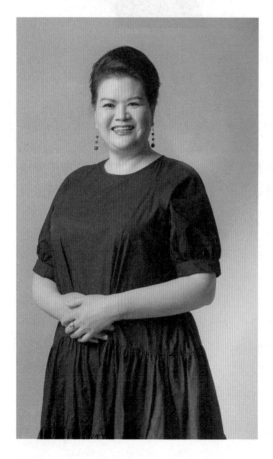

听了爱人的话，我很感动，亲朋好友的安慰关爱，也为我增加了战胜病魔的勇气。我想即使疾病选择了我，我也不能让沮丧控制自己，必须刷新自己，将往事清零，一切从头再来，开始新的生活，重新找回那个心胸开阔、自信满满的我。

我知道我不能改变天气，但我可以改变心情；我不能改变容颜，但我可以展现笑容。经历了一场大病后，在爱人和家人的关爱和照顾中，我从病痛中走了出来，参加社区志愿者服务队，加入了"铿锵玫瑰艺术团"，参加模特表演队和舞蹈队，在战友团里还担任了常委。为了在演出时让姐妹们显得更美，我自己出钱为她们买眼睫毛，为她们选择穿什么衣服、配什么颜色的鞋。

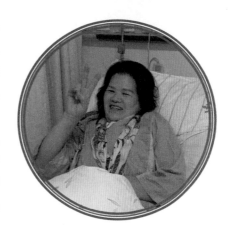

时光匆匆拦不住，岁月无情不停留。我坚信只有学会重新开始，才能展望更加美好的未来，要学会平静地接受现实，学会对自己说声顺其自然，学会坦然地面对厄运，学会积极地看待人生，学会凡事都往好处想。把心腾空，只装载美好，让心安静，远离病魔缠身。

岁月可以赢去我们的生命，却赢不去我们一路留下的欢声笑语。人生是一个充满奇遇的旅途，又何必在乎一城一地的得失。只要我的生命还在，只要我们不屈服，只要我们还有梦想，一切都可以再来。

即使看不到未来，也相信自己的选择不会错，自己的未来不会错，自己的梦想不会错。不管遇到怎么样的困难，不管遇到多大的挫折，人总要活在希望里，哀莫大于心死，要在困境中奋起，在失望中充满希望。昨天已经过去，重新开始新的生活，每天给自己一个希望，试着不为明天而烦恼，不为昨天而叹息，只为今天更美好。

人生最大的幸福是活着，因为活着，我们可以追梦，可以努力，可以去奋斗，可以去爱与被爱！

眼泪永远无济于事

刘 丽

对于那些让你难过的事情，总有一天，你会笑着说出来。

"Tears will never help——眼泪永远无济于事。"这是我非常喜欢的一句话。

那年春节，我去探望生病的好友。在听她讲述自己虚惊一场的就医经历时，看到了她的 B 超报告，瞬间一种不好的感觉悄然袭来，这与我之前做的乳腺增生 B 超报告，简直就是如出一辙。

次日一早，我赶紧前往离家最近的知名医院分院就诊。医生问"你哪里不舒服？"我出示了 B 超报告，问"乳腺增生有没有问题？要不要吃点什么药？"接诊的医生看了一眼 B 超报告，又看了我一眼，很不友好地说："报告上没说有问题，那就是没问题呗。你想吃什么药呀？没药。比如我想天天快乐，有药吗？"面对医生的这番言行我很懵，很无语，也很生气，但只能快快而去。

两周后，当我躺在手术台上面对即将发生的一切时，忽然想起了那位医生的那句话，此时此刻我没有抱怨而是庆幸，正是他那种不负责任的态度，才促使我积极求医问诊，

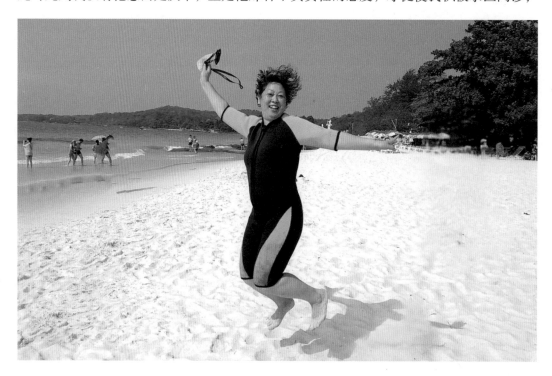

为自己赢得了宝贵的治疗时间，同时我也觉得，他的那句话其实是个很好的命题，值得探究一下。

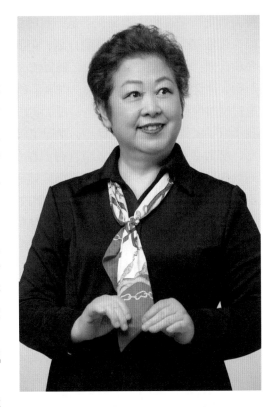

人非圣贤，孰能不痛苦，刚从手术麻醉中清醒过来时，面对已经残缺的身体，面对尚不确定的未来，我失声痛哭。那时的我既不需要任何人的安慰，也不需要任何人的陪伴，只想让自己痛快地哭个够。渐渐平静之后，我又想起了那句话，并在心里追问自己"我想健康长寿，有药吗？"我陷入了沉思。我想既然我还活着，未来就有希望。医生只能救我于当下，却救不了我的未来，我的命运就在自己的手中。我想活下去，我想好好地活下去，我想长长久久地活下去，我一定要找到健康长寿的灵丹妙药。从今天开始，我要微笑着面对一切经历，我坚信"天空飘过五个字，那都不是事！"

历经八个月的治疗，无论是在病房的走廊里，锻炼术后不能抬起的胳膊，还是在化疗药物带来的疼痛、呕吐、发烧过程中，我都始终保持着积极配合、乐观应对的心态，淡定的笑容从未消失过。面对医护人员的救助，面对病友们的鼓励，面对家人无微不至的关爱，我没有理由让自己沉沦，我必须以坚强自信的心态、积极乐观的笑容去回应他们，去回应今后的每一天。

We get to decide what our story is——我们的故事由我们自己来决定！

当治疗结束回归正常生活之后，我才发现，原来对于疾病的恐惧才刚刚开始。由于没有了医生、护士的每日照料，我也就没有了心理上的依赖感，虽然还有辅助药物可用，但总会觉得心里空落落的，安全感大大地缺失，就像一只刚刚长大的动物幼崽，突然被放归森林后，面对未来有点不知所措。好在这种焦虑彷徨的时间不长，我就给自己制订了全面详尽的康复计划。

通过查阅资料，我为自己制定了有利于康复的每日食谱，学着制作以前不会做的食物，吃着自己做的饭菜觉得很香，很满足。

我购买了全套练习书法的用具、字帖，从互联网上下载了很多讲座视频，每天练习2小时。从手抖得握不住笔，到渐渐能写出个字形，再到能写出一篇还看得过去的作品，坚持数年终有长进，我觉得很值，很满足。

正当我踌躇满志地践行着自己的康复计划时，可爱的小外孙降生了。尽管身边很多人都劝我为了自身的健康，千万不要帮忙带娃，但我还是选择了带娃，因为我觉得凡事都是辩证的。带娃的确会消耗体力和精力，但与一个幼小的新生命相伴，又何尝不是一种人生重新来过的体验呢。于是，我的康复计划又多了一个项目——带娃。一般来说，因为带娃就会被迫终止自己的计划，但我没有，白天带娃，晚上和周末时间继续自己的各项计划：每周录唱一首歌曲，到目前为止已有 470 首作品；自学了工笔、水墨、素描、彩铅、针管笔等多种绘画方法；自学了套色刻纸的技巧，积累了丰富的绘画、刻纸作品；通过网络课程，我比较系统地学习了实用英语，丰富了自己的知识结构；通过线下培训，我学习了民族舞蹈的基础舞步，学习了钢琴弹奏的基本技法。

努力必有回报。我的工笔牡丹图在女儿单位组织的家庭作品展中获得二等奖，套色刻纸作品《祖国万岁》获得石景山区残联优秀奖，歌曲《红船颂》在石景山区建党百年优秀作品展示中被长期展播。在"铿锵玫瑰战友团"成立之初，我为集体作词的歌曲《我们是玫瑰》谱曲，并被著名的零点乐队配器合成，成为我们团队的第一首团歌。在"铿锵玫瑰战友团"的纪念活动中，我与歌唱家同台献唱《我爱你，中国》，抒发了昂扬向上的积极情感。

这些年，在陪伴大娃、二娃成长的过程中，我收获了许许多多意想不到的开心时刻，与他们一起旅游时，既欣赏了美景，又享受了天伦之乐。可以说一路走来，我忙碌并充实着，辛苦并快乐着，乐观并健康着。

For the things that make you sad，one day，you will laugh out and say it——对于那些让你难过的事情，总有一天，你会笑着说出来。

时光飞逝，转瞬已是十载春秋。过了这么久，我，我们变了没有？答案是肯定的，因为变是永恒不变的法则。

时间，带走了无助的焦虑和脆弱的泪水，帮助我们愈合了伤口、磨平了疤痕，让我们重启新生。

时间，带走了曾经的自卑和隐隐作祟的恐惧，帮助我们重拾自信，坦诚地讲述自己的故事。

时间，带走了我们健全的身躯和年轻的容颜，教会我们正视改变，接纳改变，顺应改变，从容改变，优雅地改变。

时间，带走了独处的无奈和对未来的几多茫然，告诉我们独行快、众行远的道理，让我们在相遇、相知、相助、相惜中品尝到了人间大爱的甜蜜味道。

今天，我，我们能够微笑着讲述那段充满艰辛和痛苦的经历，是因为我，我们已不再是昨天的自己，生命变得更有活力，容貌变得更有味道，生活变得更加精彩。而这一切的改变，则是源自内心深处那从未改变的意志——好好地活下去！

有句名言说得好，"在医生的手册中写道：开怀大笑，睡个好觉，此乃灵丹妙药。"

帮助他人快乐自己

李亚琴

不是还有 5 年时间吗？得把这 5 年好好活下来。保持乐观的心态，相信奇迹一定会发生。

我叫李亚琴，今年 21 岁的生日刚过，噢，我说的是癌龄。我是 2002 年 2 月 27 日住的院，28 日做的手术，到现在已经 21 年多了。

回忆这 21 年的经历真是不容易。那是 2002 的头春节，一天晚上正要睡觉时，我无意中发现乳房有个包块，就随口说："怎么这有个包？"我爱人说："明天上医院看看去。"

当时马上就要过年啦，我想先安安稳稳地过个年，就回答爱人："看什么看，不痛不痒的，过完年再说吧。"

正月初七一上班，我就去北大医院，挂了个普通号，谁知大夫一看，又一摸，就说："怎么这时候才来？"

我问："怎么啦？"

大夫说："您这得住院做手术。"

当时我就蒙了，愣怔了一会儿，心想没准是弄错了吧？大夫看了我一眼，手下不停地写着，开了几份检查单子，我就挨个去查，心里默默地想着"没事吧"。

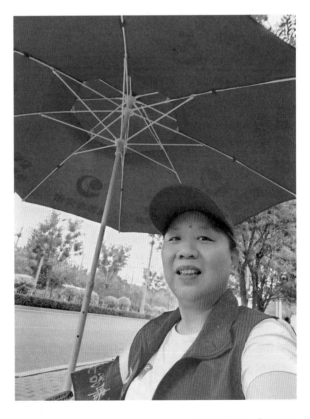

等检查结果出来一看，确诊是乳腺癌，大夫让住院治疗，可当时又没床位，一直等到 2 月 27 日住进医院，第二天一早就做了手术。过了几天活检结果出来了，医生确诊为三阴性乳腺癌晚期，所以无药可救，大夫当时就说也就 5 年的存活期。

术后紧接着就是化疗，我对化疗药的反应太大，同病房有个房友建议我看中医、吃中药调理一下，由于西医对中医有看法，医生不同意。直到

7月28日，我又到世纪坛医院再次做放疗，一直做到9月30日放疗结束。

按照治疗方案，放疗之后还得接着再做化疗，可没想到，血象指标太低，化疗做不了啦。大夫说："出院回家吧。"

我问："怎么不化啦？让我回家等死吗？"

大夫说："怎么？你以为化疗就死不了啦？"

我一听这话，没指望了，那就回家吧。

那一年，我才42岁。在娘家我是老大，下边有2个弟弟，家境不是很好。结婚后，我就用贤妻良母、争做好儿媳来要求自己，家里家外争强好胜，生怕人家说个不字，好不容易熬到孩子大了，刚要喘口气就得了这样的病。我感到心酸难过，心里有太多的委屈、太多的不平衡，我又没干什么缺德事，老天爷为什么这么对我呀？想想这，想想那，再加上无药可救，大夫又说只能存活5年，真想死了算了。在那段黑暗的日子里，我眼里有流不完的泪，心里有说不出的苦，后来冷静下来想想，虽然得了这么不好的病，但是一时半会也死不了，不是还有5年的时间吗？为了孩子，为了这个家，我得在这5年好好活下来。

思想通了，心里也就轻松起来，我要学会坚强，坦然面对现实，保持乐观的心态。接下来我就想能干什么就干什么，绝不能成为家人的累赘。我相信奇迹一定会在我这发生。

2004年退休后没多久，我就加入了社区志愿者的团队，积极参加社区的各项活动，我还积极参加社区的每月28日的环境日，把社区当家，维护靠大家，为把社区建设维护好，我也要贡献我的一份力量。

特别是近三年在疫情期间，我经常参加志愿者值班。做好防控工作，是我的职责，我认为为社区居民做事是应该的，我的具体工作是维护好做核酸排队的秩序，做好入户调查，一直坚持到疫情结束。我想，只要我能做到的事，就一定要做到，有一分热就要发一分光。

疫情工作期间，对于我们来说入户走访是最难的，首先是穿戴得比较臃肿复杂，在爬楼时感觉很累，出汗也多。有些住户不能理解配合更是最大的问题，无论什么问题，我们都得非常耐心地跟住户一一解释。但是不管有多难，最终我们总算战胜了困难，战胜了疫情，心里非常高兴。

这些年来，我还积极参加其他社会活动，还参加了抗癌乐园，成为志愿者，经常做一些助人为乐的事，帮助那些需要帮助的人，跟她们交流我的经验，参加乐园组织的各种活动，还给一些有思想负担的姐妹做心理疏导。我还认识了一位家里经济条件不好而且没有医保的患者，我就想办法给她一些帮助。

帮助别人也是帮助自己，做这些事的时候我会感到非常快乐。我想跟大家分享一下一件事，那是2002年10月下旬的一天，在公厕里发生的一件事。那天特别的冷，当时厕所里就我一个人，这时来了一位老人，我就听她说："真冷。"因为没有别的人，我就顺口说了句："拢火呀。"老人说："嗨，从早拢到现在还没着呢。"我又说了一句：

"如果您不介意我给您看看去。"

当时老人特别感激，连忙给我作揖，嘴里还不停地说，谢谢大姐！然后我跟着去了她家。老人是独门独院一个人，我们又不认识，她的火炉是三眼的土暖气，我没弄过还真有点发蒙，但即使不会，我也得想办法弄好，帮人帮到底是我做人的原则。想了想，我先点着一个火眼，稍等一会儿再点第二个、第三个，慢慢的三个火眼都燃着了，等一切都弄好后，我把自己的姓名、住址、联系方式都告诉了老人，让她有事就来找我。

跟老人接触几次我才知道，老人的妈妈伺候她50年走了，老伴伺候她21年半也走了，老人除了会打算盘、会写水笔字以外，其他没什么会做的。从那以后，老人家的大事小事我全包了，因为她是一位没儿没女的老人，所以我就让她跟我一起吃喝了。那时候我还有点担心，怕别人说我帮助老人是有什么企图，但是看着老人家孤苦无依的，我也管不了那么多了，就当自家老人一样地照顾着，一直到2009年9月7日，老人去了敬老院。

日子就这样，一天天一年年地过着，我在坚强、乐观、助人为乐的岁月里，重生21岁了。

我有信心继续好好地活着，快乐地活着，我会尽自己的能力，继续多做好事、做善事、做好人，走到哪做到哪。我觉得好人周围都是好人，这也可能是"超期服役"的善果吧。

最后，我要用一首歌词来做结尾："太阳跳出了东海，大地一片光彩，河流停止了咆哮，山岳敞开了胸怀。鸟在高飞，花在盛开……"

走出阴霾心态很重要

田改华

走出阴霾心态很重要。生活中无论遇到什么事，我都提醒自己，一定要保持好的心态。

我叫田改华，今年64岁，2015年9月底体检时被查出乳腺癌，并做了左侧乳房全切手术，癌龄将近8年。

我的分型是三阴性，在乳腺癌里最不好治的一种，本来癌症一听就很吓人，再一听是最严重的，我当时非常害怕，觉得像是世界末日到了，特别悲观，有过放弃治疗的想法。我跟孩子说："如果真是确定了，你也别花冤枉钱给我治了，到时候弄得人财两空不值得。"后来在家人的劝说下，我决定还是先手术，要正确面对这个病，积极配合治疗。

当时，因为临近国庆，手术被安排在了节后，我心里特别着急，担心延后几天会让我的病情产生不好的变化，我感觉每一分钟都在跟病魔赛跑，需要争分夺秒，就去问医生："再过7天，病情不会耽误吗？"但医生特别乐观地跟我说："7天算什么呀，手术做完了还且活着呢。"听了这话，我心里悬着的石头才稍微落地。

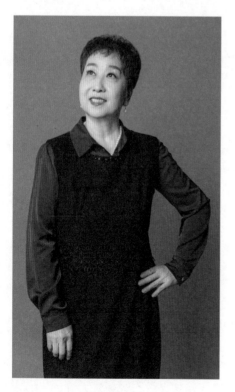

国庆7天假期，孩子放假也没闲着，为了安抚我的情绪，每天带我出去散心，一起郊游、看电影，7天很快就过去了。假期后我如期进行了手术，老公和孩子都需要上班，不能天天陪着，但他们尽可能以我为主，我这边一有事，他们就会请假过来，对我比生病前更加体贴。

我对自己的病总想多一些了解，经常在网上查看这方面的信息，网上说的都挺吓人，我情绪受到很大影响，心情糟糕到了极点，总是怕这怕那，手术后很长时间也不敢洗澡。记得第一次洗澡面对镜子，看着自己残缺一侧的前胸，心里非常难受，想着未来的日子不知该如何面对，不由得悲从中来，眼泪像开了闸一样，顺着面颊哗哗地往下流。

屋漏偏逢连夜雨，化疗时又出现新的问题，当时医生让选择使用国产药还是进口药，说是药效都一样，进口的刺激性稍小一些，所以我选择了进口药，确实头发没怎么掉，外表看不出异样，但在化疗到第 5 次的时候出现了贫血。大夫建议说，就剩最后一次了，还是坚持一下，否则前面的治疗会前功尽弃。我听了医生的建议，坚持把第 6 次化疗做完。

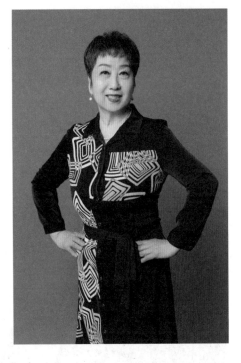

之后还是一直贫血，输了 3 次血也一直不见好，就找了血液科的主任会诊，被确诊为外伤性障碍性贫血，大夫说就是血癌！按照医生的治疗方案，需要打一些促红针，吃激素。激素的影响大家应该都有听说，就是整个人开始臃肿，体态发胖，但是我运气不错，疗效还是挺好的。

有次我去医院复诊的时候，化疗的主任说我心态真是太好了，多数患者心里都解不开这个结，总想为什么会这么倒霉，老钻在牛角尖里不出来，而我没有丝毫抱怨，出现问题就去解决问题，积极治疗，虽然是同样的病情，结果就会截然不同。其实我想说，这和家人的态度也是密不可分的。我生病治疗的全程中他们没有像大多家庭那样恐慌，而是表现得很理智，从没发愁我得了这个病可怎么办，都是非常积极的态度，也让我减少了许多焦虑和负面情绪。所以，心态对这个病是一个影响很重要的因素。经历这些事后，后面生活当中遇到什么事，我都提醒自己一定要保持好的心态，这点真的特别重要。

慢慢习惯之后，表面上生活还是正常的，但内心里还是很在意，我不再去泡温泉，也不去游泳了，感觉去公共场所没有原来洒脱。

在和护士聊天以及和病友的接触中，我了解到了一些关于这个病的知识，同时也知道了有"铿锵玫瑰战友团"这个公益组织，当时看到全部相同疾病的姐妹们一个个活蹦乱跳、精神抖擞、活力充沛，不深入接触的话完全看不出谁不健康，我在病友的引荐下便加入进来。积极参加团里的活动后我受益匪浅，慢慢地也从阴霾中完全走出来了，还跟着"铿锵玫瑰战友团"姐妹一起加入了"守护天使"，用我的经历经验给新的病友姐妹们以安慰，每次讲完看她们的表情能放松一些，我就觉得特别开心。因为我也是党员，热衷从事积极向上、正能量的事，所以我觉得这是我应该做的，是有使命感的。

我身体恢复得也不错，感觉现在体力和精力都很好，我就积极地参加团里的各种活动，去艺术团跟姐妹们走模特步、跳呼啦舞，每周都去训练，觉得能投身到喜爱的项目中，还能和大家在一起做些公益事业，非常开心。在家也不胡思乱想了，闲下来就做些自己喜欢的事。

如今，我已在抗癌路上走了近 8 年，我的信心越来越强，现在也不把自己当成患者，按时配合复查，我希望在"铿锵玫瑰战友团"里能继续尽我的微薄之力，帮助更多的姐妹们从病困中走出来。

向死而生不向厄运低头

邱先平

累了就休息，伤心了就哭出来，遇到再大的事也无所谓。当你无法改变命运时，你就得接受现实向前看。

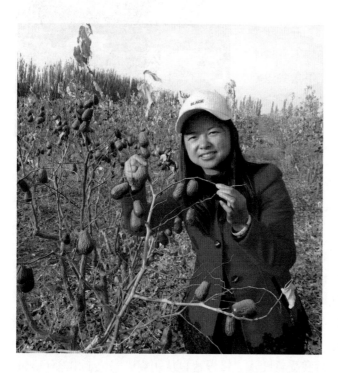

每年，到了大枣收获发货的季节，是我最快乐的时候，期盼有个好的收入，挣到足够的钱来养活母亲、外甥和自己，还要好好给自己治病，用自己病弱的身体支撑起这个风雨飘摇的家。

我叫邱先平，一生多灾多难、历经坎坷。然而性格倔强的我从不向命运低头，从小到大，从弱到强，一步步地走过艰难曲折，一次次地战胜病魔走到今天。至今厄运依旧在我身边徘徊，但我还是能微笑着从容面对。因为我是曾经自杀过，被救活后向死而生的人，已经惧无所惧。

被确诊为三阴性乳腺癌那年，我才 28 岁，住院治疗期间做了患侧乳房根除术，接着做了化疗，在整个病区，我是年龄最小的乳腺癌患者。当时，我便能冷静地反思自己生病的原因，并作出决定要勇敢面对现实，不再和一些人计较，不再为一些琐事生闷气，今后的生活自己要开心一些。

手术和化疗需要一笔巨大的开支，家里的钱用光了，婚前在外面打工挣的钱全部拿来看病也还是不够，三阴性乳腺癌的后续治疗也没什么好办法。无奈之下，我带着老公和孩子去新疆投奔姐姐。

那时家在新疆的姐姐住房条件很差，屋里都是烧炉子，炉子上面烧一锅开水。那天水烧开了，姐夫把开水锅端下来，直接放到地上，当时我的孩子正在旁边玩，一屁股坐到了滚烫的开水锅里，送医院里治了七八天就没了。

俗话说"屋漏偏逢连阴雨"，自己的病是个绝症，好好的孩子突然间就没了，那真是晴天霹雳打在我头上，黑暗的生活好像无穷无尽，我看不到希望，感到痛不欲生。

然而，厄运并未就此结束。孩子没了，婆婆还想要孙子，解决的办法就是离婚，我跟老公就这么离了。我净身出户，财产一分钱都没要，因为生病已经花了很多钱，想着老公以后还得找个人过日子，家里那点儿东西就留给他了。

孩子没了，婚姻也没了，我的生活和精神状态彻底崩溃，陷入了人生最低谷，感觉生活没有意义，前途很渺茫，看不到任何希望。心灰意冷之下我便离开了新疆这个伤心之地，拖着病体去广东打工了，要想活着就得去挣钱。

打工期间，我的身体状况越来越差，骨头痛得也越来越厉害，直到最后实在无法走路了，才去医院检查，骨扫描的结果又是一个晴天霹雳，癌细胞转移了。

这时我陷入了绝望，既然如此不如一了百了，就去商店买了个刀片，到宾馆开了房间，在里面洗了个澡就割腕自杀了。刀片划开手腕时很疼，我心里流着泪，眼里也流着泪，心想疼吧，疼过了就解脱了，以后再也不会疼了。

姐姐、弟弟到处打电话找不到我时给我的主治医生打了电话，医生查找到我的住处，打开门时看到我那样子已经不行了，急忙送医院抢救。医生给了我及时的救助，亲情唤醒了我生的欲望，被急救后我又返回新疆跟姐姐一起生活。

回到新疆，我感觉自己的日子也许不多了，就放下所有的想法，过着有一天是一天的日子，心里已经没什么盼头，想着死就死没什么大不了，也就没有了恐惧，什么都无所谓了。结果我没想到心里放下来轻松了，身体反而慢慢地好起来。

这对我来说是个意想不到的惊喜。

我想，其实上帝也是公平的，身患癌症并且转移，我是不幸运的；另外我也是幸运的，幸运的是我有好的娘家人——我的弟弟和姐姐。这是上帝给我关了一扇门，又给我打开了一扇窗。我高高兴兴地从医院回到新疆后，跟姐姐、弟弟相依为命，弟弟给我租了一块地，日子慢慢地好起来，一家人总算是风雨过后见了彩虹。

天有不测风云，当我身体正在逐步好转，一家人都很开心的时候，意想不到的打击再次降临。2010年，相依为命的姐姐也得了同样的乳腺癌，那时姐姐37岁，她的孩子才3岁多。

姐姐生病后，我感觉到天都塌了下来，情绪很不好。姐姐治病5年后，在2015年复发了。复发时医生一直让她做基因检测，她怕花钱没有做。医生让吃靶向药，她也是怕花钱没有吃。她什么都怕花钱，怕治不好人财两空。她总抱怨上天不公平，为什么姐俩都得这个病，她的思想就好像已经钻进死胡同里出不来了，谁劝她、开导她都没有用。

姐姐也骨转移了，癌细胞还转移到了肺和肝上。她平时吃了饭就吐，不吃又饿，实在痛苦，骨头痛得躺不下，一躺下去就痛醒了，在沙发上坐着睡了半年。最终姐姐没有熬过难以忍受的疼痛，选择了自杀。

相依为命的姐姐走了，我心里的痛无以复加，可还得忍着，得赶快转移注意力，因为理智告诉我，自己不能倒下，我要是倒了，妈妈、姐姐的孩子怎么办？

照顾姐姐的仔仔，照顾生病的妈妈，压力实在太大，我甚至想过放弃一走了之，还好慢慢冷静下来，咬着牙坚持，熬过了最艰难的那段日子。

日子就这样过着，年复一年，我的身体有了明显好转。2020年，当疫情席卷而来时，我毅然走出家门，为小区居民做志愿者服务，我的工作主要是给小区的36户人家提供生活服务，包括买菜、送菜到居民家，每天两次给楼道消毒。

为表彰在疫情期间做出积极贡献的志愿者，中华粉红丝带关爱基金授予我"粉红口罩侠"称号，新疆阿拉尔市幸福路街道授予我"最美抗疫志愿者"称号。

这一生，我历尽坎坷，受尽磨难，但我从不抱怨，也不怨天尤人，而是不向命运低头，一步一个脚印，脚踏实地地走过来。至今已达到一个大彻大悟的境界，每天就想着活着真好！我就这样与癌共存。

回顾所走过的路，我和姐姐做了个对比，我是大病大难之后能彻悟的人，完全放开了自己，放下了许多心理上的负担，一切顺其自然、随遇而安，做事不再要求非要极致完美，累了就休息，伤心了就哭出来，遇到再大的事也无所谓。当你无法改变命运时，你就得接受现实向前看。

我今年47岁了，已在抗癌路上走过了艰难曲折的19年。去年，另一侧乳房又发现了癌细胞，我到北京做了根治术，接着做了多次化疗。尽管如此，我依然开朗乐观地面对生活，在抗癌路上坚定不移地继续向前。

重生十五年

刘玉娥

希望大家一生无病无灾，但我也相信，有时生病是另一种福气，它能让人懂得珍惜身体，珍惜家庭，活得更明白。

我叫刘玉娥，今年 61 岁。人食五谷，总会生病，但我从来没想到过会在 46 岁还年轻的时候，突然诊断出乳腺癌晚期。这个诊断严重地打击了我，一时间我无措、自闭，无法面对，怨恨老天爷不公，但同时也悔恨自己对身体和疾病的忽视。之前明明诊断出纤维瘤，医生建议密切观察，但我并没有太在意，我觉得年轻啊，从来没有想过癌症会这么快找上我。

如果我当时重视，可能就是一个小手术；如果我遵医嘱密切观察，也不至于到了晚期……但是很多时候，没有如果。我一不小心把警钟养成了炸雷，但我还有爱的人等我陪伴，还有很多没到过的地方等我去看。我必须要坚强地面对，让自己少一些遗憾。

确诊后接下来的时间里，我经历了 4 次术前化疗，之后是手术以及术后 2 次化疗。治疗过程中有很多痛苦，我每天在痛苦中煎熬，感觉度日如年。痛苦的记忆随着时间的流逝，慢慢地淡忘了。经历了这场大病，我刻骨铭心地感受到，健康真好，活着真好。

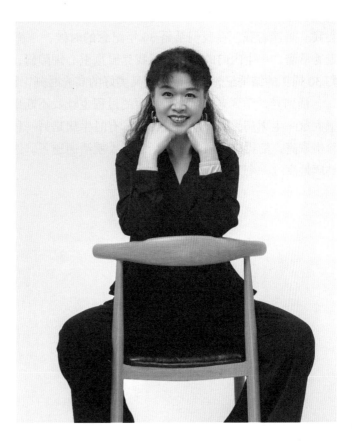

老天爷把人抛入低谷的时候，也往往是人生转折的好时机。积累能量，就能获得福报，自怨自艾必会错失良机。

时至今日，我已经成功地与乳腺癌斗争了 15 年，我加倍珍惜这劫后重生的 15 年，

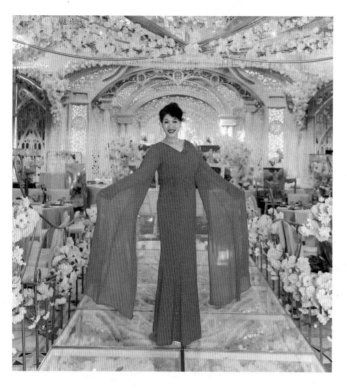

学会了保持乐观和坚强。这期间我也遭遇过疑似肺转移，规律的复查，寻求医生最专业的诊断和治疗建议，密切观察，从初诊时的慌乱到后来的沉稳应对，我没有被疾病困住，而是不断地从焦虑中平静下来，从容地应对。

与癌症斗争的这15年，我特别感谢我的家人。爱人给予我最大限度的爱和支持，让我可以更加关注自己。治疗结束后的日子，我尝试着不断走出去，参加社团活动。我认识了很多新朋友，找到了自己热爱的新的生活方式。我还爱上了走秀和音乐，和一群志同道合的伙伴一起努力地练习。在这个过程中，爱人尽管工作很辛苦，但他一直支持我、关心我、陪伴着我。在我们结婚30年纪念的时候，"铿锵玫瑰战友团"组织了一次婚纱走秀活动，一生内向的爱人为了我克服重重心理障碍，陪我一起参加了这场走秀，让我们30周年的结婚纪念日变成深刻又美好的高光时刻，给我留下了美好的回忆。

活到老，学到老，学习新东西的过程也让我不断地重新认识自己，也更加自信。希望大家一生无病无灾，但我也相信，有时生病是另一种福气，它能让人懂得珍惜身体、珍惜家庭，活得更明白。生一场病，人就活通透了。愿我们享受着未来的每一天，一起健康地度过一个又一个充实的15年。

心态的力量

石 云

唯有一个好心态，才能将生活的苦，化为前行的力量，一路向阳。

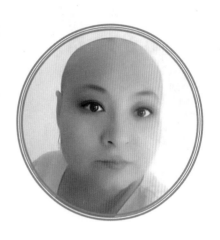

把一切都看淡了，心里就轻松了，好的心态伴我行，将自信写在自己的脸上，不是什么难事。人活着，就活一颗心，心是我们的本，是我们的根。心若有光，好运自会来，心若黑暗，做什么都不顺。唯有一个好心态，才能将生活的苦，化为前行的力量，一路向阳。这，便是心态的力量。

5年前的春节，我走亲串友，不亦乐乎。闲谈间，一个长者无意间说，她认识的一个乳腺科教授真厉害，看病特别准，摸一下就知道个大概……

听到这，想到前一天晚上我发现左乳有一个包块，不知是不是月经前期的原因。大意的我在上班时像开玩笑一样跟同事提及此事，同事都劝我去医院看看。

又拖了半个多月，月经后感觉包块更大了一点，我去了妹妹工作的那家医院，正好遇到了传说中那个很有经验的教授，检查后说得做手术治疗。当时我没有意识到严重性，第二天又到另一家医院看了一下，医生说先办住院再检查，必须得手术，而且建议我要全切不要保乳。不同医生都是同样的建议，我还是没有意识到问题的严重性，直到我被推进病房，一切都好像很匆忙，没有时间恐惧。更搞笑的是，手术后恢复的那几天，看到同病房的姐妹做化疗，我才知道原来不是做了手术就完事了，还需要做化疗。那时候，我都不知道自己患的是什么病，是癌吗？

之前，只有老公、妹妹、妹夫几个人知道，不敢跟家里老人透露半个字。一切检查完毕，手术前一天正是婆婆生日，全家人在一起给老人祝寿，老人们都很开心，大家一起吃饭、聊天、拍照。第二天，我瞒着4位老人进了手术室。治疗期间我要经常回家看望老人，还要不被发现，即使我躺在病房里，老公也要拿着我手机出去走一会儿。因为父亲如果发现我微信里的走步软件没有显示，就会给我打电话，我真是太难了。

5个月后，我开始严重掉头发了，洗澡时候一堆一堆地掉，正赶上周末要回家看老爸老妈，这可咋整呢？动员了几位表姐、表妹故意在家庭群里探讨，可以试试头发全都剃光，吃点营养品长出来的头发就没有白色的了，然后我就果断地去发廊把头发剃光了。

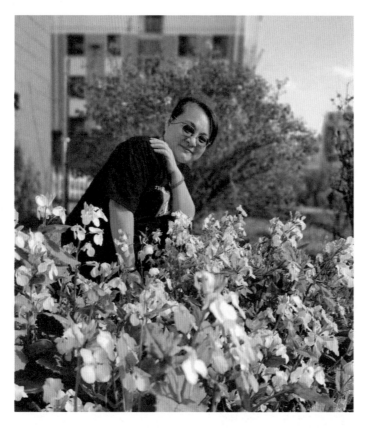

妈妈见到后还说，你什么都信，那都是骗人的。不管怎样，我在父母面前蒙混过去了。

正值夏天炎热，我没有戴假发，不管去哪都是光着头，去洗浴的地方也是一样。我不会在意，别人是否把左胸凹陷的我当另类，总觉得只要我自己能坦然地接受、正确面对，别人并不会过多关注，前提是只要父母没看到就行。

我没有买假发，是因为觉得自己不需要，自信跟发型关系不大，但我买了一个很好的义乳，义乳让我有安全感，相当于在心脏位置多加了一个保护层。

治疗期间我尽量不影响工作，化疗完马上回公司，直到第4个疗程，我给领导发了一句话，我实在坚强不起来了。领导多次鼓励我，养好身体最重要，其他都不要想。同时，领导跟公司里的人说，工作上有什么事都不要给我打电话，不要影响我休息。放疗后，我给领导发信息说我可以上班了，领导马上就安排下去，派司机接我上班。

我不知道跟谁探讨一下病情，直到2年后加入了非常正能量的病友群，大家互相自我介绍，互相分享，互相鼓励。我喜欢听姐妹们聊天，喜欢跟姐妹们聚会，一起旅游、唱歌、跳舞，变着花样探寻让自己快乐生活的方式，不让自己困扰在病痛之中，跟姐妹们在一起，实在太开心了。退休后，我要参加更多的团体活动来充实自己。

我发自内心地觉得，上天对我真是太眷顾了，让我得了一种最好治疗的癌症，让我有机会继续开心快乐，让我有机会继续陪伴老人、孩子，让我有机会做之前未做过的事……

跟姐妹们分享康复经验

李金玲

希望正在治疗中的姐妹们，也能振作起来，好的心态会对身体康复有很大帮助，我们一起加油前行！

我叫李金玲，今年 60 岁，2005 年在北京 301 医院被确诊为乳腺癌并做了根除手术，抗癌路上已走过 19 年。

我是在一次洗澡时偶然摸到胸部有个硬块，就去 301 医院就诊的，到医院后直接被收留住院。第一次去病理科取穿刺检查报告时显示未发现癌细胞，我开心地连跑带跳回到病房，第一时间就给家人打电话报平安。

没有过多思考，我按照良性肿瘤上的手术台，做了个快速冷冻，把硬块取出来，在手术台上等了 20 分钟，等待过程中病理科就打来电话了，说发现是恶性，紧接着就全麻切除了单侧乳房，这种事犹如晴天霹雳，让我的心情像坐过山车似的。

术后我经历了 6 个疗程化疗和一个半月的放疗，当时也不太懂，只记得医生说是三阴性。阳性的还有药可治，比如吃一些抑制雌激素的药，而我这个是三阴性的就没有那么多后续治疗手段了。回家后我就去看中医，吃中药调理。这些年的心路历程，只有自己知道有多么痛苦。

化疗全程都是很痛苦的，因为食欲不振，原本就吃不下多少东西，即使胃里空着，也能在化疗药物的作用下吐得昏天黑地。孩子守在身边不停地清理我的呕吐物，倒温水给我漱口，无微不至地照顾我。看着孩子忙前忙后，我心中不舍，对未来很茫然，总在想自己还能活多少年啊，就想多陪陪孩子，多照顾他几年，哪怕孩子再大一些也好。

术后本就残缺的身体，加上放化疗药物造成的不良反应，我的头发和眉毛都掉光了，被折腾得疲惫不堪，情绪上也

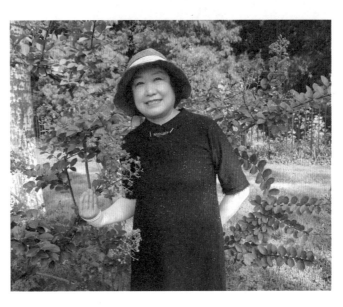

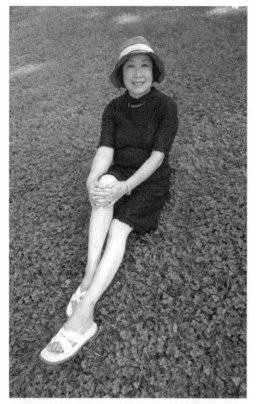

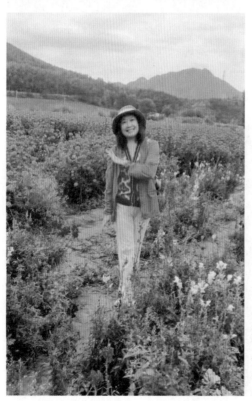

极度自卑、低落，不愿意出门，也不愿意见人。然而出于母亲的本能，我心中有个信念，无论如何也要坚持下去，为了孩子也要多活几年。那时孩子小还在念书，住院期间就怕我不放心，每天都跟我汇报他的学习成绩，爱人也精心照顾我的生活，陪我度过了那段自卑、绝望的日子。

放化疗结束后，我大约又吃了 2 年的中药来调理，其间还参加了个抗癌乐园组织的活动，去学郭林气功，无论刮风下雨每天都坚持锻炼，至少坚持了 2 年。

之后在病友的介绍下，我加入了"铿锵玫瑰战友团"，杜庆洁团长亲和力很强，团里姐妹也不断劝慰我，大家一起交流经验，同病相怜的人在一起更能懂得彼此，自己也慢慢地想开了，敢于去面对现实。

从起初的彷徨、绝望、自卑，到重新振作起来，我也在分析，为什么我会得这个病呢？把我的想法分享给广大姐妹参考共勉。得病前我性格内向，不爱表达，开心不开心都憋在心里，爱生闷气，自身情绪不得以宣泄，日积月累便对身体造成淤堵。生病后，我结交了很多朋友，遇到什么高兴不高兴的事都跟朋友们说说，不再自己闷着，全说出来心情就好多了。饮食也要注意调整，以前我家人喜欢吃肉，医生建议要更多摄入维生素和优质蛋白，我家的餐桌上就多了素食鸡肉和鱼肉，这些都对病情恢复有一定的帮助。

在"铿锵玫瑰战友团"里，我认识了很多新病友，大家相互关心，经常分享康复心得和好的经验，让我感受到了大家庭的温暖，帮助别人的同时，我自己也很有成就感，希望正在治疗当中的姐妹们也能振作起来，好的心态会对身体康复有很大的帮助，我们一起加油前行！

爱的包容和陪伴

李艳丽

爱情不是终点，陪伴才是归宿。现实生活中，有许多无声的感动和兑现，彼此包容原谅，相互接受，用心珍惜，感情才有惊人的色彩，才会不离不弃。

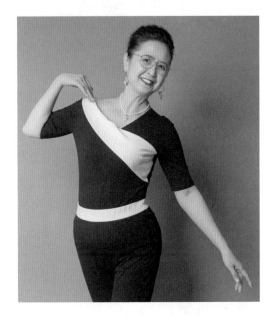

我叫李艳丽，今年 66 岁，癌龄 16 周岁。2007 年 12 月我患上乳腺癌，诊断为乳腺浸润性导管癌，腋下淋巴转移，经保乳术后，完成了规范放、化疗全过程。随后我一直在中日友好医院肿瘤内科万冬桂主任门诊就医，服用中药 5 年，同时介入内分泌治疗，服用阿那曲唑 10 年。

"癌症"二字的出现，打破了我家和谐美好的平静生活，当时我整个人完全崩溃，难以形容焦虑的心情，更不要说家人的感受，老公和儿子都非常沉闷痛苦，手足无措。突如其来的癌症让我们全家人没有一点心理准备，更不要说能有战胜病魔的勇气和信心。众所周知，"癌症"不光是做个手术就能解决的问题，主要是心灵上的打击，以及给整个家庭带来的伤害和考验是多么的巨大与沉重。

在我一生中最痛苦最无助的时候，是我温馨的家人、老公、儿子以及我的主治医师万主任给了我力量和信念，他们一直陪伴在我左右，使我受益终身、永生难忘！老公不离不弃，给予我温暖抚慰、关照和宽容；儿子孝顺、体贴又幽默，时常开导我；加之万冬桂主任精心诊治，为我量身定制治疗方案。所有这些，让我没有任何理由不勇敢地面对眼前的一切，去接纳扑面而来的脱发、厌食、呕吐、无力和难以忍受的各种痛苦。因为我家是回族，医院没有单独的回民餐，我住院时的一日三餐都是老公在家做好了送给我，而我吃剩下的饭菜就是他的午餐或晚餐了。

记得在我第二次住院化疗的过程中，老公与往常一样给我送来午餐，他拎着两个保温桶走进病房，面带微笑地对我说："你猜今天我给你做了什么好吃的？"顺手为我放开小饭桌，拿出碗筷，一边打开保温桶，一边对我说："我给你煲了一锅香喷喷的鸽子汤，

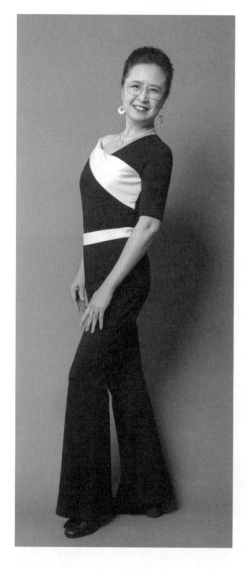

你快尝尝好不好喝。"

在打开保温桶的一瞬间，热气腾腾的鸽子汤味道我实在接受不了。在化疗的过程中，我的各种机能都低下，只有嗅觉异常灵敏，闻到不适应的味道后恶心、呕吐就会蜂拥而上。那天我完全不假思索，两手一抬就把小饭桌掀翻倒地，"鸽子汤"和饭菜全部洒落在地上和病床上。

我的举动把老公和同室的病友们全都惊呆了！立刻间我老公说了一句："呦！鸽子飞啦？"一句话饱含着多么宽广的胸怀、包容和理解。刹那间，同病房的两位姐妹几乎和我一起掉下了感动和幸福的热泪。

伴随痛苦与现实的无奈，我非常努力地配合各科医生完成了近一年之久的放、化疗全部过程。我是赢者，在现实生活中其实有许多无声的感动和兑现，彼此包容原谅、相互接受、用心珍惜，感情才有惊人的色彩，才会不离不弃。

打动我内心世界的不再是那句"我爱你"，而是一句"我陪你"。爱情不是终点，陪伴才是归宿。在我的信念里有个强大的精神支柱，我一定要活下去，活出个精彩让大家看，绝不辜负所有爱我的人。

本着正视现实、解决现实的原则，我把"癌症"当作礼物收下它、接纳它，而后感悟它、解决它。各种治疗完毕后，我每天坚持服用内分泌治疗药阿那曲唑，从不间断，日常坚持各种体能锻炼、调养精神、调节饮食、锻炼形体、适应寒温。

身体状态好时，我迈开双腿走向大自然，在老公的陪伴下去祖国各地游山玩水，欣赏美丽的大好河山。我去西藏挑战过5千米左右高原的反应，站在空旷辽阔的大草原上，远处的高山层林尽染，脚下的草原一马平川，悬崖峭壁像一幅幅美丽的画卷展现在眼前，真是人间仙境、美轮美奂。

我也曾去菲律宾长滩岛，体验潜深10米的潜水运动，水下世界五彩斑斓，尽收眼底。

16年光景就这样在心情愉悦、幸福快乐中度过，犹如枯木逢春，我已不再是癌症患者。

这些年，我还参加了中日友好医院粉红丝带俱乐部和社区的各项公益活动，服务他人，绽放自己，用16岁的心态穿上时装和美丽的旗袍走向大舞台，尽情地享受生活，把笑容和欢乐留在人生的不同节点。

让梦想的种子开美丽的花

王开阳

内心的充实会让身体受益，积极乐观的情绪是治愈的良药。心存希望，能让梦想的种子开出美丽的花朵，结出饱满的果实。

还记得青春年少时的梦吗？像朵永远不凋零的花。

20世纪70年代的我，一直在按部就班地学习、工作、生活，时代的洪流推着我们步步前行，为今后的生活努力拼搏着。在忙忙碌碌中，那些小小的梦想和爱好仿佛都消失不见了。

然而，梦想是一颗小小的种子，根植在内心深处，静静地等待着破土而出、开花结果的那一天。

2015年，我的生活有了改变。对于这场病，其实我是有预感的，所以并没有过多的恐惧，特别希望我的坦然可以减轻家人的压力。做了8次化疗后，我的身体不如之前强壮，不适合再从事之前的工作，那就得重新思考一下要做些什么来充实今后的生活。

我是个喜欢尝试新鲜事物的人，所以在接触了冷制皂后，立刻决定了要做这些纯天然无添加的产品。

我进入了一个全新的领域。信息如此发达的时代，入门是很容易的。我动手做了几次后就开始了专业的学习，买了专业的书籍，重新学起了化学，积累理论知识。我报名参加各种课程，从网络课到实体课，一次次地制作，一次次地扔掉，直到可以做出完美的手工冷制皂。之后我又学习了护肤品配方课、精油的芳疗课等相关课程。那个时候的我有些忙，有些累，但是很充实，很开心。现在回想起来，我当初义无反顾往前冲的力量，就是种子发芽的力量，是可以冲破一切的力量。

当学到的知识和工艺都比较成熟后，我成立了一个小小的手工做坊，这是一个很佛系的工坊，但这是我的梦想。

做冷制皂是一项创意十足的工作，虽然有些费体力，但成就

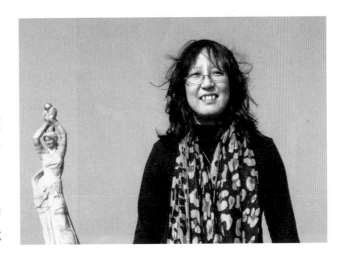

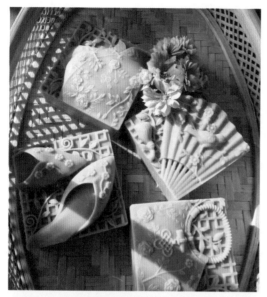

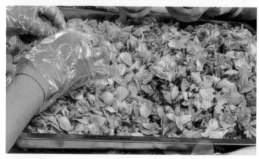

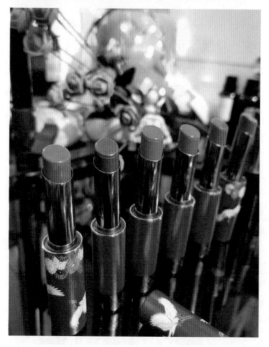

感满满。从设计皂的功能到油脂的配比分析，从植物的添加到工艺流程的设计，从入模到温度控制到皂化完成，每一块皂都是独特而有温度的。

做纯露是我比较开心的时候。根据花期，总有不同的新鲜花朵陪伴着我。玫瑰花、栀子花、德国洋甘菊、野姜花、蓝莲花、金盏菊、茉莉花、桂花……然后还有茶树、迷迭香、积雪草、人参、乳香……一朵朵摘出花瓣，慢慢地蒸馏。在此期间，整个屋子甚至整个楼道都飘满了植物的香气。心情的愉悦，完全遮盖了身体的疲惫。

刺绣是我的另一项工作。记得小时候，我除了看书就是拿个小小的绣花绷，描上花样儿，无师自通地开始绣了。我觉得自己是有天赋的，没有人教，小小年纪就可以绣得像模像样。30 多年后我又重新拿起了绣花针，技艺还在，只是买一些材料包绣制。继续下去，最终我可以自己设计图案，完成一幅百分百自己的作品。

能写出书法作品是我另一个小梦想，有了大把时间就去实现吧。我不假思索地买了本字帖就开始临帖，写了一段时间后突然觉得要系统地学习一下，现在正在自学专属的阶段，也在着手准备写我的第一幅作品了。

养花，从种植、浇水、施肥，到满眼的花朵，开心无比；画画，带上一个本子、一支笔，就可以心无旁骛……我做着这些美好的事情，享受着慢慢流逝的时光，内心无比的平静和满足。内心的充实会让身体受益，积极乐观的情绪是治愈的良药。

有了家人的支持，有了自己的努力，心存希望能让梦想的种子，开出美丽的花朵，结出饱满的果实。

乐观的心态是希望的渡船

岳玉兰

拥有乐观，就拥有了透视人生的眼睛，拥有了力量，只要活着就有力量建造自己辉煌的明天。

在人生漫漫长河中，18 年的时间说长不长，说短也不短。患病那年，我还不到 50 岁，如今已经奔着 70 岁去了。

当年确诊后，我做了根除手术，接下来陆续做了 6 次化疗、28 次放疗，之后是 5 年的内分泌治疗。从一开始 2 年内 3 个月复查一次，到 5 年内半年复查一次，再到后来的每年复查一次，我不知不觉就到了 2023 年。在这漫长的康复过程中，我的体验是既然得了病，就踏踏实实地去治疗，不用把这个病放在心里瞎捉摸，这个病最怕的就是心态好，心态好就什么都不怕了。

妹妹跟我一样也得了乳腺癌，她也一直好好的。我这个人性格外向，大大咧咧的，所以在确诊后也没有像其他人那么恐惧，一得病就跟天塌下来似的。我的想法很简单，已经得了病了，没别的法子，那就好好治疗，治疗以后好好康复，一切都没啥大不了的。

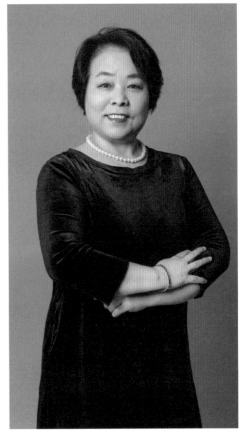

家里人和朋友也没把我生病当成特别大的事，大家都很乐观，用积极的心态鼓励我。1 月我被确诊乳腺癌，几个月后爱人被确诊为结肠癌，我夫妻俩相互照顾、相互扶持，共抗癌症，身边一些朋友还戏称我俩是"战癌侠侣"。在这期间，孩子该上班去上班，该做什么就做什么，不耽误他的事。同事朋友们来看我，陪我谈天说地，说些家长里短鸡毛蒜皮的事儿，不涉及生病和治疗的事情，这样对我的情绪也是一个调节，心里很轻松。说句心里话，其实作为一个患者，有人来探望、关心，是很温暖的事。但患者往往不愿意提及自己的状态，每一次重复回答探望者的提问，反复描述自己病

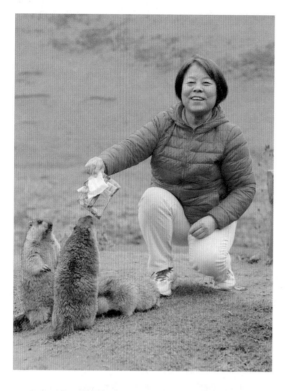

情，对自己的情绪都会有不好的影响。

我还算幸运，心态好，化疗反应也不是特别大，只是化疗当天或第二天有轻微的呕吐，白细胞下降，打完生白针也没感觉到疼痛难忍，比较容易度过化疗这关。由己及人，我也劝生病的姐妹们，别把手术化疗这些治疗想得那么恐怖，心里不害怕才有底气，这样身体也会回馈给我们轻微的反应，支持我们战胜癌症。

乳房切除造成的身体缺陷，一开始我很不习惯。在浴池洗澡或泡温泉时，会有人偷偷地看过来，我就用眼光把她们怼回去。其实自己心里也感到不好意思，这种时候就拿毛巾遮挡。后来想通了，为啥要在意陌生人的眼光呢？我没了乳房的美，但是健康还在，这就够了。从此之后我就放开了，再不会顾及其他人的反应。神奇的是，自己不介意了以后，发现其他人停留在我身上的目光也不见了。我分享这个小情节是想告诉大家，不管我们是光头，还是身体和之前有不同了，千万别自卑，别难过，世界看向我们的目光其实是我们自己内心的投射，我们内心强大，那生活就阳光灿烂，所向披靡。

由于手术切除后身上少了一个部分，所以对日常生活还是有些影响。我总想着尽量克服，但过分的逞强，让我忘了注意保护自己。术后第 4 年，由于我长期用左手臂做事，致使承受太多造成了水肿，虽然肿得不是特别厉害，但这是不可逆的，没有办法恢复。医生说，上肢水肿彻底康复很不容易。在这里我得提醒一下姐妹们，这是我的沉痛经验教训，生病以后一定要多爱惜自己的身体。

如今，我加入"铿锵玫瑰战友团"已经 9 年了，加入后我开始进行病房探访，每个月去两三次，每次跟三四个患者聊天，当志愿者帮助了别人更愉悦了自己。我是个抗癌路上的过来人，希望尽自己的一份力量，靠自身的能量去影响更多的病友，给那些刚确诊的病友分享一下我的经验和教训，在各方面给姐妹们提供一些帮助和建议。

拥有乐观，就拥有了透视人生的眼睛；拥有乐观，就拥有了力量；拥有乐观，就拥有了希望的渡船。只要活着就有力量建造自己辉煌的明天，与各位姐妹共勉！

做自己的光温暖而有力量

李 光

每个人都是一束光，照亮别人，也温暖自己。我们都是独一无二的，要接受不完美的自己，活出自己想要的样子。

我总以为癌症离自己很远，不会发生在自己身上，所以当它真的来到时，我猝不及防。

2015 年，在单位体检时，大夫触诊用手摸到我右胸部有个硬块，很严肃地跟我说："这里有个硬块，你自己摸到过没有？别耽搁，赶快去大医院做个详细检查吧。"

一周后，我去了北京世纪坛医院做了相关的各种检查，结果出来后，医生建议住院治疗，并开具了住院单。因为工作原因，我要出差去外地参加一个会议，会议期间，医院打电话询问是否已回京，要我尽快住院治疗。于是会议结束后，我让外甥女预约了 11 月 18 日上午中日友好医院的乳腺科专家号。17 日下班前我跟主管领导请了假，这一天因为一些文件要上报，我加班到晚上 9 点多。当时我的随身工作记录本就放在办公桌上，想着等看病回来还要继续工作，根本就没往坏处想，殊不知，这一天竟是我职业生涯的最后一天。

18 日上午 8 点，我和外甥女如约来到医院，当天就诊时，大夫看了在世纪坛医院的诊断后什么都没说，直接就把我收治住院了。我问医生是什么情况，医生回答："你的这个情况已经确定是有问题的，但要想知道是什么性质的，就要等术后病理报告出来才能确定。如果是良性的，当天就可以出院；如果是恶性的，要继续手术全部切掉，你要做好思想准备！"我问医生："有这么严重吗？"他还是那句话："一切要等病理报告出来才能确定，但以你的情况，想要做保守治疗是不可能的了。"

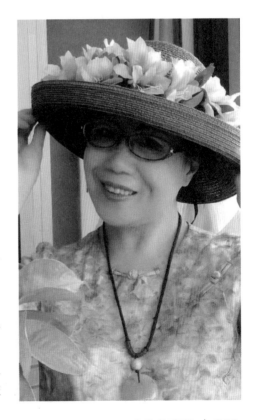

我蔫蔫地办理完住院手续，之后回家简单收拾一下住院用的东西，又匆匆赶回医院。晚上，主治医生助理给我详细介绍了手术治疗方案及注意事项，并在纸上写着、画着。看到密密麻麻画有横道竖道的这张纸，我终于彻底死心了——明天必须得手术了。但我心里还是很平静的，就像什么事都没发生，没有纠结，很淡定地签了字，同意进行手术。独自躺在病床上，回想着医生的话，虽然他自始至终也没有说出"癌症"两个字，但从言谈话语中，我感觉到确诊无疑了。想着想着，一种莫名的伤感和委屈涌上心头……我怎么会得癌症呢？为什么呀？这次生病之前，我很少去医院，有病经常扛着，更不会想到自己会得癌症，而且还这么严重。此时的我真的希望这一切都是幻觉，不是真实的。然而，现实是残酷的，由不得自己，这是一个无眠之夜……

首次手术采用的是局部麻醉，我能听到大夫们商量是横切还是竖切。大约10点我被推出手术室，切除物已送至病理检验科，我在手术室门外的走廊静等病理结果，心里祈祷着肿瘤是良性的，这样下午就可以出院了。然而等来的结果却是恶性的，得接着做手术。那个时刻，我就是只待宰的羔羊，只能点点头同意，便再次被推进手术室，这次是全麻，实施乳房根除手术。

接下来就是化疗，那反应真是太大了，那种滋味现在想想仍心有余悸。从第一次化疗开始，我胃里翻江倒海，呕吐不止。那个时候真的是日不能食，夜不能寐，本来免疫力就低下，白细胞更是急剧下降。3天化疗结束后，我还要再去急诊室输液一天，难受的程度难以形容。一个疗程过后，身体还没有恢复，就要接着下一个疗程。

印象非常深刻，第一个疗程后第18天，我用手轻轻捋了一下头发，那头发就一绺

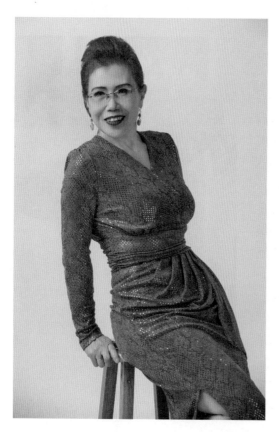

一绺地往下掉。知道这是化疗的副作用，为了不让头发掉得哪儿都是，我索性到理发店直接剃个光头。化疗致使我手上脚上的指甲全部变黑，身上所有的毛发全部掉光，所有的副作用在我身上都出现了。6个疗程终于结束了，当护士把PICC管拔掉时，我像重新活过来一样，觉得天都分外晴朗，空气也格外清新了，痛苦的治疗终于熬过去，迎来了春暖花开。

这些年来，我感觉命运像是跟自己开了一个不真实的玩笑，没想到，我居然要以癌症患者这样一种方式去面对自己的未来。面对这样沉重的打击，我只能不停地开导自己，接受现在的自己，并一直给自己加油打气。2016年6月，在化疗刚结束后，我又相继得了骨髓抑制、淋巴水肿、胆囊炎、胆管炎、胆总管结石、肩周炎、骨关节炎等一连串疾病，患臂肿得像小树干一样，疼得抬不起来，只能靠打封闭减

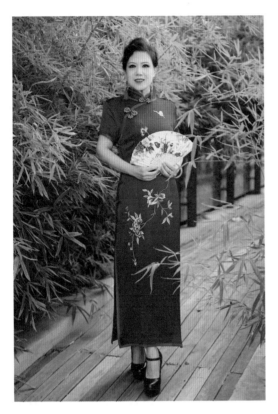
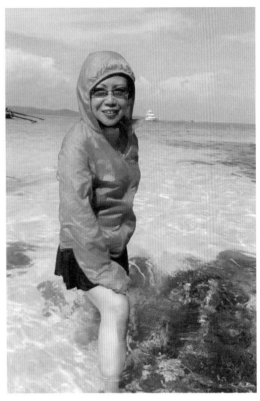

轻疼痛。之后我又接连做了 3 次双拇指腱鞘炎手术和胆总管结石手术。在这些疾病面前，我选择的都是乐观面对，癌症都挺过来了，其他疾病又算得了什么呢？

　　诸多病痛并没有吞噬我的意志，我反而是勇于面对，快乐生活。在身体稍有好转的情况下，我一边积极治疗，一边开始规划自己今后的生活方向。由于在职期间工作繁多，我很少跟家人、朋友外出旅游，同学也经常联系我，希望能有机会跟姐妹们一起出去游玩。生病了，退休了，正好也有时间了，改变生活计划首先从旅游开始。从 2016 年 10 月开始，两个外甥女为了让我换个环境，走出去散散心忘掉病痛，带我国内国外游玩，就此开启了我的旅游之路。2017 年起我又与几个同学好友相约结伴旅游。几年来，我已经去过国内 20 个景区、国外 5 个国家，领略了祖国的大好河山，饱览了异国的美景。从此之后，我与同学们经常相聚一起游玩，春天一起去赏花，夏天一同去避暑，秋天一起赏枫叶，冬天一起拍雪景，让生活的每一天都是快乐充实的。

　　在家里养病期间，我喜欢种花养草，家里大大小小开花的、不开花的，细细数来有几十盆。尽管没有一盆名贵花草，也丝毫没有减少我爱花的热情。每天看着自己精心培育的植物，不断长出一簇簇花蕾，开出一朵朵鲜花，虽然有大有小，有艳有淡，当一闻到花的清香时，我那种喜悦感是之前做任何事情都无法比拟的，养花就是一个修身养性的过程。

　　每个人都是一束光，照亮别人，也温暖自己。我们都是独一无二的，要接受不完美的自己，活出自己想要的样子。

拥抱自然，怡情乐活

李秀玲

喜乐的心是良药，活着就得变着法地让自己高兴。希望更多的姐妹跟我一样，趁着春光灿烂，阳光正好，赶紧收拾起行囊，向着新生活快乐出发！

常言道，人生在世事难料，人生无常乃平常，真不知明天和意外哪个先来？对于这样的话，一向争强好胜的我一直都不以为然，觉得那个所谓的意外离我甚远。2018年我办理完退休手续，想着这下彻底有空闲了，一来可以好好尽孝照顾双亲，二来可以实现多年来说走就走的旅行……

然而我的一次常规体检，爆出右乳结节异常，需做进一步检查，一时间各种不祥的预感充斥了我的脑海。带着忐忑不安与恐慌的心情，我进行了一系列检查，最终还是在2019年2月躺在了协和医院的手术台上。术后的病理报告显示"原位性导管内乳头状癌"，主刀医生对我说："你的病情微乎其微，既与生命无关，也无须做放化疗。"医生的话，像是一针强心剂，瞬间给了我莫大的安慰和鼓舞，让我对新生活有了足够的信心和力量。

术后休养阶段，我躺在床上，回想乳腺癌光临的历程，往日情景像电影一样一幕幕在脑海中重现……工作上加班加点，学习上从不甘示弱，生活上追求完美，性情上急躁易怒，这一系列的操作使自己人生的弦绷得太紧，导致心力交瘁。身体是不会说谎的，

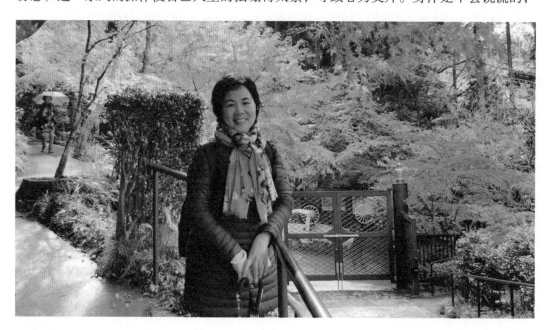

我只是之前没有意识到，甚至误以为是更年期综合征。术后伤口的疼痛，仿佛一下子点醒了我，是时候该改变自己了。

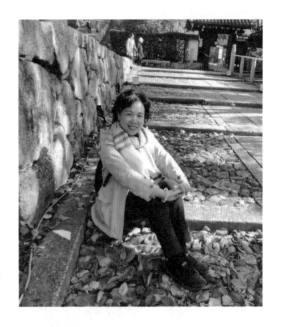

作为一个女人，我的角色是女儿、妻子和母亲，我不仅属于他们，更属于我自己。我们每个人都是独一无二的生命，无可替代，无法复制。改变就从爱自己开始！爱自己，就是把关注点放在自己身上，放慢生活节奏，满足自己的身心需要，做自己力所能及的事情，规律生活，远离负面情绪的人与事。

俗话说，喜乐的心是良药，活着就得变着法地让自己高兴。旅行是一项既锻炼胳膊腿，又怡情乐心的活动，看山看景看古迹，遍尝美食，了解风土民情。走出户外，置身于大自然的山水之间，人与自然和谐共生，融为一体，那感触是何等的美妙！登上山巅，一览众山小，顿感所谓的跌跌撞撞不过是热身而已；站在大海边，远眺一望无际的大海，顿感自身的渺小和海纳百川的博大；置身花海，会感受到生活的美好；即便是旅行中见到的平凡人和事，也无时不让人感受到世间的温暖和美好。

2019年3月，术后一个多月，我就和朋友一起开启了游山玩水赏花的行程。春天百花盛开，不去赏花岂不辜负了花？我们先去颐和园看了玉兰花，接着去平谷看桃花，而后又直奔大兴赏梨花、杏花，最后去元大都遗址赏海棠花。一路的赏花，让我忘记了病痛，悦目怡心。

当年盛夏，我接连去了怀柔和房山避暑，在小院民宿逗留几日，吃几顿农家饭，贴饼子炖小鱼，棒碴粥来2碗，既驱除了暑热，也见山见水饱了口腹。

到了秋天，我约上三五好友飞到了日本大阪，逛了心斋桥，在奈良喂了小鹿，又去京都滞留了一周时间，游览名胜古迹，走亲访友，观赏京都红叶，一站又一站，马不停蹄。

旅途中的所见所闻，让我身心愉悦，乐此不疲，甚至忘记了自己的癌友身份。蝴蝶破茧展翅，那是生命的力量，是信念，更是坚持。患病只不过是身体受了小小的擦伤，有了这样的经历，人生一定会更加丰富和完整。感谢乳腺癌，敲响了生命的警钟，让我痛定思痛，觉醒成长；让我调整方向，轻装前行；让我珍惜生命，珍爱自己；让我更懂感恩，取舍有量；让我心门敞开，尽享阳光；更重要的是让我懂得了用爱去温暖身边的一切。

耳边悠悠地响起了那首歌：她说风雨中，这点痛算什么，擦干泪，不要怕，至少我们还有梦……哈哈！活着才有希望。

风雨过后见彩虹！重生后的我定会绽放更美好的人生光彩！希望更多的姐妹跟我一样，趁着春光灿烂，阳光正好，赶紧收拾起行囊，向着新生活快乐出发！

感悟独特的生命价值

赵 伟

治疗期间，亲情的陪伴很重要。自我关注和自我照顾的态度，有助于病情的处理和应对。

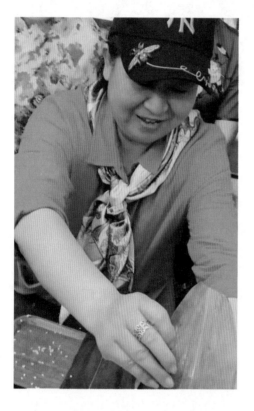

我叫赵伟，今年57岁，2016年被确诊为乳腺癌，当年8月做了乳房根治手术，术后做了化疗，随后进行了内分泌治疗，现已过去7年。

生病之前，我没有特别关注乳腺癌这个话题，自认为做完手术就会痊愈。后来我在经历了化疗和其他一些治疗后，认识到乳腺癌在女性中的高发率，身边有很多朋友也得过这种病，这让我对乳腺癌有了更深刻的了解和认识。

在我生病的前一阵，老公去世了，他的家人从此对我不闻不问。此外，我的工作与人事有关，会给我带来一些压力。这两方面可能都对我的健康造成了影响。家人对我的病情很担心，但我个人并没有太过关注。因为我是一个独自生活的人，没有丈夫，所以在家里也没有太多生活上的不便。

治疗期间，亲情的陪伴很重要。看病、手术和化疗时几个妹妹都是轮流陪护。在日常生活中，她们对我的照顾也很周到，帮我洗衣洗澡、做饭买菜、整理家务。每次做的饭菜，她们都会先尝一下口味，确保合适的咸淡和温度。我们住得很近，她们就像上班一样，每天早上来，晚上回去。姊妹亲情的贴心照顾，不但给了我温暖和帮助，也鼓舞了我的士气，增强了战胜疾病的勇气。感谢我的好妹妹！

儿子是个很棒很贴心的男子汉。我生病时，他正在外地上大学，但每次放假回来，他都非常关心我、照顾我，只要有时间就陪我去复查。让我感动的是，在我生病期间，他正好要报到入学，我说可以先送他去，回来再做手术。但他说不用，说他已经长大是个男子汉了。最终，他自己一个人去完成了入学的事情，我非常欣慰。

从一开始，我就比较冷静和理智，并没有像其他人那样，因为生病而感到焦虑或担忧。

这种病其实很常见，很多人都会得，已经成为慢性病，所以不需要太过担心。我经常提醒朋友们要注重自己的身体健康，平时要多检查，每年体检都要引起重视。我认为，这种自我关注和自我照顾的态度，有助于病情的处理和应对。我现在学会了画画，也经常参加一些社会活动。我一直保持积极的态度，配合医生的治疗和管理。

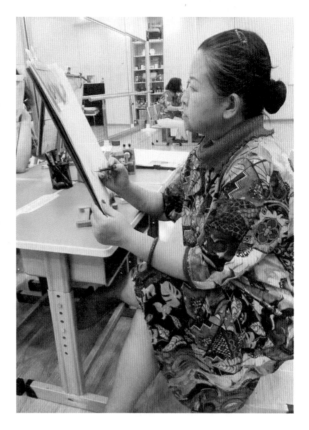

一次偶然的机会，有位病友邀请我参加了一个活动。活动中我认识了团长杜庆洁和其他一些病患姐妹，她们的心态和精神状态都比我好，让我眼前一亮，觉得她们真的很特别。就此，我也加入了"铿锵玫瑰战友团"并成为守护天使志愿者，之后参与了病房探访、门诊咨询等义务工作，对其他病友姐妹给予了很多帮助。

发挥自己的能量，为他人做些事情，是我的骄傲。每次和病友们聊天，感觉到她们的情绪逐渐变得开朗，变得更加快乐，看到她们从生病和困惑中逐渐走出来，我真的很开心。

在一次病房探访中，有位病友给我留下了深刻印象。当时她情绪非常低落，萎靡不振，缺乏信心，经过我和另一位姐姐的开导，她变得乐观了很多。后来得知她去世了，我感到非常难过。失去病友是一段令人伤心的经历，尤其是在已经与她们建立了深厚情感联系的情况下。在探访病友的过程中，会遇到不同的情况和经历，每个人都是独特和有价值的。

希望未来能够变得更好，大家团结起来，一起抗击病魔，共同进步，不断改善和提升我们的团队。

医生说怎么治就怎么治

张梦妤

我的今天就是你们的明天，将来你们一定会跟我现在一样健康，甚至比我还要好，所以一定要想得开，往远处看！

我叫张梦妤，今年65岁，2005年8月确诊为乳腺癌，做了保乳手术，术后进行了放化疗，在康复路上已走过18个年头，目前身体健康状况能令自己满意。

生病那年我47岁，正赶上更年期内分泌失调，饮食不规律，睡眠也不足，当时工作压力很大，脾气也不好，也许这种种因素叠加在一起，导致我患了癌症。

确诊期间，正赶上北大医院赵医生刚从德国回来，她在德国学的是保乳手术，属于新的医疗技术，当时我的肿瘤比较大，医生征求个人意见后选择手术类型。可我参加工作30多年，几乎没得过病，甚至都很少感冒，完全没经历过这些，对癌症又知之甚少，

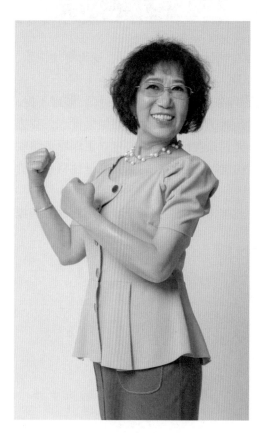

一听是这个病，只感觉像天塌了一般，心里没了主意。我就跟医生说，一切听您安排，您说怎么治疗就怎么治疗，我这100多斤就交给您了。

医生说，乳房是女性身上的重要器官，为保证你未来的生活质量，如果能保肯定给你保，要是保不了那也没办法。起初家人不同意我选择保乳，担心保乳以后容易复发转移，但我坚持无条件地信任赵医生，选择了保乳。

早在18年前，保乳手术从技术上讲是较大的挑战，我也曾担惊受怕，现在看到其他患者的手术刀口时还觉得揪心可怕，再看一下自己术后这么齐全平整的胸部，就感到十分万幸，还好自己当时的选择是对的。

手术刚做完时，我左臂使不上劲，不能拎一点重的东西，只要累着了就会肿起来，我只能辞掉工作，等于提前退休了。

我做了6次化疗，全程反应都很大，吃

不下喝不下，看什么都恶心，感觉从头到脚像被无数根针尖在刺一样疼痛难忍，躺在床上疼得直打滚，真是死的心都有。

当时孩子还小，他是我坚持下来的最大动力。不管怎样，为了家庭、为了孩子，我强忍着一切痛苦默默地坚持治疗。爱人得挣钱养家，不能在家全职照顾我，就由我姐姐来代替，姐姐给了我很多鼓励和支持。

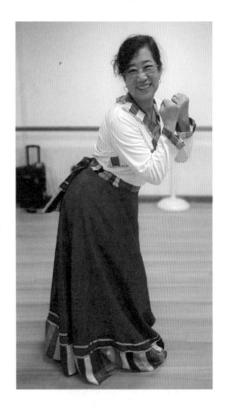

做完化疗，我的眉毛、眼睫毛、头发都掉光了，那些日子都不敢照镜子面对这样的自己，心里的坎过不去。父母已年迈，也不敢回家看望二老，怕他们看到我这受罪的样子而难过，当父母前来看我时，母亲一见我的样子，眼泪哗哗地往下流。我开玩笑说："妈你看我这光溜溜没有毛发的样子，蚊子落脑袋上都站不住。"母亲听着就乐了。说这话时，我自己心里并没有释然，也是强装的镇静。

待身体状况稍微好些了，我还想出去工作，单位领导说什么时候去都行，哪怕不干活在那待着都行。听领导这么说，我还挺开心，结果家里人却都反对，不让我出去工作，担心万一累着了会复发或转移，说是挣点钱还不够看病的。

生病之前，我一直处于紧张的工作状态，突然停下来特别不适应，全家的反对让我感到特别沮丧。我属于一干起活来就不要命的人，多累多苦都不怕，可是突然停下来，就像疾驰的列车猛然一脚刹住了，让我一时无法适应。

在我万般无奈时，还好加入了"铿锵玫瑰战友团"，跟姐妹们一起做些公益活动，参与的过程中，犹如经历了重生，一心就想着让自己的生命再次发光发热，用自己的方式去回报社会，只要有时间就去医院探访新病友，给她们讲述自己的经历，给她们带来生活的希望，少走弯路。

去病房探访时，新病友看到我精神面貌那么好，往往会错愕不解，说我不像患者。我把自己恢复健康的经验传授给她们，有时也会碰到一些还在痛苦中走不出来，不愿意见人的姐妹，作为老病友的我能理解，这些也勾起我的很多回忆。我也曾不想让别人看到自己最凄惨的样子，这种痛苦没有经历过的人永远无法做到感同身受的理解。

每当这时，我也不着急，就慢慢地做工作，耐心去劝解，日久见人心，慢慢地新病友也愿意跟我交流了。这是每个病友必经的过程。

在这里，我想对更多的新病友说，你们看我现在很阳光，很让人羡慕的样子，未来你们也一定能做到，我的今天就是你们的明天，将来你们一定会跟我现在一样健康，甚至比我还要好，所以一定要想得开，往远处看！

予人玫瑰手有余香

周建宏

只要建立好的心态，相信科学，积极配合医生治疗，一定会战胜疾病。

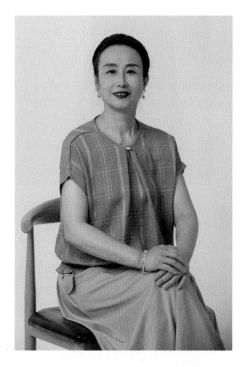

我是周建宏，2010 年被确诊为乳腺癌。看到结果的那一刻，我蒙了，觉得天旋地转，天塌下来了，压得我喘不过气来，一下子就觉得生命走到了尽头。委屈、失落、绝望和沮丧这些情绪包围着我，我看不到一点希望。我决定不治疗了，等待生命的结束。家里人却绝不放弃，苦口婆心地劝导我，特别是女儿，她特意去世纪坛医院找了李艳萍主任，咨询有关乳腺癌的知识，详细了解了我的病情，倾听医生建议，选择治疗方案。女儿说这个病只是慢性病，不是什么绝症，是可以治好的。

病在我身上，痛在家人心上，他们比我还难受，希望我赶快好起来。看着家人着急的样子，在他们的强烈要求和劝导下，我同意接受治疗。

手术前先进行了两次化疗，仅仅两次化疗，我的头发全部掉光了。手术后，随着化疗次数增加，我的身体日渐虚弱，白细胞降低，抵抗力下降，经常感冒咳嗽、口腔溃疡、吃饭、喝水都很困难。身体难以承受化疗后的痛苦，我开始打退堂鼓，不想继续化疗。同病房的姐妹们看到我这样，都纷纷劝我要坚强，要坚持治疗不放弃，一定咬着牙扛过去。

同病区的姐妹们和我患同样的病，同样做化疗，同样承受着化疗副作用带来的痛苦，可她们忍受着一次次的痛苦，忍受着诸多不良反应，坚持着完成所有化疗。看到别人都这样坚强，我受到鼓励，也要向她们一样坚强起来，勇敢面对。在姐妹们的支持影响下，我坚持了七个多月，完成了 8 次化疗和 25 次放疗。

虽然完成了治疗，但我心里一直很郁闷。因为身体外形有了很大的变化，头发掉光了，手上、脸上、身上的皮肤都变黑了。所以，我出院回家后就把自己封闭起来，不愿出门，不愿会客，不与人交流，每天过着郁郁寡欢的日子。

2013 年，"铿锵玫瑰战友团"成立了，我加入了战友团，参加了几次活动，结识了很多病患姐妹。她们跟我一样都经过化、放疗，有着治疗以后的身体不适，但她们并没有因为疾病影响到心态和情绪，她们乐观向上、充满阳光，向往美好生活，互相传递着大爱。在这个大家庭里，大家畅所欲言，互相关心，互相激励，分享抗癌心得和患病后的体会。她们的这种热情深深影响着我，我倍受感动，增加了对生活的信心，改变了对待生活的态度。我感觉到和姐妹们在一起非常开心，非常温暖，心情很舒畅，慢慢地打开了心结，愿意与人交流了，还积极参加了守护天使志愿者培训，多次参加门诊咨询和病房探访。经过几次门诊咨询和病房探访，我得到了很大锻炼，既帮助了别人，也丰富了自己的语言，收获了快乐。

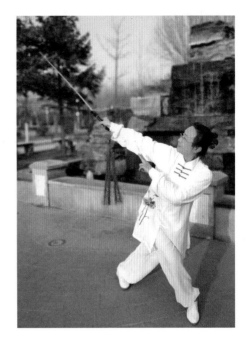

在完成门诊咨询和病房探访的同时，我还对团外的姐妹给予了帮助。有位患者的女儿通过熟人进了"铿锵玫瑰战友团"大群，她想在群里寻找一位三阴性患者，咨询一些问题。我是三阴性患者，又是志愿者，看到这条信息，我想自己有义务帮助她，便马上回复了信息，之后我们加了微信。通过聊天我了解到，她们来自东北，她母亲在301医院确诊为三阴性乳腺癌，听说这个病不好治疗，心里很害怕，想了解一下其他相同类型患者的情况。

那时，我已患病10年。我跟她分享了自己治疗后的调养经验，告诉她这病不可怕，只要建立好的心态，相信科学，积极配合医生治疗，一定会战胜疾病。她听了以后打消了恐惧，并说一定告诉妈妈要坚强，勇敢面对疾病，好好配合医生进行治疗。后来我们又沟通了几次，主要是针对手术后的恢复、化疗期间的饮食、患肢的保护等问题。

几个月后，她母亲顺利完成了全程治疗，回到老家。那年春节，她发给我一张全家福照片，全家人围着摆满美酒佳肴的餐桌，每个人脸上都洋溢着幸福快乐的笑容。看着照片，我深感志愿者的责任重大，心里为她们感到高兴的同时，也同样感到幸福而且很自豪。这就是予人玫瑰，手有余香。

目前，我的生活很快乐，生活内容也很丰富，除了照顾家人外，还养花种草、写字画画、打太极拳。养花是个乐趣，每天有空就给它们浇水、施肥、剪枝、换盆，看着花叶绿油油地生长，开出美丽的花朵，我满满的收获感，真是乐趣无穷。画画、写字能让自己心无杂念，心神宁静，陶冶情操；打太极拳能健体强身，增强免疫力，提高抗病能力。

今年，"铿锵玫瑰战友团"成立十周年了，有了这10年的陪伴，我走到了今天，至今我患病已经13年了。

感谢"铿锵玫瑰战友团"姐妹们10年的陪伴！为了一切爱我们的人和我爱的人，好好活着，活出精彩的人生。加油，姐妹们！

广阔天地体验重生

刘秀红

最难受的时候，我想过死，但还是坚持下来了！

我叫刘秀红，今年55岁，曾经是一名公交车司机，两点一线的工作生活都很充实，我也非常喜欢那份工作，所以每一件事都想做到尽善尽美，性格也十分要强。但这样的生活在2009年4月彻底终止，我被诊断出患有乳腺癌。

医生说，我这种情况比较严重，建议做手术去除病变组织。当我听明白医生说需要进行全切手术时，心里感到非常震惊，也非常矛盾。一方面，我知道手术可能是最好的

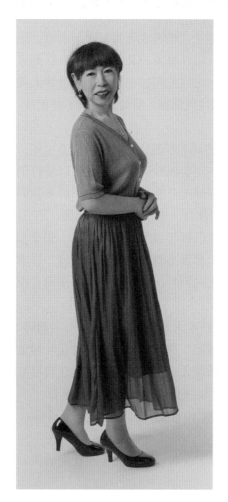

治疗方式，可以帮助我摆脱疾病的困扰；但另一方面，我也对手术的风险和后果感到担忧，害怕手术会对我的身体和生活造成不可逆的影响，让我变得更加脆弱和不自信。

我内心在矛盾中煎熬，而且很自卑，不愿意让别人知道自己生病了，心里越发迫切地想要去单位上班，好像那样就表明自己是个健康人了。

经过非常激烈的思想斗争，在医生和家人的不断劝说下，最终我还是决定接受手术。

手术后，我明显地感觉到身体上的不适和恢复过程的艰难。那些天真的很痛苦，我经常吃不下饭，吃点东西都吐出来，胃里没有东西时就干呕，口腔也不舒服，喉咙发热，声音变得沙哑，白细胞下降到很低，必须用升白针治疗。

我虽然做化疗前，用了抗过敏和止吐的药物，但实际上没有什么效果。那时候连肉类的腥味都闻不了，闻到这种味道就更恶心难受，最难受时对生活失去了兴趣，不想再活下去，甚至想过跳楼。

好在我有三个姐姐，她们一直轮流陪伴着我，在我身边二十四小时照顾。她们的亲情陪伴和安慰，让我感到非常幸福，打消了轻生的念头，不再想不开。

那时我也很担心，如果我去世了，孩子会面临

很大的困境。当时孩子才十六七岁，即将上高中，我已经不能工作了，每个月的工资只有几百块钱。孩子还在上学，但生活很困难，他甚至放假期间都在打工。我担心自己的健康状况会对孩子造成更多的困难和压力，所以迫切地想回单位工作，哪怕是打扫卫生。

作为一个母亲，我希望能够照顾好孩子，确保他们有良好的成长环境和未来；作为一个患者，我需要关注自己的健康，让自己尽快好起来，这样才能更好地照顾孩子。现在让我欣慰的是，我康复了，也收到了儿子的爱，过生日时，儿子送上亲手用我的网名做成的蛋糕。

这次突如其来的疾病和困难，让我更加珍惜生命，更体验到身边人的关爱。我知道，自己并不是一个人在战斗，我有家人、朋友和医护人员的支持。如果我需要倾诉、聆听或者需要更多的支持，随时可以与他们交流或寻求专业帮助。我会保持积极的心态，关注自己的身体和心理健康，让自己在面对困境时更加坚强和勇敢。

一个偶然的机会，我加入了"铿锵玫瑰战友团"。虽然曾经有人告诉我，不要和其他患者过多接触，因为都是患者，可能聊的话题离不开疾病，会传播一些负面情绪。但我通过和团长杜庆洁还有其他姐妹的接触，发现她们并不像其他人想象中的乳腺癌患者那样，每个人都特别阳光、开朗，生气勃勃。我看过一次姐妹们的表演，真没想到，她们能表演得那么好。这些人还都特别团结，对我也一视同仁，非常友好。在她们的影响下，我的思路被打开了，开始放飞自我，不再拘束。

在战友团里，大家对每个人都特别关心。我感觉这些人经历了一次生死，对生活有了新的认识，变得更加坚强和豁达，就像是重生了一样，重新认识自己。所以，别人对她们说什么，怎么说，她们都不太在意，只在乎自己的开心和快乐。我从她们身上学到了这一点，开始更加注重自己内心的感受，不再让别人的看法左右自己。

重生后的我，更加珍惜生活中的每一天。我深刻地体验到，这段经历对我的改变，于是我背着相机开始了旅行。旅行对我来说是最快乐的事情，我在全国各地游历，欣赏各种花花草草，还喜欢爬山。我的目标就是要走遍祖国的大好河山，去探索三山五岳、名山大川，爬越高峰，领略壮丽的自然风光。

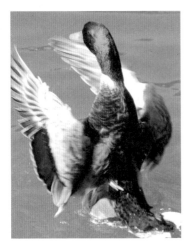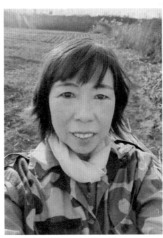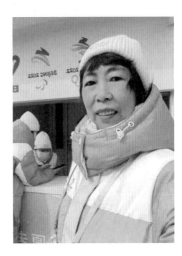

笑看明天

梁屹立

癌症并不可怕，可怕是胡思乱想，被自己吓死；可怕的是偏听偏信，不坚持正确的治疗。

起了"笑看明天"这个网名，是因为我 2006 年 4 月被确诊乳腺癌。

我做了乳腺根治术，还好乳腺癌只是二期，这得感谢单位每年的体检让我早发现、早治疗。出院在家等待 21 天后的化疗，那期间我的心情无比失落，而且不敢出门，也不愿说话，恐怕有人知道我得了癌症。人比较消极萎靡，身体一天比一天虚弱，脸色也一天比一天苍白，总抱怨老天不公，为什么这样的不幸落在我身上？当时，孩子高中还没有毕业，几个月后将面临高考。他放学回到家里总是看着我发呆，不敢发出一点声响，走路静悄悄的，说话也是想说不敢说的样子，想掉眼泪又怕我看到，也不知道怎么安慰我，更是无心学习。看着孩子坐立不安的样子，我心里很难受。现实让我清楚，如果我不振作起来，孩子的学业就会受到影响。

不能因为我而影响到孩子的情绪和学习，必须让自己的身体好起来。

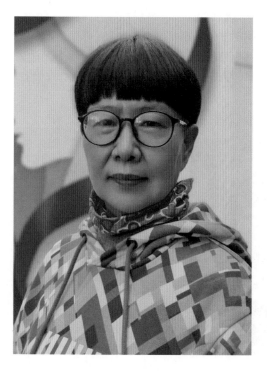

因此我买了一双轮滑鞋，学会轮滑是我很早就有的梦想。孩子上一年级时，学校有轮滑课，看着孩子们熟练地滑翔，那时候我就萌生了学习的愿望。我扶着桌子、椅子，从站不稳到能滑 1 米、10 米、30 米……汗流了一身又一身，衣服湿了一件又一件。随着家里的空间变小，滑行技术的日渐顺畅，我开始想往外面更广阔的地方。

6 期化疗完成后，我第一次走出家门，望着高高的蓝天，沐浴着温暖的阳光，有些激动，有些感慨。激动的是，又沐浴在了阳光之下，感慨的是，重新回到了熟悉的环境，一草一木都让我倍感亲切。我穿好轮滑鞋，在楼下的小广场滑了起来，心里是抑制不住的喜悦。为了自己重出家门的勇气，也为了家庭的平安、孩子的安心，我终于迈出了第一步。

一开始，我只敢挑人最少的中午出来，害怕有人跟我说话，询问病情，看到邻居我都低下头，装作没看见。其实我也知道这样逃避不是办法，总不能逃一辈子吧？别人知道我患癌症又能怎样？谁还不得病了？敢于直面熟悉的邻居和同事也是战胜病魔的先决条件之一。我想通了这些道理，内心强大了，只要想出来，就可以心无旁骛地走出家门了。

随着频繁地走出家门，我的身体一天比一天好转，孩子的笑脸也一天比一天灿烂。同时我再次感受到了生活的美好，这让我萌生了起个"笑看明天"作为网名的想法。带着"笑看明天"，我到北海公园去跳广场舞，并因此结识了一些好朋友。用"笑看明天"跟大家交流、传送照片并互相问候，很长时间她们都不知道我是一名癌症患者。直到现在，我还在用"笑看明天"同她们联系。

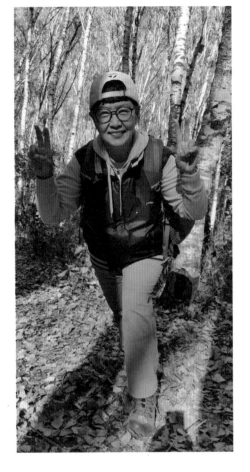

我们一起去新疆、福建、海南，一起爬张家界的天子阁，逛凤凰古城，品尝西安街头的美食，领略兵马俑的风采。成都的都江堰、峨眉山、乐山大佛，重庆的磁器口、白公馆、渣滓洞都留下了我们的身影。

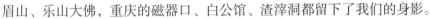

2015 年 12 月，我检查出了肺癌，做了肺切除手术，但化疗使用消除乳腺癌细胞和消除肺癌细胞联合药物。两种药一起输入身体后，我的白细胞和免疫力迅速下降，而且高烧不退，紧接着出现比乳腺癌化疗时更厉害的呕吐，头发也掉得一根都不剩。当时，跟我一个病房的是个刚果黑人，为了治疗乳腺癌来到中国，看到我的样子，她吓得哇哇大哭。陪伴她的是她的妹妹。她妹妹当时在北京大学读书，充当了我们的翻译。我让她妹妹告诉她不用害怕，中国有最好的治疗癌症的专家，你来中国治疗是最正确的选择，一定会没事的。

治疗 3 个月后复查，发现 5 个转移病灶：胸椎两处、腰椎两处、左肺尖一处。那时，我已经没有了第一次患病时的慌张和无助，因为身边有最好的医生和护士，她们都是守护我们的天使。按照医生制定的治疗方案，我又做了 18 次化疗。由于频繁的化疗，我的肾功逐渐衰竭，不得不放弃化疗，专心治肾脏。我吃了半年的阿魏酸哌嗪片和百令胶囊，肾脏的各项指标也恢复了正常。就连医生都暗暗称奇，她表示肾病几乎是不可逆的。

经过 5 年的中药调理，我的胃口好了起来，吃嘛嘛香，身体也一天比一天健康。提起中医，还得从我化疗完开始。当时喝口粥、吃个核桃大小的包子，就像一块大石头压

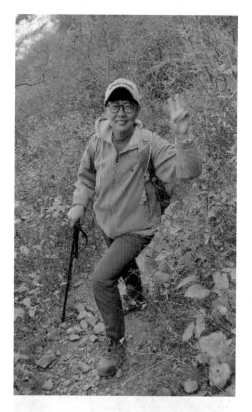

在胃里，让我痛不欲生，真想一死百了，可是又死不了。为了活着好受一点，我去看了中医。给我把脉的是闻飞飞，旧宫医院一个很年轻的小医生。把完脉，她对我说："没事，会好起来的。"我面无表情地看着她，表示怀疑，心想，不用安慰我，我的病情自己最清楚，活不了多久了。我回到家里熬药，喝到第3付时，明显感到胃里舒服多了，而且吃饭也比以前多了点。从那以后，我相信了祖国的医学，深信中医可以救我的命。每周我都会找闻飞飞医生开药，把中药当咖啡喝，而且更加坚信，中医博大精深一定会让我摆脱病魔，恢复健康。就这样我一直坚持了5年，之后又可以和朋友们一起爬山，一起游泳，一起KTV。

其实，癌症并不可怕，可怕的是胡思乱想，被自己吓死；可怕的是偏听偏信，不坚持正确的治疗。保持好的心态，按时检查，按时服药，注意饮食营养，适当运动，就可以让癌症离自己远一些，再远一些。虽然不能完全治愈，但最起码可以让生命活得更久一些，可以多感受每一个春夏秋冬，享受每一次花开花落。每多活一天，我们就多一点活着的喜悦，向战胜癌症胜利的里程碑多迈了一步。

沉舟侧畔千帆过，病树前头万木春。"笑看明天"对于我来说，不仅是一个网名，更是我的灵魂伴侣，它让我乐观、豁达，让我每一天都快乐无比。

经由朋友介绍，我加入了"铿锵玫瑰战友团"。这个战友团是为鼓励不幸患上乳腺癌的病友战胜癌症、抱团取暖、共同抗癌而成立的抗癌团体。

在这个团里，我看到了每个人的笑脸，感受到了每个团员之间的友爱，还有为大家默默付出的组织者。

愿我们的铿锵玫瑰越开越鲜艳！为让更多的姐妹嗅到玫瑰的芬芳，我会同战友团姐妹们一起，守护好我们的玫瑰！我也会在玫瑰的陪伴下，越走越远，越走越好！

抛去忧郁迎接新生活

王庆华

我希望自己能够保持乐观心态，健康地生活，并尽我所能去帮助更多的病友，帮助更多的人。

人人都想拥有健康的体魄，但往往事与愿违。我是王庆华，今年64岁。2012年，我不幸患了乳腺癌，当年做了手术治疗，术后没有接受化疗，而是选择中药治疗，坚持了将近三四年时间。最终让我走出疾病困扰的，一方面是中医药的疗效，另一方面主要是我一直保持乐观的心态。

患病初期，我确实很难接受，总感到沮丧和忧郁，曾经很困惑，觉得自己性格开朗乐观，为什么还会得上这种病？现在想想，主要原因可能与我当时的婚姻破裂有关。当时我也面临工作上的困难，因为我的性格决定了我会忍耐，而不会像别人那样，把不开心的事情说出来或者发脾气，所以产生了抑郁情绪。

那个阶段，孩子对我的担心加剧，他独自找医生咨询我的病情。那时，我的癌症已经发展到了中晚期，血小板总是很低，因此医生不建议我做化疗。他说，如果接受化疗，可能连3个疗程都做不完就会失去生命。如果不化疗的话，可能再活3年。考虑到自己的身体状况，我决定吃中药治疗。

那时候，虽然我自己感觉特别乐观，但实际上我的面目表情出卖了自己。有一次，我去买衣服时，老板娘看着我说了一句话："看你怎么满脸都是忧愁？"这句话让我开始反思自己，为什么别人看到的我与自己感受到的不一样？我感到十分无助。还好，我认识了一些病友，我们互相鼓励，

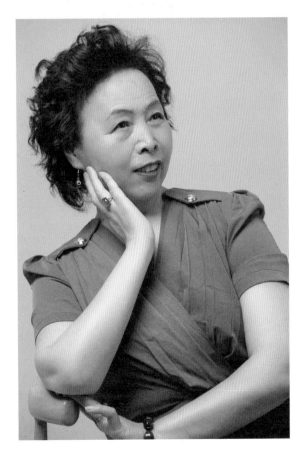

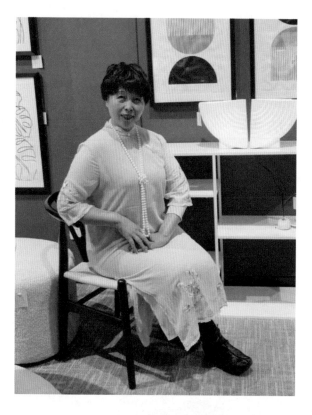

相互慰藉，我逐渐恢复了信心和乐观的心态。

目前，我感觉身体越来越好，我相信自己可以走出阴影，重新开始美好的生活。后来我参加了一些组织的活动，其中，我遇到了"铿锵玫瑰战友团"，感觉她们真的特别乐观，这让我对生活有了新的认识。我也开始一点点地走出来，尽管这需要很长的时间和努力。而老板娘的话也一直在我脑海里回荡，提醒着我要时刻保持乐观和积极的心态。

听到其他一些病友的故事，有同病相怜的感觉，我想要帮助她们，解答她们的疑惑，帮助她们重新振作起来。通过"铿锵玫瑰战友团"这个组织，我得到了最大的收获，那就是帮助别人的同时也在帮助自己。予人玫瑰，手有余香。这样的经历让我更加坚定了战胜病痛的信心。即使有时候我不知道应该说些什么，但我会通过实际行动去帮助那些需要帮助的人。我还积极参加社区活动和志愿者工作。目前，我已经走过了康复期最艰难的时刻。

对于未来，我希望自己能够保持乐观心态，健康地生活，并尽我所能去帮助更多的病友，帮助更多的人。

帮助别人就像拯救曾经的自己

宁培军

帮助病友，就像拯救了曾经的自己。

我是宁培军，今年 67 岁，2009 年 4 月确诊的乳腺癌。

我在一次洗澡的时候，无意中摸到乳房长了一个肿块，觉得有点不对劲，就赶紧去了医院，做完检查医生就通知我住院。

一开始，医生说这个肿瘤位置长得不好，不能保乳，需要全切，但需要先做 4 次化疗，把肿瘤稍微缩小一点再进行手术。没想到，我第一次化疗就非常难受，吃不下饭，喝口水也吐出来，治疗期间，白细胞很低，每次打完升白针，浑身疼骨头疼痛难忍。第二次化疗完，我几乎掉光了所有的头发。身体难受，又没了头发，我心情特别不好。我婆婆得肝癌去世，对我的情绪也有影响。她治疗了两次，第 3 次就不给治了，说已经扩散转移的哪都是了，半年时间人就走了。

癌症对于我来说，平时听到的很少，没轮到自己也没当回事，轮到自己了，就觉得这回可完了，就是判了死刑，会跟我婆婆一样，不知道哪天人就没了。所以心里很害怕，不知道哪天就扩散到不能治了，提心吊胆地在家里等死。

我也不敢见人，有人来看我时，我就拿个手绢扣在脑袋上挡着。那阵子正好是夏天，天气开始热了，戴上个面料薄的帽子，我心里也觉着别扭，做完第 4 个疗程以后，慢慢地有些习惯了，心里的感觉也好多了。

住院期间，我认识了一些比较开朗的病友，她们不太在意自己的

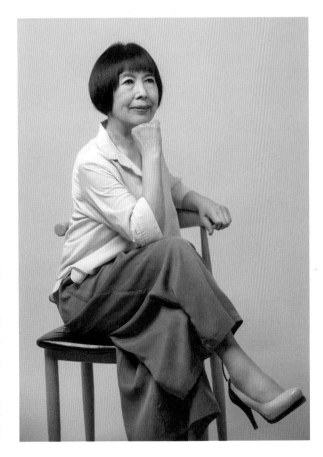

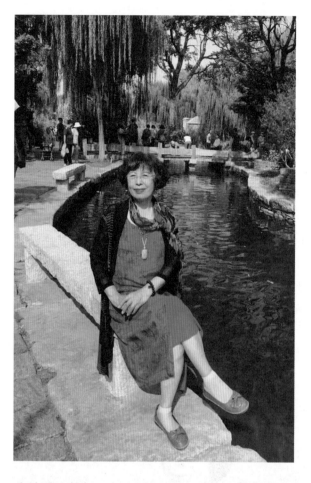

光头形象，出去上饭馆吃饭，天太热就把帽子一摘，谁爱看就看，没什么大不了。在她们的影响下，我慢慢也懂得了，有病就得面对，没有其他办法逃避。

生病前，我一直做会计工作。那时，有些人不了解会计工作程序，不懂报销发票得经过主管财务领导的批准签字才行。不少人是拿了发票来，就说领导让办的，办完了让给报销，跟他们解释要怎样办才行，但普通工人比较粗鲁，不听解释，还经常说一些不好听的话。因为这些，我经常生闷气，自己想不开，也不懂得变通，弄得双方都不愉快，这可能也是我得癌症的原因。所以，我必须得慢慢调整心态。

生病后我不想让人知道，对同事、同学、朋友都不说，大约有三四年时间就在家待着很少外出，也不跟亲戚朋友联系。单位里有个同事，以前和我关系比较好，打电话问我怎么没上班，我就说有事出不去。时间长了总是瞒不住的，我也就慢慢想开了，有些转变，接受自己生病这个事实，并且改变了生活方式，只要老伴休息，我们就开车出去散心。老伴的工作是在单位给领导开车，所以他休息了就不愿意再开车出去，但我有病以后心情抑郁，他就常带我出去玩，天坛公园、陶然亭，还有我们家附近的这些个公园，只要我想去的地方，他都带我去。老伴是个独生子，以前全家人都惯着他，在家里什么活都不干。但我生病后他什么活都干，对我照顾很周到，很体贴，让我感觉到了温暖。

接触到"铿锵玫瑰战友团"之后，我感觉到了这个组织的能力和善意，看到组织里的一些活动很吸引人，就毫不犹豫地加入了这个团队。我跟其他姐妹一起去病房探望病友，帮助她们开解情绪，鼓励她们能够在病痛中解脱出来。每次完成病房探访任务，我心里特别高兴，感觉到帮助了别人，就好像拯救了曾经的自己一样。

用心倾听陪伴成长

杜桂格

孩子的命运和我的命运紧密相连，有我在的一天，就有他的一天，所以我要挺住。

我叫杜桂格，从 2011 年确诊乳腺癌到今天，已在康复路上走了 12 年。我这一生有过很多的身份，在人生舞台上扮演着多重角色，是父母的可爱女儿，又是丈夫的贤惠妻子，是孩子的知心母亲，也是和谐家庭里的保姆、厨师和润滑剂，在单位还是能干的半边天。平淡生活中有很多泪点、笑点和调味剂，人间烟火中充满着过日子的酸甜苦辣咸。今天就和大家聊聊，我特别喜欢的 3 个身份。

一、坚持锻炼的太极拳教练

手术后，我的右手臂不能疲劳，左手做事又很难施展，即使尝试用左手颠勺炒菜，也常以失败告终，多数情况下只能依赖右手完成日常活动，这样却使右臂一直肿着。例如擀饺子皮的时候，累积的劳累往往导致手臂再次肿起来。生病前，我还能打太极拳，之后却难以将动作全部完成。难道以后都不能运动了吗？那段时间，我心情很消沉，经常一个人到天坛遛弯。这期间看到几个人用一种很特别的方式在走路，我有点好奇，又

不好意思问，就默默地观察。可能是我羡慕他们运动的眼神太热烈了，被其中一位大姐注意到了，她主动和我聊了起来。原来，她也是一位癌症患者，练习的是郭林气功，这对我们恢复身体有很大好处。于是，我在她的鼓励下，也跟着他们练习起来，通过 3 年多的练习，我的身体渐渐恢复如初。

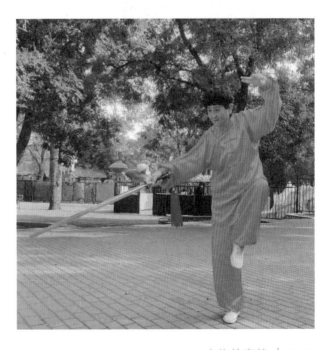

在那之后，我恢复了之前的爱好，风雨无阻，每日打太极拳，以积极的心态锻炼身体，享受生活。在朋友们的鼓励下，我参加了吴氏太极拳表演赛，拿到了二等奖，这给了我很大的信心和鼓励。

乘胜追击，我鼓起勇气参加考级，拿到了太极拳国家级教练证书。

二、被人照顾的大龄宝宝

我的儿子在百天时窒息过，从此以后身体就不太健康，我天天无微不至地照顾他，儿子的命运和我的命运紧密相连，有我在的一天，就有他的一天。生病后我很苦恼，家里儿子还需要我呢，我倒下了，老伴儿太辛苦了。老伴儿幽默地安慰我："以前我和儿子让你操心，现在你就当休假，这段时间里，换我和儿子来照顾你，相信我们是可以的。"

接受别人的照顾，也不是一时一刻马上能习惯的。手术后，我记忆力有所下降，连简单的物品放在哪儿都需要老伴儿帮忙记着。有一次，我把要吃的药放在茶几上，但就是怎么也想不来，我为自己的不争气默默流泪。儿子笑我说："妈妈，你和我一样啦，我知道你生病了，等你好了，你就记得啦"。听到儿子的话，我既心酸又欣慰，但也真心接受了自己的状态，做个像儿子一样长不大的宝宝让人照顾也没什么不好，付出爱，收获爱，这是人生难得的体验。

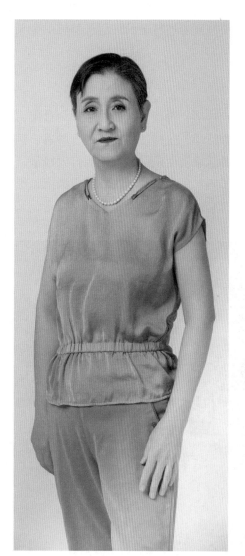

三、默默陪伴的倾听者

2017年，我成为"铿锵玫瑰战友团"守护天使志愿者中的一员，和姐妹们一起参加病房探访活动。我的做法和其他姐妹有所不同，大多时候是听病友姐妹倾诉，自己说得不多。选择这种陪伴方式是因为我觉得每个生病的姐妹心里会有很多苦楚，家人们可能总是要求她们坚强起来，但是她们对我讲讲，我再顺着她们的讲述补充一下我那时是怎么走过来的，感同身受地交流，能让她们的害怕恐惧得到疏解。与此同时，我给别人送温暖，自己也得到了一些治愈。

在"铿锵玫瑰战友团"的陪伴下，我不再感到孤独和迷茫，而是得到更多的关心和支持。我希望通过自己的经验和力量，能够继续帮助更多的癌症患者，让他们不再感到恐惧和绝望，相信只要积极面对，科学治疗，一定能够越过难关，重新投入到美好的生活中去。

我很庆幸自己拥有家人和朋友的陪伴，拥有对健康的重视和积极面对生活的态度。患病让我明白了，健康不仅仅是身体的健康，心理和社交方面的健康同样重要。

真正的乐观态度是勇于面对死亡

李京梅

把收到的爱传递下去，帮助更多的患者，让他们拥有战胜病魔的勇气。

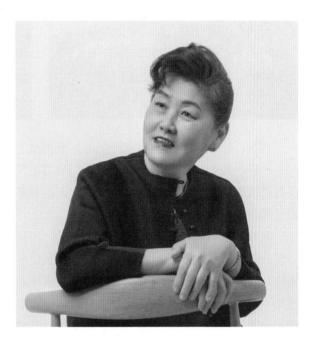

我叫李京梅，今年 68 岁，命途多舛的我是癌症体质，2010 年刚退休时患黑色素瘤，2016 年患子宫癌，2018 年患乳腺癌，2019 年又查出肺癌。但是，如果你在生活中遇见我，你肯定看不出来，我是一个患有多种癌症的患者。

乳腺癌确诊两个月后，医生给我做了根除手术，我当时心里非常难受，看着自己残缺的前胸经常掉眼泪，害怕被别人注意到，感觉难看也不敢出门。后来在医院治疗期间，我遇到了做病房探望的守护天使，神奇的是看到她们，我就感觉自己得到力量了。看着她们开朗的样子，这么多年也恢复得不错，我改变了认识，改变了心情，开始积极认真地配合医生治疗，希望自己也会很快好起来。

由此，我加入了"铿锵玫瑰战友团"成为守护天使志愿者，跟着其他姐妹一起做病房探访，也参加其他公益活动，做这些事感到特别开心，对自己的病也就不想那么多了，该怎么治疗就怎么治疗。

团队里全是积极的正能量，大家在一起互相帮助。开朗乐观，有人说和性格有关，有人说和环境有关，这些都对。但在我看来，乐观也是一种能力和习惯，可以通过练习来获得。和战友团的姐妹们在一起，让我学会用积极的心态解释面对的事情，也就是说，乐观的秘诀在于"解释风格"，即乐观的"事件翻译器"。

比如化疗特别难过时，我这样跟自己解释："其他患者也是这样难过，不是我一个人这样，都觉得难受。"这样解释后，我觉得自己不是最难过的那个，大家都不舒服，这时心理会平衡，自然也会缓解一些副作用的影响。

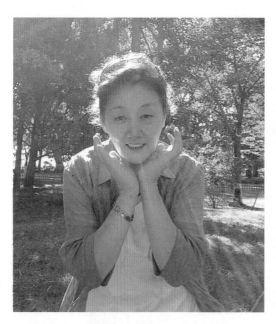
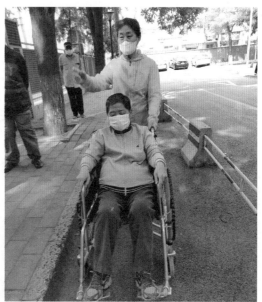

再如，当我看到其他病友情况不好或离开时，我会这样给自己解释："我和她们情况不一样，我们病情不同，年龄不同，啥都不同。"这种找不同点的解释风格会让我觉得自己情况还不错，没有那么糟糕。有了这种积极的心理暗示，我渐渐走出了由于生病带来的悲观情绪。

我性格比较内向，生病之前不爱说话，不善于跟人聊天，但学会乐观以后，我从内心深处热爱生活，并且想让这种心态去影响更多的姐妹。我认识的一个病友确诊后经常哭泣，我就用乐观解释风格劝导她："生病了是让你停下来看看人生的另一面。"她一开始不认可，总说我的乐观解释是盲目乐观，后来恰巧她不小心摔了不能动了，我就主动上她家照顾她 1 个月，这期间她感受到了我的乐观，她的心态也发生了转变，慢慢走出了生病的痛苦，接受了生病的现实。最后我离开她家的时候，她开玩笑地说："摔了也挺好，要不怎么有机会让家人，还有你这么好的姐妹来照顾我。"听到她这话，我心里特别高兴，知道自己对这位姐妹的帮助是成功的。其实每个人都一样，只要内心还有希望，就会有活下去的动力。

我最后还想说一个观点：对于癌症患者来说，真正的乐观态度，就是要勇于面对死亡，接受死亡这件事。接受死亡，意味着我们敢于面对死亡的到来，活着尽力就好，最后的结果不重要，哪怕是最坏的结果，我们都可以接受；接受死亡，意味着无论处于何种境地，我们都有选择的权利，抗癌路上有很多不确定性，但是怎么应对，以什么样的态度应对，是我们自己的选择；接受死亡，意味着我们可以回归真正的生活，每天都高高兴兴地把自己的身体保养好，不要想那么多，多参加活动，力所能及地帮助身边所有的人。我也希望把在"铿锵玫瑰战友团"收到的这份爱传递下去，让更多的患者有勇气战胜病魔。

愿做抗癌路上的标杆

倪素娟

用一个"活下去"的信念鼓舞自己，保持良好心态，每闯过一关，就是向着光明又迈进了一步。

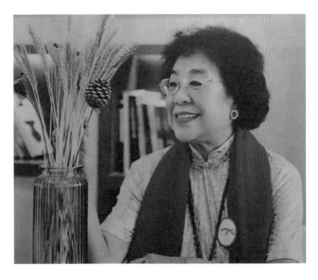

疫情暴发3年多来，紧张的是老百姓，忙碌的是政府官员、医护人员以及所有参与防控的各类工作人员和志愿者。在庞大的战"疫"队伍中，自始至终有我这样一位年过80岁的高龄老人，风雨无阻地坚守岗位，我就是"铿锵玫瑰战友团"中的一员——倪素娟，是这个群体中年龄最高的长者。如今，我已过了84岁生日，仍然乐此不疲地忙碌着，坚持站好自己人生的最后一班岗。疫情期间，我每天在所住的小区义务执勤，最忙的时候每天上下午执勤两次，人员充足时每天执勤一次，后期这段时间，有时两天执勤一次。我给出入小区的人员测量体温、检查证件、叮嘱注意事项；下雪天还清扫道路。看着我那活力四射、忙碌的身影，还有脸上洋溢的热情笑容，人们难以想象我竟然是一名双癌症患者。

我身患乳腺癌已有25年、肺癌20年，带瘤生存多年，每天与癌共舞，忍受着常人难以想象的痛苦。令很多人都想不到的是，如此高龄的我竟然不用别人照顾，出门乘公交车，还积极参与社区公益活动和党务工作。在疫情防控期间，即使再忙，执勤结束后，我也会骑自行车去买菜。是怎样一种精神力量的支持下才能做到这些呢？是长达23年的军旅生涯，是党的多年培养教育，铸就了我钢铁般的坚强意志。

我不仅是抗"疫"队伍中的志愿者，而且被人们赞誉为抗癌路上的英雄标杆。我想，在漫长的抗癌路上，需要这样的标杆，我愿意做这样的标杆，带动更多的姐妹战胜癌魔。我的抗癌经历从1998年的一天说起，那时我才刚退休没几年，正打算跟老伴一起安享晚年生活，却忽然被告知患了乳腺癌。当一纸诊断书像一枚重磅炸弹一样甩在头上时，我感觉自己瞬间跌入了万丈深渊，黑暗中找不到出路，找不到方向，痛苦得不能自拔。

痛定思痛之后，我慢慢冷静下来，心里有了一个坚定的信念，为了老伴和孩子，为了这一家三口的幸福，一定要坚强地活下去。

目标明确下来，我不再彷徨，积极配合医生治疗，做了右侧乳房根除术，接着又做了几期化疗。最初阶段，每当看到自己右胸上手术后干瘪狰狞的伤口，每当穿衣、行走、做事情都感觉不平衡时，心里总有些沮丧。但我知道，每个乳腺癌患者都会经历这样一个过程，慢慢地就适应了。但谁能料到，就在我要迈过"癌症5年生存期"这道坎时，又一道晴天霹雳打在了头上，经肿瘤医院检查确诊，身上的癌细胞转移到了两肺。

不幸再次降临，老伴心疼得嚎啕大哭，我却非常坚强，告诉老伴说："我一定要坚持治疗，好好活下去。"

凭着自己"活下去"的坚定的信念，我咬牙忍受着常人难以想象的病痛折磨，坚持着闯过了一个又一个难关，前后做了24次化疗，臀部肌肉注射高达千次以上。化疗带来的脱发、恶心、呕吐、眩晕、骨痛等各种症状都令人难以忍受，我总是咬紧牙关告诉自己："每闯过一关，就是向着光明又迈进了一步。"

秉持这种乐观心态和强烈的求生意志，我顽强地与死神抗争，终于使自己的病情逐步趋于稳定，左肺的多处病灶基本消失，右肺仍留有一个病灶。至今，我已带瘤生存20年，被群体姐妹们誉为"抗癌明星"。我用一个"活下去"的坚定信念鼓舞自己，保持良好心态，积极配合医生的治疗，积极进行康复锻炼，咬紧牙关熬过一次又一次病痛的折磨，使病魔在坚强的意志面前却步。

罹患癌症之后，我感觉自己余下来的时日不多了，没有悲悲切切、怨天尤人，也没有深陷痛苦无法自拔，而是充满信心，乐观向上，更加热爱生活，珍惜生活中的每一天。我喜欢拍艺术照，还在老年大学学习国画，我喜欢唱歌和表演，加了老年合唱团和老年模特队。我要努力让自己活得更加精彩，要想方设法丰富自己的生活内容，我还喜欢穿色彩亮丽的衣服，每周到理发店去护理头发，精神面貌看起来永远是那么光彩夺目。

众人赞誉我就是一道亮丽的风景，而且具有超强的正能量气场，跟我接触时很自然地能感觉出我的人格魅力。的确，我不仅自己活得精彩，每天乐呵呵地生活、做事，还热心帮助他人。我那身穿橘红色马甲、后背印有"天使志愿者"字样的身影，时常出现在乳腺科病房，我用自己的现身说法和实际行动，影响着那些面对病魔情绪低落、灰心丧气，甚至想放弃治疗的癌患姐妹们，帮助更多的癌症患者重新燃起求生的欲望，坚强地面对生活。

我是北京粉红丝带筑梦空间的第一位会员，在粉红丝带癌友群享有很高的声望。我还是一名红丝带志愿者，尽管自己身患癌症，却仍然热衷于公益事业，坚持在基层宣传艾滋病防治。我曾经到医院看望艾滋病患者，跟他们拥抱，并用歌声温暖他们的心，被艾滋病患者亲切地称为"爱心妈妈"。

人的生命是有限的，但做公益是无限的，我现在做不了大事就做点自己力所能及的事，希望在有限的生命中，尽可能多做一些有益的事情，传播正能量，帮助到更多的人，也帮助更多的癌症姐妹们振作起来，使她们重燃生活的希望。

抗癌路上的乐观与坚持

王秀娟

珍惜每一天时光，不为琐事纠结，把更多的时间和精力，投入到自己的身体健康和家人之间的关爱上。

我是王秀娟，今年 69 岁，患有乳腺癌已经 11 年了。经过治疗后，我一直坚持喝中草药汤药来预防疾病复发，至今状态挺好。

在生病之前，我对医学比较关注，看过一些医书，所以当我在自检时摸出了异常，怀疑可能是恶性肿块时，我立刻去医院进行检查。医生安慰我，让我别紧张，但我很坦然地告诉医生我不在意，因为无论早死还是晚死，都是人生必经之路。

我家里也注重用中医做身体的理疗调整，父亲虽然不是医生，但他曾经成功地治好

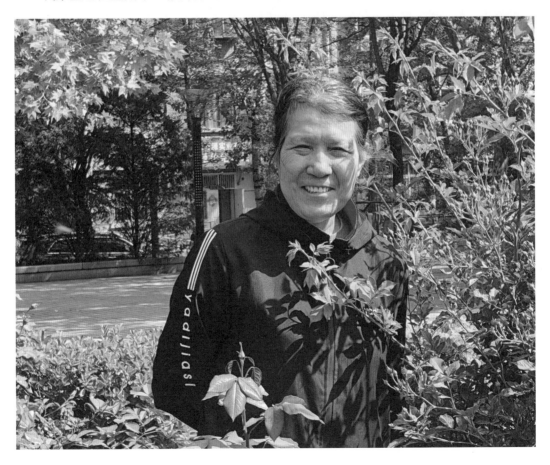

了我弟弟的一种疾病。受到父亲的影响，我也读了些医书，对中医有一些了解。我认为中医的汤药对于防范癌症复发较为有效，所以在完成治疗后，我选择了继续用中医的方式进行保养和预防。

还记得在手术当天，我和另外两位病友一同做手术。我一向比较开朗，对她们说这就像感冒一样，不必太担心。第一位病友手术后，穿刺检查结果显示是恶性的，并且已经扩散。我是第二位，也有一些扩散，但相比她，我的情况较好。于是我安慰她说："为了儿子，你要好好活着，别想太多。"帮她鼓起勇气。另一位是来自内蒙古的姑娘，她在手术前也很苦恼。我安慰她说："姑娘，别太担心，一切都会好的。手术只是我们战胜癌症的一步，而且中医汤药在术后的调理中会有很好的效果。我们一起坚持喝汤药，相互支持，一定能够战胜病魔。"姑娘听后，脸上露出了微笑。

在手术前后，我和病友们一直相互支持和鼓励，一起度过了手术和检查的日子，彼此分享着情绪和经验。尽管面对癌症的诊断和治疗过程，充满了不确定性和困难，但我们都努力保持积极的态度，相互鼓励着坚持下去。经过手术和汤药的调理，我和病友们的身体状况都有了明显的好转，并一同度过了化疗期的艰难时刻。

后续调养中，几位病友也和我一样选择了中医，我们一直坚持喝汤药。患了癌症后，我认识到生命的可贵，所以跟一些病友姐妹聚在一起互相鼓舞，互相分享经验和情感，共同努力好好活着。我有很强的号召力，她们都说我像是大伙儿的"管家"，因为经常带她们一起参加乐园活动。这些活动不仅帮助我们保持身体的健康，也增进了我们之间的感情，让我们在共同面对癌症的过程中更加坚强和勇敢。

除了这些，我还注重日常生活中的饮食和运动。我会遵循中医养生的原则，选择健康的食材，如新鲜蔬菜、水果、杂粮等，避免油腻和刺激性食物。我会保持适量的运动，增强体力和改善免疫力。此外，我还学会了放松和管理自己的情绪。在癌症治疗过程中，我经历了身体和心理上的巨大挑战，学会了面对和接受这些情绪，并采取积极的方式来应对。我会进行深呼吸、冥想和放松练习，以帮助我保持冷静和平衡。

这次患癌症让我对生命有了更深刻的认识，珍惜每一天的时光，不再为琐事纠结，而是把更多的时间和精力投入到自己的身体健康和家人之间的关爱上。

我深知，中医汤药对于癌症预防和身体康复的重要性，我会继续坚持喝中草药汤药，保持良好的生活习惯，并与病友们一同前行，共同努力过上更加健康、幸福的生活。

涅槃之兰　向幸福出发

周改兰

我就是郑板桥笔下的高山幽兰，经历挫折，释然到超然，傲然地绽放。我很享受现在的涅槃之兰，全力以赴，向幸福出发！

时光飞逝，匆匆15载过去，从首都"优秀女民警"到"铿锵玫瑰战友团"优秀的志愿者，我接受命运的挑战，不断战胜自以为不能战胜的病魔和时间，收获满满。

我是周改兰，曾经是一名英姿飒爽的女民警，工作虽然繁琐辛苦，但用心做一名好警察，尽心尽力对待工作的我，多次获得组织的嘉奖。同时，我对自己的身体健康也很自信，从不曾想过，人未老却先遭遇到病魔的袭击。

2008年6月奥运会前夕，在单位例行体检时，我被查出乳腺有结节，病理诊断为浸润性导管乳腺癌二期，于2008年7月4日做了单侧左乳房根治手术。术后化疗6次，病理报告结果为三阴性，是乳腺癌病友们口口相传的风险最高且无靶向药物治疗的一种。那时候，医疗手段和对癌症的理解不像现在这样清晰，大部分癌症患者康复后，可归类为慢性病。化疗的痛苦、对癌症的恐惧，作为女性失去乳房、头发掉光等多重打击，让我度日如年，心如死灰。

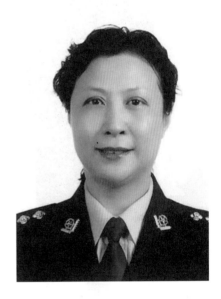

日子总要过下去，感恩我的家人和朋友，感恩单位的领导和同事，大家的关爱和关怀让我重新振奋精神。治疗后我回到工作岗位，在工作中重建自己的身体和心理，不断告诉自己，要更加热爱生活，也要尽自己所能发挥余热。

我一直相信"爱来者爱返，福往者福来"，于是，在工作之余，我参加了"抗癌乐园"并担任组长，也同时在世纪坛医院"铿锵玫瑰战友团"、天坛医院"汝康志愿团"做志愿者工作。在这里，我遇见了很多姐妹，也遇见了更好的我自己，战胜了"癌症"。众多带有自卑和痛苦情绪的姐妹在一起互相鼓励，相伴同行。我用自己微薄的力量，帮助许多姐妹解除了痛苦，让她们了解自己的病情，更好地做身心康复，多做公益活动，使每个人的脸上都多了开心的笑容。

我和"铿锵玫瑰战友团"模特队的姐妹们一起，冒着风雨在振国医院为来自全国的

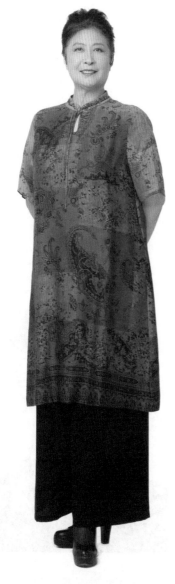

彩丝带志愿者和住院患者演出《祝福祖国》，还记得医院的病友和志愿者看到精神抖擞的我们，信心倍增甚至泪流满面。我还去北京南苑福利院探访老人，陪他们过个特殊的"六一"儿童节，为他们表演节目，给他们戴上红领巾。老人们慈祥的脸上洋溢着幸福和笑容，至今历历在目。在五老吾敬老院，我们志愿者模特队演出《又见山里红》，一位八十多岁的白发苍苍的老奶奶，拉着我的手含着眼泪说："闺女，你们演得真好！又穿旗袍又打花伞，仿佛回到我年轻时代，我也有好多旗袍，可惜现在不能穿了，你们常来啊！谢谢你们啊！"

模特队还应邀参加了中央电视台"最美不过夕阳红"节目，演出了中华国粹旗袍《水墨兰亭》，全国人大代表劳动模范李素丽老师担任大赛评委，并来到我们姐妹中间亲切问候和鼓励，让我们也像劳模一样有了更多的成就感。那天在 T 台上，姐妹们沉稳典雅，落落大方，看不出曾受病魔摧残，更看不到岁月痕迹，用形体和旗袍的美艳演绎着雍容华贵、举手投足的气韵，展示出不屈服于病魔的精神，展示出自强不息、热爱生活的积极态度。我们将老师教导的技术巧妙地融合行、转、停 3 个专业要素，与方线、角线、弧线等线面展示，将高雅的模特和优美的舞蹈巧妙地结合在一起，展现了丰富的内在气质，向观众传递健康美丽和乐观热情的信息，精彩的表演得到评委及观众的高度认可和赞扬，获得最佳风采奖。

此后，我们还走上了《最美中国梦——壮丽70年香港国际网络电视台首届老年春晚》，用《祝福祖国》的节目，展示了抗癌勇士的精神风貌，表达了对伟大祖国的赞美和对自己美好生活的热爱。

2021年，在全球乳腺癌防治日前，央视3套综艺频道的《向幸福出发》栏目播出了"铿锵玫瑰战友团"的故事。就这样，癌龄3年、5年、10年、20年、30年，甚至还有近40年，平均年龄在65岁左右的姐妹们，互相鼓励，不断成长，结伴将志愿者活动做得有声有色。几年来，我们在世纪坛医院、人民医院、中日医院、北京医院、天坛医院、振国医院以及敬老院和部队社区等地演出近百场，直至走向大屏幕，用努力和汗水战胜癌细胞，在帮助别人的同时也找到了更好的自己，成就了涅槃之兰。

经过多次系统的专业培训和考核，我通过了世纪坛医院、天坛医院抗癌宣传志愿者在岗注册，结合自身经历，常常走进医院病房，给正在遭遇乳腺癌疾病的病友们做咨询，用所学到的心理咨询及肢体示范等技能，帮助那些病友康复，也用自己的亲身经历，鼓励她们用科学乐观的态度面对病魔、面对自己。

在世纪坛医院，我遇见过不同状态的病友，有辛苦为家庭付出一生的大姐，患病后还在为不能照顾孙子，还要拖累家人感到深深地自责，痛苦得无法排解，治疗上态度消极；有年轻漂亮、工作优秀，却不断遭遇家庭变故，直至自己患病，情绪极不稳定，拒绝沟通想要轻生避世的病友。我都用自身抗癌的曲折经历，去鼓励和帮助她们少走弯路，让她们卸下包袱，积极治疗。

积极参加志愿者和社团工作的同时，我很珍惜这来之不易的健康和退休时光，经常出去旅行，有时也和病友相约一起到没有去过的地方，向西进藏，南下广州、福建，向东长白山，看祖国的大好河山，寻找更好的幸福生活。

"千古幽贞是此花，不求闻达只烟霞。采樵或恐通来路，更取高山一片遮。"身边的朋友时常说，我就是郑板桥笔下的高山幽兰，经历挫折，释然到超然，傲然地绽放。我很享受现在的涅槃之兰，全力以赴，向幸福出发！

我只想好好地活着

孟凡荣

无偿的服务，不仅对别人有益，也能使自己受益匪浅，因为善待别人，就是善待自己。

我叫孟凡荣，2006 年患了乳腺癌，那一年，发生了许许多多的事，至今记忆犹新。

那年 6 月，父亲被确诊为胃癌，我和姐妹们急忙回家商议是否给他做手术。那时正值我家装修新房，我果断辞去退休后返聘的工作，回家照顾父亲并兼顾着装修进展。在

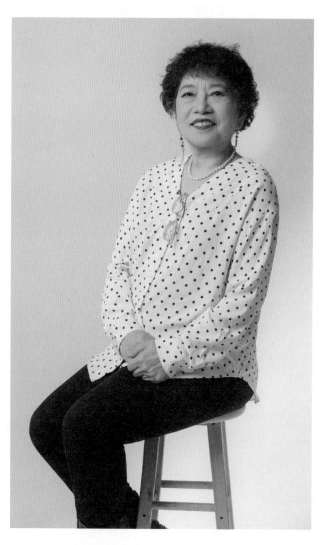

轮流照顾父亲的过程中，有一天我感觉左乳房有针刺感，令我非常不安。回到家后，我向老公倾诉了我的疑虑。第二天一早，他便带我去了北京医院，预约了一名乳腺外科医生，而随后的检查结果，证实了我的担忧。

医生发现我乳房里有一个小疙瘩，经检查和对片子的观察，医生说这个肿瘤是良性的，我感到很庆幸。然而，由于我当时已经 54 岁，医生说，这个年龄很容易恶变，无论是良性还是恶性，都建议立即手术，以防后患。

尽管我认为，这只是良性肿瘤，但为了排除恶化风险还是进行了手术。然而在手术前一天，我做了一次穿刺检查，结果显示肿瘤有恶性的可能性。我的世界一下子倒塌了，原本以为一切都很简单，结果却变得如此错综复杂……当时也不知道哪来的勇气，我决定继续配合医生，继续接受手术治疗。手术后，我跟其他病

友一样，不可避免地遭受了巨大痛苦和折磨，伤口反复积液，乳房还出现流血的情况。

术后，妹妹和弟弟来看我，当他们告诉我父亲已经去世了，我们几个不由自主地伤心流泪。没能送父亲最后一程，是我终生的遗憾。

术后我做了化疗，药物导致掉光了头发，还引发了很多身体上的不适反应，但我总算挺过来了。整整一年，从年初到年底都很忙碌，我感到很疲劳，同时也很不解。不知道为什么是我得了这个病，上天给我开了个玩笑？他们医院给我诊断错了？这些可能我永远也想不明白。

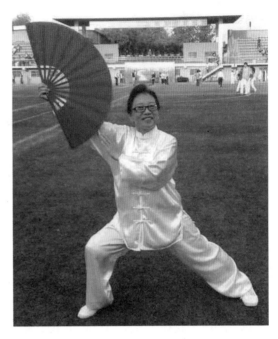

经病友介绍，我参加了"铿锵玫瑰战友团"，加入这个团队后，我向姐妹们学习，使自己心态更好，变得更年轻。虽然我已经 70 岁了，但我还是充满活力。因为我没有病情复发的迹象，我也不再把自己当作一个患者。如果别人不提起我的病情，我也就当作自己是一个正常人。在团里，我的心态一直在不断地调整，随着时间的推移，我也慢慢地适应了从生病治疗到后续康复的过程。看到病友们都在与癌症抗争，我感到很宽慰。

过去一提起癌症，人们都很避讳，看到我的光头，都会避开跟我目光相对。现在的我已经不再有任何心理负担。

慢慢地，我开始感受到生命的意义，我只想要好好地活着。我身边有不少人因为疾病而苦恼，我会尽自己的微薄之力去帮助她们，我发现无偿的服务不仅对别人有益，也能使自己受益匪浅，因为善待别人就是善待自己。

在抗癌路上一直走下去

童芷玲

战友们走过了风风雨雨，得到了各界人士的支持和认可。全团癌友们团结一致，共同努力，抱团取暖，在抗癌路上我们会一直走下去。

我叫童芷玲，今年70岁，癌龄已经26年。

回忆26年前，1997年6月20日的一个早上，我和往常一样骑自行车去上班，半路上突然感到乳房一阵剧痛，下意识觉得自己可能是生病了。可在此前，单位刚做完体检，一切都很正常。为了让自己心安一些，我请假去了同仁医院，做了几项检查后，医生告诉我是肿瘤。我在手术室门口转了五个来回，决定先不做这个手术，之后就去了肿瘤医院，想再检查一下。随着检查的深入，我心里有一种不祥的预感。做完穿刺3天后，结果出来了，医生说是乳腺癌，让我赶紧去办手续立刻住院，不能再耽误了。那时，医院床位很紧张，排队可能需要1个月。

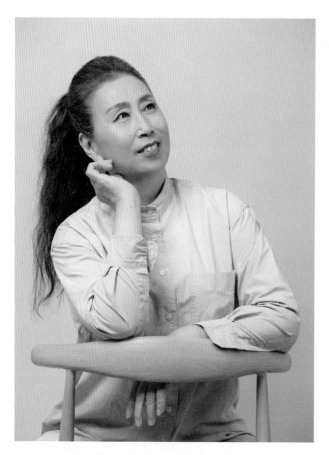

我脑子里一片空白，强忍着泪水，骑车离开了医院，不知道怎么就骑到了单位的医务室，控制不住地大哭起来，单位领导让我放心，说马上帮忙安排住院，并让我回家准备住院的东西。我心里有些慌乱，不知如何是好。我是家里的支柱，上有70岁的老母亲，下有15岁的儿子，父亲很早就离开了我们，母亲没有工作，儿子还在上学。自己得了绝症不知道能活多久，能否活着下手术台？如果没有了我，母亲和儿子该怎么办？

回到家后，我强忍着泪水，心里五味杂陈，我不怕死，但害怕之后儿子和母亲没有人管。
我一边收拾东西，一边杂七杂
八地想着这些，然后告诉母亲
说，单位有工作要出差，这次
去的地方比较艰苦。第二天一
大早，领导给我打电话，说住
院的事已经联系好了，我又高
兴又害怕，高兴的是我马上能
做手术，害怕的是不知道自己
这一去，还能不能回来。

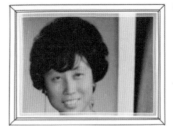
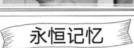

永恒记忆

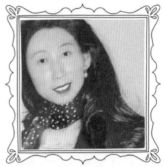
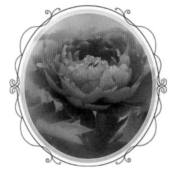
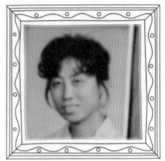

1997 年 6 月 26 日，我住
进了医院。经过又一遍详细检
查，医生确定了手术方案，左
侧乳房要全部切掉。那一刻我
已经没有其他想法了，只要能
下手术台，能活着就行。

手术那天，单位领导和同志们、家里的亲戚们都到医院看我，鼓励我。那时，我感
动得泪流满面，为了这些亲人，我要相信自己一定会努力加油扛过去。

经过三个半小时的手术，我回到了病房，在麻药的作用下，昏昏沉沉地半睡半醒之间，
听到亲人们叫着我的名字。我哭了，不是因为被切掉了乳房而哭，而是因为看到领导和
同志们、家人们那么关心我而感动地哭。从那一刻，我就下定决心，虽然自己是残缺的
女人，没有乳房没关系，只要活着就好，我相信未来依然会很精彩。

术后的我全身插满了管子，一动都不能动，不想吃也不想喝。弟弟劝我要吃饭，说
等把管子都拿下来，就把妈和儿子接到医院来看我。我开始吃点流食，但吃一口吐一口，
为了老母亲和儿子我强忍着坚持吃东西。几天后，母亲和儿子到医院来看我。一进门，
母亲就哭着说："为什么不告诉我？"儿子也哭了，他说："妈你不用怕，你有我呢。"
从那一刻起，儿子似乎一下子长大了，照顾我的任务落在了他肩上，小小年纪的他每天
往返两次，骑车 40 分钟回家取老妈给我做的饭菜；晚饭后他帮我洗漱擦身；晚上，他
就睡在地上陪床；早上起来，第一件事先给我洗漱，还给我洗头发。住院楼那一层的病
友都非常喜欢他。我单身一人把孩子带大，看到他这么懂事，我的付出没有白费，所以
我要努力恢复身体，好好活着。

出院后，休息半个月我就上班了，我得挣钱养家。单位领导和同事都很照顾我，不
让我干重活。两年后，国家要求 45 岁职工全部退休一刀切，没办法我只能退休。退休后，
我每月只有 400 元的退休工资，既要调整好身体，好好生活，又要供孩子上学，日子过
得很艰难。但儿子非常争气，考上了重点高中，之后又上了大学。

一年又一年过下来，我的身体状况逐步好转，有时会和病患姐妹一起参加一些癌友

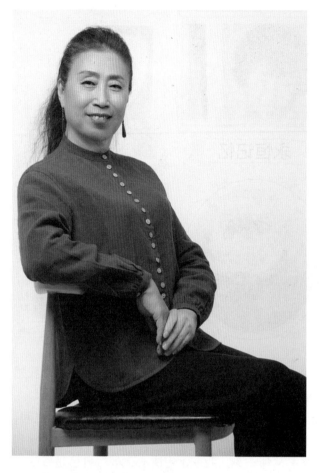

组织的活动。在这期间，我有幸认识了杜庆洁团长，跟她组建的"铿锵玫瑰战友团"大家庭结了缘。我被这些青春漂亮有活力的癌友所感动，她们都大公无私，每天高高兴兴地付出，做一些公益活动。她们也有家人和孩子，却为战友团的工作付出了那么多。

在杜团的领导下，战友团每年举办的活动都不一样，充满了新鲜感。记得有一年的主题是婚纱走秀，那是我第一次穿婚纱，心里不知道有多么高兴。当时，我看中了一件300元的婚纱，穿着非常合适。杜团知道我的经济情况不好，便替我垫了100元，我的心情非常激动，下定决心，一定在婚纱走秀中走好每一步。这次活动圆了我穿婚纱的梦想，我坚信自己是世界上最漂亮的新娘。杜团还带领我们走进了中央电视台《向幸福出发》栏目，在那里表演模特，我非常自豪。

杜团组建了守护天使志愿者队伍，她最大的心愿是让所有的新病友能像我们一样，好好康复，健康地活着。我加入了这支志愿者队伍，经常做病房探访，看望那些新病友，用自身经验为她们答疑解惑，给她们加油鼓气。

每次去病房探访，我都能回想起我得病住院的过程。有的新病友看我不像是患者，我就把衣服解开，让她们看到我确实是过来人。看完后，她们激动地问："以后也能像你们一样吗？"我高兴地回答："只要有信心就会的"。如今，我已经是第26年了，只要有信心，一定会战胜病魔。从我们走进病房时的抵触，到最后我们都互相鼓励，我心里不知道有多么高兴。其实，生了病没什么可怕，怕的是自己不能面对自己。

至今，"铿锵玫瑰战友团"已成立10周年，10年来，在杜团的领导下，走过了风风雨雨，得到了各界人士的支持和认可。全团的癌友们团结一致，共同努力，抱团取暖，在抗癌的路上我们会一直走下去。

披荆斩棘传递爱的光辉

韩　毅

最难得的喜悦，莫过于遇到一群善良的朋友，她们充满着正能量和智慧，时刻传递着爱的光辉，感激着你、我、她，感动着你、我、她。

我叫韩毅，今年71岁，曾患有卵巢癌、皮肤癌、乳腺癌等多种癌症，一度身心俱疲，但我并没有放弃。至今，已经过去了18年，我依然坚强地走在人生的路途上。

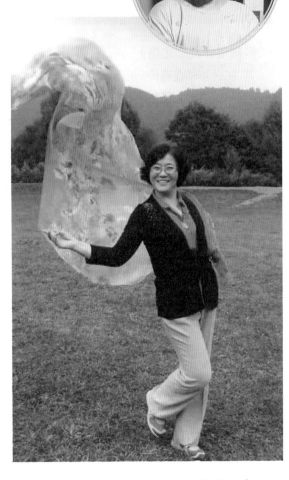

2005年年初，我感觉到右腹部有轻微胀痛，因为忙于工作，没有及时去医院检查。直到年度体检时，医生发现我右腹部有一个鸭蛋大的肿块。同年11月24日，我被送进手术室，历时5个多小时切除了恶性肿瘤，最终诊断为早期移行性细胞癌。

在当今谈癌色变的时代，我心里十分痛苦，不禁落泪，但我是一个性格开朗乐观、坚强独立的人。年迈的父母与我生活在一起，丈夫又是一个责任心很强的工作狂，家里不能没有我，我不能被无情的癌症击倒。术后6天，我忍着7寸刀口的疼痛接受了化疗。

和许多经历化疗的癌症患者一样，我也面临恶心、呕吐、厌食、消瘦、脱发、关节疼痛等问题。为了能更快、更好地与病魔拼搏，我忍耐着，克服着，将情绪调整到最佳状态，不惧痛苦咬牙坚持。在抗癌的路上，精神绝不能垮，再难过再疼痛，我也从不在别人面前流露。

可能老天觉得我仍需要历练，2016年我又经历了皮肤癌的考验。在治疗的过程中，我又痛苦地扛了过去，

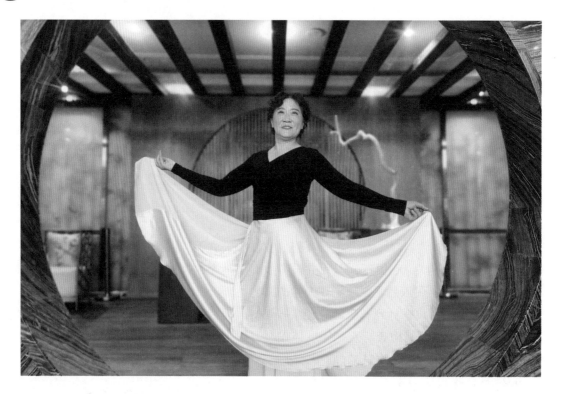

因为我知道在抗癌之路上还有许多的坎坷，但我秉持着快乐的信念，努力前行。

作为一个家族遗传病癌症患者，我时刻关注着自己的身体变化。到了 2018 年年底，我在自检乳房时发现左侧有一个花生豆大小的包块。直觉告诉我，必须立即去医院检查，经过医院诊断，我被确诊为乳腺癌。2019 年春节后，我接受了北大医院的双乳切除手术。对于女性来说，完美的身材线条是一种骄傲，但我听过一些失乳友人说过他们的困境，残疾、疼痛，尤其是在夏天，现在我也成了其中的一员。每次对着镜子，我看到乳房处两道闭合的刀口，在人前我坚强不肯示弱，但在人后也难免时常流泪。我鼓励自己，为了好好地活着，我愿意失去美丽。只有活出自己精彩的人生，才是对医生、家人、社会和自己最大的责任。

我的积极治疗态度和强韧心态得到医生的赞叹，对于获得抗癌的胜利，我深感心灵的满足。化疗后，我继续服用中药调理身体，保持良好的体魄状态。调养身体很重要的一点是每日三餐的合理搭配以及注意多吃绿色蔬菜、菌类和水果。我还坚持少食红肉，多喝热水，并确保充足的睡眠。

除此之外，积极参加抗癌组织也成了我应对癌症的良好途径。在这个特殊的群体中，在磨难及分享中，我和癌友们建立了相互扶持的联结，得到了及时的建议和鼓励，更优化了抗癌策略，并增强了生命的勇气。

从患癌开始，我就加入了北京市内的各个抗癌组织，他们陪伴我 18 年。加入抗癌组织真的是一件很好的事情。这些组织为广大癌症患者带来了福音，真正为我们解决了许多难题，带回了欢乐，激励了我们生命的航行。作为群体抗癌的受益者，我深切感受到了关爱和支持。在心存感激的同时，我始终将群体抗癌的理念和精神带在身边。我和身边许多癌友走过了3年、5年甚至更长的时光。现在，我们能够参加癌友舞蹈队、合唱团，在舞台上展示着迷人的风采，享受着幸福的生活。在抗癌的路上，我们并不孤单，爱让我们手相携，心相连。

每年群体抗癌组织都会举办丰富多彩的大型活动，这是癌友们非常喜欢和期待的时刻。在我患癌的十几年中，医院和抗癌组织一直给予我关心和照顾，我深感他们的心意。我要用自己的亲身经历和所见感激地回馈，将爱全部奉献给需要帮助的人。

与死神多次接触的我，更深刻地懂得时间的宝贵，怀着一颗感恩的心，我编写了群口词《我们心中的家园》，在联欢会上表达了广大癌友对组织的依赖和感激之情，凝聚了群体抗癌的力量。我的群口快板《医患携手，抗癌路上大步走》在医院联欢会上表演，产生共鸣，真诚表达了感恩的心。我的付出鼓舞了更多患者参与群体抗癌，走出风采，创造奇迹。

感激"铿锵玫瑰战友团"给了我们这样一个平台，让我们有机会为患病的姐妹服务，让患病的姐妹从抑郁中破涕而笑。

在人生中，最难得的喜悦莫过于遇到一群善良的朋友，她们充满着正能量和智慧，时刻传递着爱的光辉，感激着你、我、她，感动着你、我、她，因此成了我们人生里不可或缺的重要伙伴。抱团取暖让我们日渐成长，每时每刻都能够学到许多有价值的东西，使生活变得更加充实、快乐，更重要的是，带给了我们无限的幸福感！我的目标是能够与这群好友共同迎接未来的10年、20年……

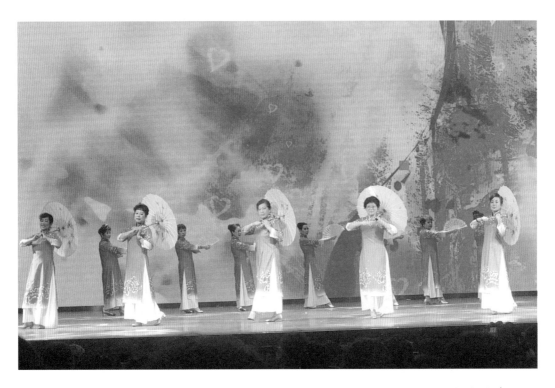

春风化雨历艰难　领悟生命的可贵

曹凤琴

跨越世纪的与癌症抗争经历，风雨彩虹，铿锵玫瑰，明天越来越好。

我叫曹凤琴，今年74岁。被诊断为乳腺癌那年，我才30岁，如今已在风雨飘摇中走过44年的艰难历程。

1980年3月，当我得知自己患上乳腺癌时，心情十分沮丧，慌乱无主，悲悲戚戚地哭了一个晚上，感觉整个世界都崩塌了。后来，随着手术的完成，我逐渐平静下来，开始思考生命的真谛。当时的我年轻力壮，但经历这场大病后，我深刻感受到生命的脆弱。尤其我想到自己的孩子才4岁，如果我离开了，孩子怎么办？家庭如何维持？我的母亲也深感不安，担心这场病会给整个家庭带来致命打击。于是，我开始用另一种眼光看待生命，尽全力配合医生，用积极的态度去治疗。回想起那段艰难的经历，我深深感慨生命的可贵，珍惜每一个值得拥有的瞬间。

手术初期，我有点自卑，因为乳房全切手术导致胸部凹陷、外观欠佳，这不仅影响我的整体形象，而且使我心境十分低落，不敢就这样出门见人。那是20世纪80年代，

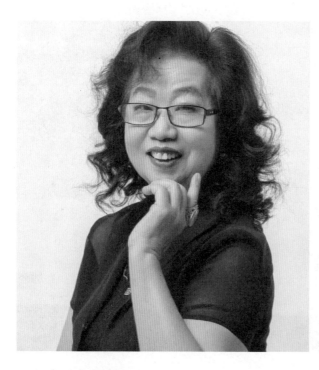

没有义乳可买，也没有整形再造手术，只能自行想办法解决这一难题。我和爱人多次探讨，终于想出用海绵做出跟乳房相似的形状，放在文胸里权当义乳使用。当时真是被逼无奈，还真逼出了这样的办法，想想也挺有意思的。

那时，医院挂号比较困难，而且只有北京的医院才能做放疗。单位给我开了介绍信，我才挂上北京医院的号，放疗带住院共一个多月。出院回家后，我吃东西很难，但没有脱发。

生病前，我在延庆兵工厂从事枪弹生产工作。术后我没有去上班，直到1985年，北京市关停并转，

我离开兵工企业，被调至邮局工作。其实，兵工厂的工作压力并不大，但我感觉患病与工作有关。铜和铅是子弹生产的原料，工作人员必然要接触到铅皮和铜制外层。作为检验员，我每天都要接触这些重金属，当时的劳动防护条件相对较差，重金属在身体内不断蓄积，有可能导致各种相关病症。

我性格直爽，脾气有点大，容易发火，这也可能对身体健康有一定影响。在工作之初，我就加入了单位的宣传队，是比较有名的广播员。那个时候太年轻，喜欢唱歌、跳舞、打羽毛球，不懂得患肢保护。某些剧烈运动导致我患肢肿胀，血液循环不畅，手臂最粗的时候，比正常人粗五六公分。

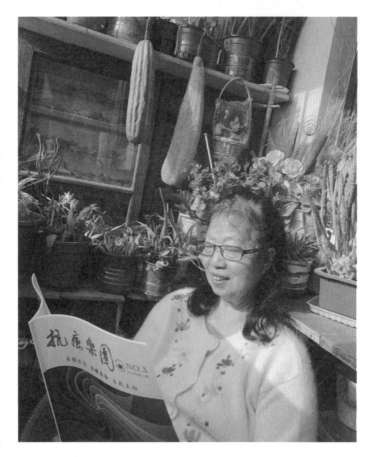

自从参加了"铿锵玫瑰战友团"的活动，我的生活变得充实而愉快，唱歌、跳舞、走秀，和姐妹们畅快聊天，每一个活动，每一处细节，都令我心情愉悦。此外，我特别喜欢花花草草，在家里种些小辣椒、小西红柿之类的，养些好看的花，再拍张照片发个朋友圈，朋友们瞬间互动点赞，这种感觉真的太美妙了。

有幸成为"铿锵玫瑰战友团"的守护天使，我与姐妹们分享自己40多年的宝贵经验，告诫大家千万不要像我一样手臂肿起，最重要的是放松心态，积极面对生活。能为姐妹们提供一些帮助，我感到莫大的满足和愉悦，我非常喜欢"铿锵玫瑰战友团"的活动。

随着社会的进步、科技的发达，医药手段不断更新，乳腺癌已逐渐按照慢性病来管理。亲爱的姐妹们，无论你遇到多少困难和挫折，都不要轻言放弃。只要你坚信自己会越来越好，就会迎来幸福美满的人生。

坚持传递爱的力量

王凤茹

只要身体允许，我会坚持传递爱的力量，让自己和身边的人都更强大。

俗话说"人活七十古来稀"。对于一个癌症患者来说，经历了14年的抗癌历程，活到今天是我的幸运。我叫王凤茹，今年70岁，2009年确诊的乳腺癌，做了根治术，之后做了化疗。患病到现在将近14年，身体恢复得很好，目前只吃一点中药调理，其他治疗癌症的药物都停用了。

我在第一次化疗时，身体接受不了，用药10分钟就休克了，医生采取了抢救措施。化疗产生的脱发也很严重，头发全掉光了。那时，我请了个护工，她说："洗头时，我都没敢让您看，头发一把把地都掉盆里了。"当时，我特别悲观，觉得秃头太可怕了，不敢见人，不想让别人知道我得了这个病。

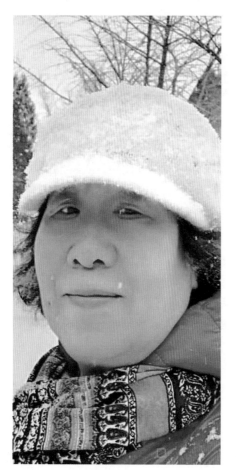

做根治手术，身体方面在后期会有一些不良反应，到现在患侧胳膊还有些麻木，和患病以前比起来，动作上还是差点事儿。我属于那种特别要强的人，以前在单位上班时特别能干，曾经是北京市劳模，也是全国青年突击手。有了这些光环和称号，无论自己还是单位领导，对自己各方面的要求就更高一些，因为推到了这个高度，就一定得比别人做得更好，得比以前做得更好，所以身上的压力很大。手术后我彻底不行了，稍不注意就会引起水肿，所以就得按照大夫说的，注意约束自己，照顾好自己。

治疗期间，孩子为了更好地陪伴我，辞去了工作。爱人也为我打气鼓劲，给我信心。他们的爱和支持从未间断，直到我恢复健康。他们的付出让我深受感动，也让我坚定了战胜疾病的信心。对于这样的亲情，我会更加珍惜、感恩。

做化疗时，周围都是相同的病友，知道了做化疗都是这个过程，大家都这样就没有什么可怕的了。我觉得，患乳腺癌是自己人生当中的一个坎儿，迈过去了以后就会非常好。

有位姐妹带我参加了一次"铿锵玫瑰战友团"的活动，看到很多同样的病患姐妹们把自己打扮得优雅亮丽，身上充满了朝气，拥有非常乐观良好的心态，而且她们当中好多人都还在工作。我被深深地感动了，决心要向她们学习，便毅然加入了这支队伍，并积极参加"铿锵玫瑰战友团"组织的各种公益活动，去帮助更多的姐妹走出阴影，提高她们战胜疾病的信心，用我们自己的亲身体验和经验告知大家这个病没有那么可怕。

在我患病最初几年里，还没有出现这样一个组织，也没有什么人做病房探访这些事，当时就觉得眼前看不到光明。所以，我加入这个公益组织后，觉得开展病房探访活动是非常有必要的。得了这个病，首先要有一个良好心态，这是战胜疾病的重要因素。有些人病得并不是太严重，但因心态不好使自己的病情越来越严重。我周围也有些原本病情严重的人，就因心态好，反而康复得很快。

做病房探访，不仅仅是帮助病友，更是对自己的提升和升华。我在和各种职业、不同心态的病友交流时，不仅能帮助他们，更能从中汲取特别有益的东西。只要身体允许，我会坚持传递爱的力量，让自己和身边的人都更强大。

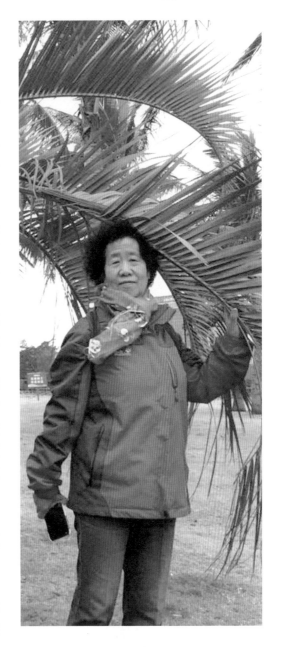

为了家人一定要活下来

刘有志

虽然与疾病抗争是一条艰难的道路，但我从未放弃。

我是刘有志，今年 71 岁。2000 年我被诊断出乳腺癌，于是开始了漫长而艰辛的与疾病斗争之路。当时的情形让我感到惶恐不安，但我并没有放弃，我选择坚强地面对疾病。当我躺在手术台上时，我告诉自己，一定要活下来，因为父母还健在，儿子也刚成年，自己刚刚退休，美好的生活还在等着我，我想更多地陪伴父母、爱人、孩子。

等我睁开眼睛时，手术已经结束，我望着天花板，

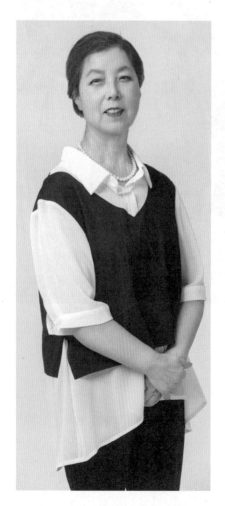

心想原来我还活着，窗户外的阳光洒了进来，感觉活着真好。原以为做完手术治疗就结束了，没想到这才是开始。两年时间内，我做了 5 次化疗，25 次放疗，每一次治疗都很痛苦。我头发掉光了，出门戴着帽子也怕被人看到，有人问起我就说头痛怕风，不敢也不愿看到光头的自己。

住院期间，爱人比较辛苦，白天上班，晚上回来给我送饭，我每次做化疗放疗时都是爱人陪着。做化疗时跟大家的反应一样，呕吐很严重，但是吐归吐，吃还得吃。我血糖较高，需要控制饮食，一个馒头分几次吃完，有时半夜饿醒了就吃上几口。同房间的病友问我干吗呢？我说吃饭呢。她说半夜了还吃。我说这一个馒头还没吃完呢，我必须得吃下去，要不吃的话下一步治疗时，体力就跟不上了。

2016 年和 2017 年，我被评为抗癌明星和优秀组织者。我还参加了各种活动，不仅自己积极参加社区活动，还带领病友一起打八段锦，取得比赛第二名的好成绩。我还参加诗歌朗诵活动，丰富了自己的业余生活，锻炼了身体，提高了免疫力，同时我也在传播爱的力量。

那年，正好"铿锵玫瑰战友团"守护天使队在世纪坛医院组织活动，招募志愿者，给新病友做心理疏导。回想当初，我自己的情绪就挺悲观绝望的，

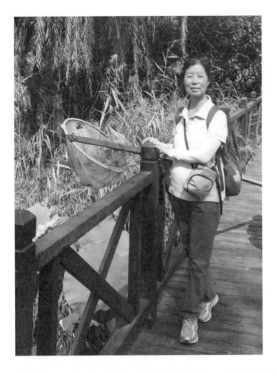
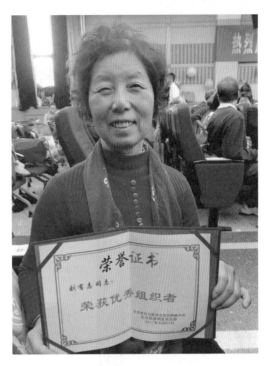

调整好心态后，我也想帮帮新病友，所以就参加了守护天使队，成为一名志愿者。一开始，我也说不出什么大道理，等听完病友的经历，她们有的人家里人不理解，一听说得这病以后，身边的朋友、家人有远离的，还有分手的。我觉得自己特别幸运，有这么多朋友和家人的帮助。我就跟她们说："对你不好的那些负面影响不要去想，你要老想那些东西，对你的恢复不利。"

有位跟我一起做病房探访的病友患有小儿麻痹症，可是她依然坚持到病房去探望，不管天热、天冷她都坚持，实在有困难时还让她妹妹来代替，这点很值得我学习。还有一位病友，她当时正在做化疗，但还去服务其他病友。我问她能行吗？她说能做到。我特别佩服她，换作是我可能做不到，刚做完手术那阵身体非常不舒服。

做病房探访也有个别时候想不开，心想，自己也是患者，做这个不是给自己找累受吗？可一看别人都是怎样做的，就想到自己当初生病的时候，别人是怎么为自己服务，是怎么开导自己的，所以就愿意把自己的爱心分享出去，能够雷打不动地坚持跟姐妹们一起到病房去探访，让更多的病友好好恢复起来。

有那么几个新病友特别悲观，不愿意跟家里人说话，整天愁眉苦脸的。经过我们的探访劝导，她们的情绪都有了好转，变得乐观开朗起来。在探访中，我们经常对新病友说的话是"我们的今天，就是你们的明天，看到我们恢复得这么好，你们一定要有信心"。我们的做法得到了医院的大力支持，也得到了众多病友的欢迎。

在"铿锵玫瑰战友团"这个温暖友爱的大家庭里，我们抱团取暖，砥砺前行。虽然与疾病抗争是一条艰难的道路，但我们从未放弃。

今年，我已走过23年的康复路，争取迈进30年。

帮助他人是我们的共同心愿

陈 丽

跟志同道合的人在一起，交流做事都是愉快的，大家齐心协力，能帮助到更多的人。在帮助他人的同时，也继续提升自己。

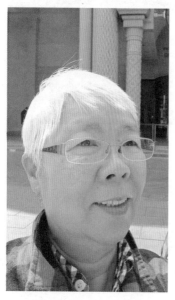

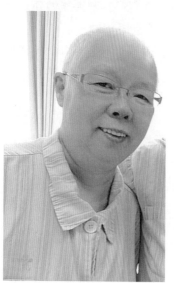

养我的人都送走了，我养的人早已成家立业，有了自己的后代，我也到了该享清福的时候，可以放手了。然而，命运之神却在不经意间送来一个大礼包，一下子撞到我的左侧乳房上，这个部位对于女性来说极易发生事故。

2022 年 10 月底，灰暗的一天，被污染的天空就像遮上一块灰蒙蒙的幕布，时不时呼啸而来的六七级大风，席卷着天地间能卷走的一切。在去往世纪坛医院的路上，我的心情亦如阴晴不定的天气，时而担心，时而期盼。挂了乳腺科专家的号，做了各项有关检查，最后结果一锤定音，我被确诊为乳腺癌，医生的建议是做手术切除。我已是七旬之人，一生经历了很多，也见过有些人手术后能够健康快乐地生活。我想既然医生定了手术治疗，那就做吧。等手术做完了，我也能轻松愉快地生活了，还可以跟外孙一起学习新知识。

生病至今已有半年，我正在做第 5 次化疗，之前听人说过，做化疗对身体有很大影响，会有呕吐、掉头发、拉肚子、便秘等一系列不良症状。听别人说时没有感同身受，自己亲身经历了，才知道那些绝不是轻描淡写，实际上的反应和难受程度有过之而无不及。好在我是有过经历的人，也是个开朗乐观的人，能够淡定地面对发生在自己身上的一切。

2010 年，我做了甲状腺手术后咽喉神经受损，术后两年多的时间里发不出声音，之后长期用中药调理，才慢慢地恢复了很多。但是，我再也不能像以前那样唱歌了，如果另一侧声带也受损，那就彻底发不了声音了。

我是个兴趣爱好广泛的人，即使不能发声，我依然非常喜欢音乐，唱不了歌，弹钢琴还是可以的。弹钢琴能享受音乐的快乐，还能练习手指的灵活度。开始学琴时，我手指僵硬，连带着胳膊也疼。老师指点说："你的手指要放松，用胳膊大臂带动小臂，手腕放松，手指提起，用手指肚按键，抬起落下，手指要保持立柱状态不能打弯。"经过几个月的练习，我便可以用双手同时弹琴了，心里有满满的自豪感。

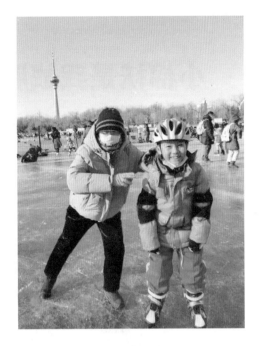

我也是个有点爱嘚瑟的人，上班的时候整天忙忙碌碌不得闲，总盼着等什么时候退休了，一定要把自己的业余爱好都找补回来。我退休后便闲不住了，实现了自己对声乐的爱好，跟着老师学习发音的位置，学习怎样保持气息，同时乐理知识也提高了许多。经常跟大家一起练习，清唱好一首歌，无伴奏也非常好听，我常常陶醉在美妙的歌声里。我也喜欢参加其他娱乐性活动，闲得没事也刻刻剪纸，用毛线钩织做些个小玩意儿，自我感觉非常良好。

我不仅有多种爱好，有点小才艺，还经常在小红书上发个视频自娱自乐。我的最大特点是热心肠，乐于助人，无论我在哪儿，只要身边有需要帮助的人，我就会主动热心地给予帮助。比如说同病房的病友姐妹，有的情绪非常低沉，不好好吃饭；有的整天愁眉苦脸，心事重重的样子。不管是谁的情绪不好，我都主动过去跟她聊天，开导她们说："天底下没有过不去的事，我们得有信心好好治疗，生病了身体肯定会难受，但我们咬咬牙就能挺过去，没什么大不了的。"

4月13日那天，看到有人穿着志愿者马甲到病房探望我们，我特别高兴，心里想着原来有这样一些人跟我有着一个共同的心愿，在帮助别的病友战胜困难，闯过这道坎儿。这是我第一次接触"铿锵玫瑰战友团"的人，认识了团长杜庆洁，听她介绍了战友团和天使志愿者的事情，也介绍了她自己的抗癌经验。我一下子就喜欢上了这些跟我同样的热心人。

帮助他人是我们的共同心愿，跟志同道合的人在一起，交流做事都是愉快的，我立即跟杜团长加了好友，进入"铿锵玫瑰战友团"这个大家庭。大家齐心协力，能帮助到更多的人，在帮助他人的同时，也继续提升自己。

目前，我的化疗期还没有结束，我会一边继续做化疗，一边帮助身边的病友做些力所能及的事情。等化疗结束后，我会积极做康复和后续治疗，会申请加入天使志愿者服务队，也去做病房探访和门诊值班，发挥自己的能力和特长，跟姐妹们一起抱团取暖，在抗癌这条路上一直走下去。

小棉袄是我战胜病魔的最大的动力

蕙质兰心

在现实生活中，只要心态好，无论遇到什么样的坎都能跨过去，什么样的病都能战胜他，即使到了最后关头，也一样能淡定从容去面对。

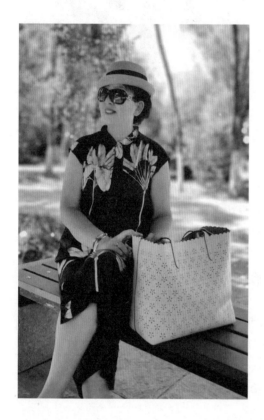

北京的夏季闷热潮湿，尤其到了伏天更是酷热难耐，对于我这样一个怕热爱出汗的人来说，这个季节里的日子，每一天都很难熬。然而，一个意想不到的灾难就在这个难熬的季节，突然间砸到我头上，我被确诊为乳腺癌。当医生把诊断书递到我手里的那一刻，顿时感觉到天旋地转，六神无主，心里问自己"在我的人生里，世界末日就要到了吗？"

怕热的人比较贪凉，夏季里冲澡的次数较多，那是在 2019 年 8 月，正值三伏天气，在一次晚间冲凉时，我无意间摸到胸部有个肿块，心里有些发慌，立即引起警觉，第一时间就告诉了闺女。接下来的日子就是沉重地忙忙碌碌，闺女带着我在北京治疗肿瘤最有名的几家大医院进进出出，奔走在求医问诊、检查确诊、手术化疗、后续康复的抗癌路上。

将近一年的时间里，每一次去医院，每一次的各种检查治疗，每一次化疗，以及每一个痛苦难熬、彻夜不眠的夜晚，都是闺女这个贴心小棉袄陪在身边，精心照顾；每一批食材，都是她精心挑选；每一顿餐饮，都是她用心烹饪，得保证既有营养，又合我胃口。看着闺女每天为我着急上火，操心操劳，还得顾及她自己的工作，整日心事重重，身心疲惫的样子，我心里非常难受，但没有办法减轻她的压力。

我相信，这个世界上没有谁会预知自己罹患乳腺癌，都是在不知情的情况下被突然击中。一开始，大多数病人都会不知所措，会惊慌害怕，甚至会产生轻生的念头。但过了初期阶段后，绝大多数人都会冷静下来，比较理智地面对现实，积极配合医生，好好治疗，都希望自己尽快好起来。

　　我也是一样，经过了这样的转变过程，从心理上的抗拒到最终接受；从最初的疑问、抱怨、不解、难以忍受各种痛苦，到能够勇敢面对，积极治疗；终于咬着牙坚持做完了六次化疗。手术给身体带来的各种不适其实不算什么，伤口的疼痛可以忍受，手臂肩背的疼痛也可以慢慢缓解，引流不顺畅可以请医生解决，最难熬的就是化疗这一关。

　　关于化疗，身边的病患姐妹每个人的副作用都不一样，有的人反应很大，有的人几乎没什么反应，我的情况应该是比较严重的。首次化疗后，浑身骨骼酸痛，翻个身都很困难；全身瘫软无力，甚至连个手机都拿不住；肠胃更是折腾得厉害，不吃东西时绞着疼，吃点东西就往外吐，有时闻到饭菜味就恶心，连口水都喝不下去，胃里空空的没东西，吐出来的都是苦水；吃不下东西，补充不了营养，也不能好好休息，那种难受劲儿真是难以形容，感觉自己快熬不下去了，真是连死的心都有了。

　　不管怎样，第一次化疗就这么扛过来了，扛过来后有些犹豫，不想继续化疗了，宁肯死都不想做。可是看着在身边忙来忙去的闺女，心里有千千万万个不忍。闺女从小和我相依为命，吃过不少苦，如果真是自己要是有个好歹，不在这个这世上了，剩下闺女自己得有多孤单。虽说她已结婚有了家，可到什么时候有个妈都是最幸福的。就算不为自己，为了这个可人疼的闺女，我也得继续扛下去。结果就是眼泪伴着痛苦，自己难受自己忍着，就这么一次又一次扛到了最后，终于熬过了化疗关。

　　说到这里，有件很神奇的事值得一提。在我连续7天滴水未进的情况下，闺女一个劲地让我吃个消食片，说吃了这个药片就能吃进东西了，可这药片咽下去后，就卡在胸口这个位置，想吐也吐不出来，咽也咽不下也去，还憋得慌，给我难受得直流眼泪，还是不能吃东西。就这样到了第八天夜里，我睡了两个小时，这期间做了个梦。

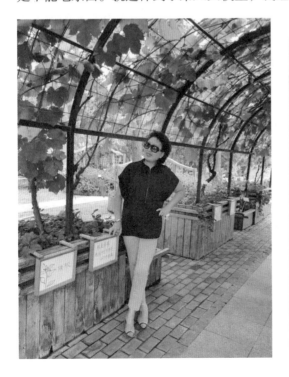 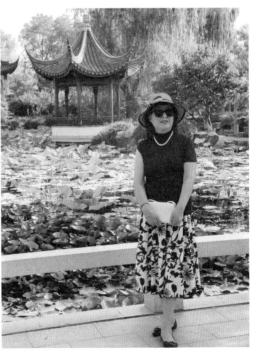

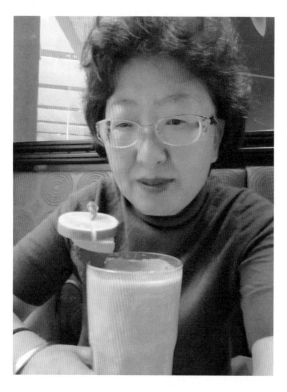

在梦中我看见好多人围着一个亭子站在那，我也在那儿站着。这时候从天上下来一个人，身上穿着一件蓝色大袍子，手里捧着一个药片就冲我来了，他把药片递给我，说你把这个药吃了，你会好的。我立刻就把药片放嘴里吃了，冲那人连着说了三声"谢谢"！之后就突然间醒了，睁眼一看挂钟，是夜里三点四十分。这时候我感到肚子里空空的，特别饿，很想吃东西。闺女就在旁边躺着，我赶紧把她叫醒，跟她说做了这个梦，也说了我急切地想吃东西。

闺女有点儿不相信，说真的假的啊？天天都不吃东西，这大半夜的怎么说吃就得吃呢？我是饿得真等不及了，让闺女马上去煮挂面。满满一大碗挂面，我三口两口就全吃了。

这件事很蹊跷，这个世界上的确存在着很多现代科学解释不了的事情。但无论怎样，这让我有了信心，有了活下去的勇气，在化疗期间，能吃得下东西怎么说都是件好事。就算是上天对我和闺女的垂怜吧。

自从得了这个病，将近五年了，在我的抗癌路上，一直是闺女在陪伴。她是最辛苦的司机、护理员和陪跑员；是我战胜病魔的最大动力；是我心中最大的恩人；是我最可亲可靠的小棉袄。为了闺女，为了今后还有的期盼，为了更加美好的日子，我们都要好好活下去。

实事求是地讲，这个世界上并没有十全十美的事，生老病死是人生必由之路。在现实生活中，只要心态好，无论遇到什么样的坎都能跨过去，什么样的病都能战胜他，即使到了最后关头，也一样能淡定从容去面对。

希望每一位病患姐妹，都能以科学的、积极的态度面对疾病和治疗，以宽容平和的心态善待自己，善待家人，过好我们幸福快乐的每一天。

帮患者开创自己的第二春

姜　军

人生中总会有逆境，总会遇到一些坎坷，我不能屈服于命运的安排，得有韧劲去奋斗，得锲而不舍去抗争，做生活的强者。

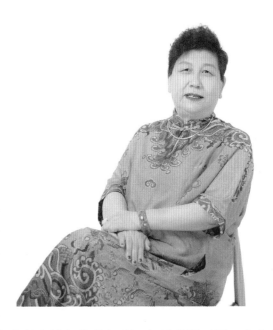

时光回转到 34 年前，那是个谈癌变色的年代，那时候如果谁患了癌症，就等于被宣判了死刑，全家人都会感到恐慌和紧张。在 1989 年那年，我刚 41 岁，意想不到地患了乳腺癌，腋下淋巴有远端转移，短时间内体重从 140 斤降到 118 斤，人变得消瘦无力，住进中科院肿瘤医院进行治疗。

当时的医疗技术和治疗用药无法跟近年相比，从手术根除到化疗，再到放疗，我在痛苦中度过了难以用语言表达的 8 个月。在这期间，全家人平静的日常生活被打乱，掀起一阵惊涛骇浪。那时我正当中年，是家里的顶梁柱，是一家老小的精神支柱，平时家里家外大大小小的事情都靠我打理，如果我倒下了，这个家就像塌了天一样。

我是幼年丧父，在我不满周岁时，父亲病故了，是母亲独自一人含辛茹苦地把我养大，母女俩相依为命，渡过了多灾多难的年代。患了癌症，我感到老天爷实在不公，单挑我这棵多难的独苗！老母亲年已花甲，她平凡而又让人敬佩，为拉扯我长大成人，默默地奉献了自己的一生。我有两个尚未成年、急需母亲照顾的可爱女儿，还有对我精心照顾、体贴入微的丈夫，他们是这世上最让我牵挂的人。我欲喊无语，欲哭无泪，惊慌、忧虑、绝望等情绪交织在一起不可自拔，担心自己一旦有个三长两短，谁来替我照顾她们？这是割舍不下的亲情。

我思来想去，觉得生命不仅仅是我自己的，也是所有亲人的，同时也是国家和社会的。人生中总会有逆境，总会遇到一些坎坷，我不能屈服于命运的安排，得有韧劲去奋斗，得锲而不舍去抗争，做生活的强者。别人能活，我也要活，而且要活得有意义，有质量！

在住院治疗的几个月里，面对手术后胸部、胳膊等部位的疼痛，面对化疗给身体带来的食欲不振和各种不良反应，我都尽可能地默默忍耐，能扛的事自己扛，尽量少让家人为我操劳，减少家人对我的担心。但家人对我的关心照顾非常周到，让我感到无比温暖。

尤其是爱人，他对我的关怀照顾更是无微不至。有一天，我特别想吃绿樱桃，天哪！那个年代红樱桃都不好买，而且价格昂贵。但爱人为了满足我的口腹需求，骑自行车跑遍北京城去找，一连几天都没找到。后来，一位医生建议说，换点外汇券，去友谊商店看看吧。那个年代，在北京友谊商店，使用外汇券能买到市场上奇缺的物品，果然就在那里买到了。当看到丈夫一脸疲惫又带着笑容，捧着绿樱桃出现在我面前时，我激动得满眼热泪，马上把这些樱桃分给病友一起享用，心中的幸福感无以言表。

在医院，我学会了郭林气功疗法，出院后担任了郭林气功辅导员，经常教授其他病友练习气功，帮助他们恢复体能和体力。在这期间，我坚持服用中药调理身体，服用中药长达 5 年。至此，我走上了一条综合治疗的群体抗癌之路，改变了自己的人生。经常义务为病友服务并分享我的抗癌体会，帮助病友认识群体抗癌的重要性。这种做法增进了友谊，传递了爱心，大家自救加互助，携手共抗癌。

我还组织病友旅游、登山，饱览祖国的大好河山，到大自然中呼吸新鲜的氧气，让大家感到犹如回"家"的感觉。大家坐在一起谈天说地，都敞开心扉，把愉快的、不愉快的事都宣泄出来。玩到尽兴时，大家一起唱起来跳起来，从心底爆发出由衷的欢笑声，每个人都经历了生死磨难，更加热爱生命，更懂得珍惜生活。

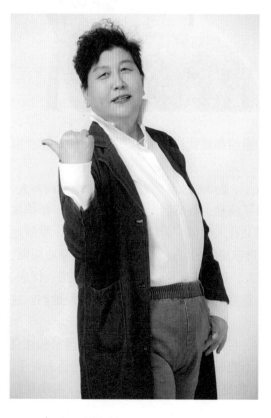
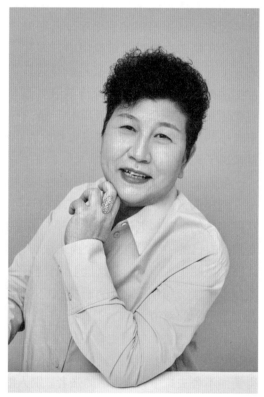

癌症患者康复了，就要活得有价值、有意义，有付出就有收获。带出一批病友抗癌成功后，我想着去帮助更多的新病友，一起投身到公益活动中，为抗癌事业奉献自己的力量，我觉得自己有义务向社会上宣传有关癌症的防护知识。

有的人知道自己患了癌症后，仿佛生命走到了尽头，失去活下去的勇气，有这种情绪压力的影响会丧失治愈的机会，妨碍治疗的最佳时间。要帮助患者开创自己的"第二个春天"，这就需要社会及每位患者及其家属的支持。关心和支持他们的抗癌斗志，帮他们树立正确的疾病观，树立乐观自信的精神，燃起每位患者对生命的希望之光。

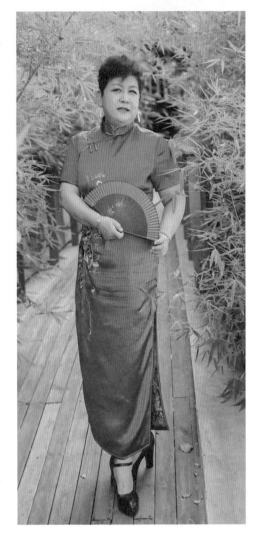

我所做的努力，旨在让患者迎来自己早日康复的春天，并努力开创自己的"第二个春天"，树立起癌症是可防、可治、可康复的新观念，勇敢坚定地与疾病抗争，这需要建立起自己家庭和社会的两个乐园，要学会掌握"第二个春天"的三大要素：①物质是防癌的基础；②精神是治癌的支柱；③科学是抗癌的法宝。也就是说生命要延伸，事业要延伸，要学会运用四个疗法，即体疗、食疗、神疗、医疗相结合，用意志、知识和健康去实现人生物质、理想、价值、情爱和欢乐的追求，去潇洒、健康、有意义地生活，用百折不挠的精神追求崇高的目标，做一名对人类有贡献的抗癌人。

在我的抗癌队伍里，每位抗癌人的背后都有家属的帮助和支持，这些心存善良的家属都在默默地做着力所能及的无私奉献。我爱人就是这样，每当我遇到困难的时候，他总会慷慨解囊，出钱又出力，帮我解除困境。

多年以来，我的努力付出得到了有关方面的认可。1994 年 8 月，我被北京市文明办和宣传部授予首届"北京市抗癌明星"荣誉称号。

近年来，加入"铿锵玫瑰战友团"后，我感到团长杜庆洁有着强大的凝聚力，整个团队在抗癌领域里发挥了不可忽略的作用，帮助了近万名患者，使她们树立起抗癌信心。我也成为守护天使志愿者队伍中的一员，和其他姐妹一起参加病房探访和门诊值班等活动，能帮助更多新的癌患姐妹。继续为社会、为抗癌事业做贡献，体现了生命的价值和意义，我感到非常欣慰。

专家科普篇

乳腺癌治疗更规范、更精准、更人性化
——三十余年工作体会

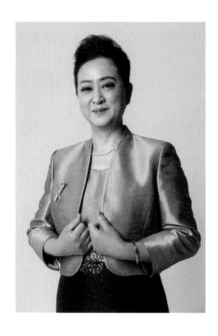

李艳萍

肿瘤学博士　主任医师　副教授　硕士研究生导师
首都医科大学附属北京世纪坛医院　乳腺科副主任主持工作
北京市乳腺病防治学会健康管理专业委员会副主任委员
北京市乳腺病防治学会群众工作委员会副主任委员
北京中西医慢病防治促进会乳腺癌整合全国专家会副主任委员
第一届北京肿瘤学会缓和医疗专业委员会常务委员
北京中西医慢病防治促进会乳腺癌防治全国专家会常务委员
北京市乳腺病防治学会外科专业委员会常委
北京市乳腺病防治学会转化医学专业委员会常委
北京市中西医慢病防治促进会常委北京市首批科普专家
北京自然基金通讯评审专家
外国医师在京短期职业资格评审专家
北京市海淀区医疗事故鉴定专家
北京市海淀区妇女病防治指导组专家
英国牛津大学 Redcliff 医院　高级访问学者
美国芝加哥 Advocate 医院　高级访问学者

一、乳腺癌发病的一般状况

乳腺癌是发生率高，对女性威胁严重的恶性肿瘤。2020 年最新统计数据，全球乳腺癌新发病例为 226 万例，成为全球第一大癌种。乳腺癌也是中国女性患病率最高的恶性肿瘤，每年新发病例约 42 万，与欧美西方国家相比，"中国式"乳腺癌有三个特点：①发病年龄早，中国女性比欧美国家女性一般发病早 10 ~ 15 年；②就诊晚，很多患者就诊时已经是Ⅲ期或Ⅳ期，临床中Ⅰ期乳腺癌约占 20%，而美国却达 60% ~ 70%；③大城市发病率高，尤其是北京、上海、广州、深圳等一线城市。30% ~ 40% 乳腺癌治疗后会发生局部复发或远处转移，发展成为晚期乳腺癌，我国晚期乳腺癌患者总体 5 年生存率不足 50%，因此早期筛查发现、早诊断、早治疗尤其重要。

国内外乳腺癌指南更新速度快，各类规范兼顾循证医学的证据和药物的可及性、是否进入医保等因素对临床医生做出不同等级的推荐，更全面地指导临床实践。如今乳腺癌的治疗更规范、精准和个体化，每个患者均按照免疫组化分子分型进行精准治疗，有些患者需要结合基因检测进行更细化的治疗。北京世纪坛医院乳腺中心高度重视乳腺癌患者的规范化诊疗，所有怀疑乳腺癌的患者均行病灶空芯针穿刺，按照免疫组化分子分型。主管医生将初治患者病历摘要提交乳腺中心专家组讨论，做出总体治疗方案。

二、乳腺癌治疗的进步

1. 外科方面：乳腺癌的外科治疗更加人性化

乳腺癌的外科治疗方法从传统的标准根治、扩大根治到改良根治，再到保乳根治，经历了从大到小的演变过程，反映着乳腺外科治疗理念的变化，即从局部到全身、从强调局部治疗到注重综合治疗的过程。外科治疗从最大的可耐受治疗到如今最小的有效治疗。保乳手术已成为欧美国家的主流治疗方案，外科手术本身也更加精细化，对患者的创伤也逐渐减少。了解腋窝淋巴结状况可以指导临床分期、制订后续治疗方案及预后评估，大量乳腺癌患者接受前哨淋巴结活检替代腋窝清扫手术，明显减少了术后患肢淋巴水肿的发生。即使有 1 ~ 2 个淋巴结转移，如果接受了保乳，术后进行放疗，也可以不进行腋窝淋巴结清扫，治疗理念发生了极大的变化。现今的手术不仅注重根治同时兼顾美观、微创和患者的生存质量。

传统乳腺癌手术后女性特征缺失，造成严重的心理负担，影响其社会交往，乃至家庭生活，特别是年轻女性。随着乳腺癌治疗水平的提高与整形外科技术的发展，乳腺癌根治术后同时进行即刻乳房再造越来越广泛地应用于乳腺癌的治疗中，如今越来越多的患者接受乳房重建，手术后仍能保持女性柔美的胸部外观。我国即刻乳房再造的应用还不普及，近几年随着科普宣教及女性自我意识的提升，乳房再造比例明显增加。外科手术的选择将会更加合理，全身治疗的作用将会越加凸显，未来乳腺外科的治疗将向着以较少创伤的手术为基础的个体化综合治疗方向发展。

2. 综合治疗的进步

肿瘤治疗的新药研发进入了新时代，国内外药企都投入大量的人力、物力、财力进行新药开发，国家的审批也及时有效，给患者的治疗带来了希望，即使恶性程度最高的HER2 阳性、三阴性乳腺癌，也不断有各种新药进入临床，而且国产原研抗乳腺癌新药也如雨后春笋一样进入医保特种病，给乳腺癌患者带来极大的获益。激素受体阳性的乳腺癌内科治疗趋势是延长内分泌治疗的时间，如 5 年的他莫昔芬应延长治疗时间至 10 年；对于高风险患者，延长 5 年芳香化酶抑制剂治疗后仍可继续增加治疗时间。临床上三阴性乳腺癌的治疗仍以铂类药物和 PARB 抑制剂为主。HER2 阳性乳腺癌推荐 1 年的曲妥珠单抗治疗为标准的治疗方案，而高危、淋巴结阳性患者可采用曲帕双的联合治疗，或是 1 年曲妥珠单抗治疗后延长酪氨酸酶抑制剂，如来那替尼的治疗。对于晚期乳腺癌，随着精准分型理念的深入、靶向免疫治疗的发展，患者的生存期也越来越长。以前描述晚期乳腺癌为"不可治愈"的，随着新药的研发，晚期乳腺癌患者可以通过使用低毒高效的药物做到长期带瘤生存，使乳腺癌成为一种慢性病。"全程管理"的理念应贯穿于乳腺癌患者治疗的始终。

3. 乳腺癌患者心理康复的发展

乳腺癌给病友姐妹们带来身体心灵的多重打击，许多女性在确诊乳腺癌后和治疗的过程中，面对胸部毁损、雌性激素水平下降、化疗的毒副反应，精神心理备受煎熬，以致患上抑郁症、焦虑症，需要借助药物来维持日常生活。我们的病友组织"蝴蝶家园·铿锵玫瑰战友团"是医患共同营造的大家庭，搭建医患、患患之间沟通交流的平台。在这个温暖的集体中，大家抱团取暖、彼此相爱、共同抗癌，结识到很多志同道合的朋友，更重要的是，在群体的相互支持和鼓励下，走出疾病的阴霾，恢复生活的勇气和信心，更加珍惜生命，充满感恩与快乐，不仅携手共创生命的奇迹，还将爱心和力量传递给他人。我们的"守护天使"都是康复的乳腺癌姐妹，她们每周进行病房探访，做门诊志愿者，用实际行动书写爱的篇章。

我作为一名乳腺科医生，三十多年来有许多感悟，也和许多患者成为朋友，看到她们好的治疗效果，如新辅助化疗后肿瘤完全消失（PCR），我的内心充满喜悦；听到她们长期治疗后怀孕生子的消息，我不禁热泪盈眶。许多患者面对长期的治疗，仍然自信乐观，热爱生活，有个患者治愈后独自带着狗自驾两个多月去了西藏旅行。她们对生命的热爱与执着常常感动、激励着我，我要与她们同行，为她们提供更优质的治疗，为她们保驾护航，让更多乳腺癌姐妹有尊严、有质量的好好活着！

乳腺癌生育力保存

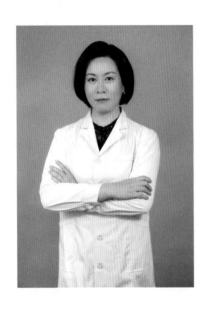

李 蓉

教授　博士研究生导师　国家杰出青年科学基金获得者
北京大学第三医院生殖医学科主任
北京大学妇产科学系副主任
中国医师协会生殖医学专业委员会副主任委员兼总干事
中国医疗保健国际交流促进会生殖医学分会主任委员
生殖感染与微生态分会副主委
中国中药协会女性生殖健康专委会副主任委员
北京医学会生殖医学分会常委兼秘书

　　乳腺癌作为我国女性发病率最高的恶性肿瘤，发病率急剧上升。随着肿瘤筛查、诊断及治疗技术的发展，乳腺癌患者的长期生存率也有所提高，越来越多的治愈者面临着肿瘤治疗的后遗症，例如对生育力的损伤。而在未生育的育龄期乳腺肿瘤患者中，大部分都有孕育后代的意愿。因此，为肿瘤患者保存生育力，是在提高患者预后生活质量的同时满足患者生育需求的重要举措。

　　目前，乳腺癌的治疗主要为手术、放疗、化疗、靶向治疗、内分泌治疗等多种方式。化疗根据每位患者的个体情况、所使用的具体药物类型及剂量不同，对患者生殖功能产生不同的影响，如导致卵巢功能的下降，甚至卵巢衰竭；对于乳腺癌患者的内分泌治疗，因其治疗周期时间长，患者想孕育后代的计划也不得不推迟。但是在等待期间，患者随着年龄增长，卵子数目、质量都会不可逆的下降，成功孕育后代的可能性也随之降低。

　　目前，对于小于 40 岁的女性乳腺癌者，如果有康复后孕育后代的意愿，建议尽早明确其所接受的治疗方案对生育力的影响，并结合患者的预后，在经患者及其家属知情同意下实施生育力保存。

　　那么，什么是生育力保存呢？生育力保存是指采用手术、药物或辅助生殖技术，保护有不孕风险女性的生殖内分泌功能，保存其获得遗传学后代的能力。

　　目前，生育力保存的方式包括卵母细胞、胚胎或卵巢组织冷冻，药物治疗等。卵母细胞冷冻保存和胚胎冷冻保存是运用得比较成熟的生育力保存技术。通过药物促排卵后，从患者卵巢中取出成熟的卵子，进行冷冻保存，等到已婚可以怀孕时，将冷冻的卵母细胞解冻，通过辅助生殖技术体外受精形成胚胎，移植回患者的子宫内。已经结婚的患者取卵后可以直接和男方的精子授精，形成胚胎进行冻存，等将来乳腺癌治愈后移植回患者的子宫内。但从药物刺激卵巢促排卵开始至取卵，需要大约 2 周时间，通常在手术切除肿瘤后或辅助放化疗前 2~4 周内进行促排卵。需要特别指出的是，由于乳腺癌易感基因突变携带者，如 BRCA1 和 BRCA2 基因，有一半的可能将突变传递给后代，因此，在冻存或移植胚胎时，可针对是否进行胚胎筛选等问题进行全面的考虑。

对于雌激素受体（ER）和（或）孕激素受体（PR）阳性的乳腺癌患者，可使用抗雌激素药物（来曲唑、枸橼酸氯米芬或他莫昔芬）进行促排卵，可以有效降低血清中游离雌激素水平，且卵母细胞成熟率、受精率、优质胚胎率等与常规方案无区别。未成熟卵体外成熟技术，简称 IVM 技术，直接从卵巢中获取未成熟卵母细胞，在体外培养至成熟卵母细胞阶段，避免了药物刺激，适用对象为不宜进行控制性促排卵的患者。但需要知道的是，通过 IVM 技术冻存的成熟卵，解冻后受精形成胚胎移植，其流产率要稍高于新鲜成熟卵形成的胚胎。

卵巢组织冷冻技术不仅保存了可以发育成卵子的生殖细胞，还保存了可恢复生殖内分泌功能的卵巢组织，是青春期前的女性唯一可用的生育力保存策略，同时也是不能使用促排卵药物的女性可以采取的生育力保存方式。等到癌症治愈后，再通过原位或异位的形式重新移植回患者体内，以恢复生殖内分泌功能。此技术在我国虽然尚在起步阶段，但目前国际上在应用此技术后已有 200 多例健康活产诞生。对于乳腺癌患者，分娩后可以根据存活卵巢皮片的功能来决定是否需后续切除或药物抑制。

若无法进行上述的生育力保存时，可考虑药物治疗，应用促性腺激素释放激素激动剂（GnRHa）保护卵巢。目前，GnRHa 方案运用于生育力保存的效果并无统一结论，但已有的研究大部分认为，早期乳腺癌患者术后应用 GnRHa 进行卵巢保护有助于减少术后卵巢早衰率，提高生育率，且生育对患者总生存率和无病生存率无不利影响。总体来说，考虑到化疗时联用 GnRHa 临床使用简单易行、未对化疗疗效产生影响，且存在减轻化疗导致的卵巢损伤的作用可能，建议 GnRHa 可作为所有乳腺癌分型、需接受化疗、有意愿保留生育功能的女性的一种选择，并可与其他生育力保存方式同时使用，建议在化疗前 14 天开始应用。

虽然上述生育力保存技术的安全性相对较高，但女性乳腺癌患者实施生育力保存仍存在一些风险，如乳腺癌患者使用促排卵药物时，不可避免导致患者的激素水平波动，加重原有疾病的风险；或者因疾病的发生发展，患者后续可能无法使用保存的卵子、胚胎或卵巢组织的风险。

总的来说，虽然随着技术的进步，生育力保存的方式多样化，技术越来越成熟，但乳腺癌患者的生育力保存应遵循多学科共同合作的原则，充分评估风险及安全性。在不延误肿瘤治疗、不影响治疗效果、不增加原有疾病恶化风险等的基础上，经患者及其家属知情同意开展生育力保存，可为越来越多的乳腺癌存活者保留将来孕育后代的希望。

乳腺癌放疗意味着什么？

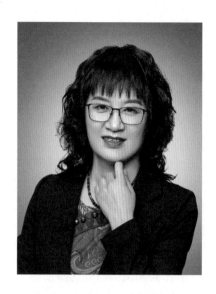

王玉

主任医师　硕士生导师
中国医学科学院肿瘤医院山西医院
山西省肿瘤医院乳腺放疗病区主任
中国抗癌协会乳腺癌专业委员会委员
国家肿瘤质控中心乳腺癌专家委员会委员
山西省抗癌协会乳腺癌专业委员会主任委员
山西省乳腺癌诊疗与质控专家委员会主任委员
山西省乳腺肿瘤专科联盟理事长
山西省民营医院发展协会乳腺分会主任委员
山西省女医师协会临床肿瘤专业委员会主任委员
北京肿瘤防治协会放疗专业委员会副主任委员

乳腺癌的治疗是一个系统工程，包括手术、化学治疗、放射治疗、内分泌治疗、靶向治疗等，其中手术和放射治疗属于局部治疗方法，化学治疗和内分泌治疗属于全身治疗方法。据国内各大肿瘤防治中心统计，大约有70%以上的癌症患者在癌症治疗的过程中需要接受放射治疗。对于乳腺癌来讲，放射治疗无论在乳腺癌保乳术后、改良根治术后，还是在晚期出现骨转移、脑转移等情况下，都发挥着重要的作用。那放疗到底是什么？放疗的流程是怎样的？在进行放疗时有哪些常见的问题和注意事项？

什么是放射治疗呢？

放射治疗是利用聚焦的、高能量的放射线，破坏肿瘤细胞的遗传物质DNA，使其失去再生能力从而杀伤肿瘤细胞的一种局部治疗方法。其治疗目的在于，能够最大限度地将放射线集中于病变区域内杀死肿瘤细胞，同时还要最大限度地保护邻近的正常组织器官。放疗可以单独使用，也可以与手术、化疗等配合，提高癌症的治愈率，所以放疗在肿瘤患者的治疗中非常重要。

放疗的流程是怎样的？

放疗是一个涉及多环节、多步骤的复杂过程。作为患者，了解放疗的基本流程，更有助于配合医护人员完成治疗，能够帮助更好地达到治疗的预期效果，基本流程如下。

1. 体位固定很关键：根据照射部位的不同，医生要对患者做体模固定、激光线标记。对于体位的要求包括舒适度好、位置精准、体位重复性好，这是放疗中非常关键的环节。

2. 模拟定位更稳妥：照射部位确定后，我们需要在模拟放疗的情况下进行 X 线和 CT 等影像学检查，使肿瘤的确切位置和大小更清晰地呈现。

3. 路径剂量更准确：为了确保放射线能够杀死肿瘤细胞又能避开正常组织，需要在模拟定位过程扫描的 CT 上逐层勾画患者轮廓、肿瘤靶区（需要照射的肿瘤区域）和正常组织的靶区。

除此之外，不能一味只看肿瘤的治疗剂量是否达标，更要让放射剂量分布尽可能避开患者的正常组织和器官。

4. 设计及验证放疗计划：物理师根据放疗靶区及处方剂量，在专用的计算机工作站上计算模拟出放疗计划。但是这还不能马上执行，还需要进行照射位置和剂量的验证。

5. 正式实施放疗。

6. 放射治疗：一般是一天一次，每周 5 次，放疗过程强调连续性。第一次放疗时需要确定患者的体位、体膜位置和等中心位置，目的是保证放疗的精确性。

所以，放疗相比其他治疗，团队协作在放疗过程的作用特别重要，放疗的实施尤其是精确放疗，是一个系统工程。放疗前，医师会根据每位患者的临床特征、病理诊断、实验室和影像检查资料、一般情况等，对其进行分期和多学科治疗策略的确定，然后进行放疗的定位、照射靶区的勾画，然后和物理师一同根据患者具体的情况，设计一个最优的剂量设计方案，目的是在保证肿瘤获得足够放疗剂量的同时，尽可能控制和减少重要器官组织的照射剂量，从而保护重要器官组织的功能。综上所述，治疗计划时间受多种因素影响，每一步都至关重要，任何草率的、盲目求快的态度都是不可取的。这就像厨师做菜一样，在做菜前要先把各种调料准备好，再制订放入的先后顺序，然后才开始做菜。因此如果患者选择了调强放射治疗，还需多一些耐心等候。

乳腺癌患者放疗常见问题有哪些？

对于放疗，各位患者及其家属都存在着一些疑问困惑。

1. 放疗后身上会带有射线会影响家人吗？

很多患者担心自己在接受治疗后，会影响家人的健康。但是事实上，患者接受的是射线治疗，射线也只在治疗的时候才能出现，患者身上没有放射源，没有射线，也不会有辐射，所以不会影响家人健康。

2. 放疗一般几个周期？

通常相同部位的放疗在 3 ～ 5 年内只做一次，所以可以说放疗就一个周期。但这一个周期根据治疗方式的不同，时间也会不同。按传统放疗会持续 5 周左右，大分割放疗会持续 3 周左右，部分低危的患者可能仅仅需要 1 周的时间。

3. 放疗中间可以停吗？

不可以停。放疗的治疗模式是经过精准地制定的，如果中间停了几天，再继续进行放疗会影响治疗效果，如果放疗反应明显或者出现其他并发症必须要停时，时间最好越短越好，尽量不要超过 1 周。

4. 放疗需要忌口吗？

放疗患者要选择清淡易消化、营养丰富的饮食，保证治疗期间的营养需求，多食用高蛋白、少脂肪、高纤维的食物，做到营养均衡，合理膳食。

5. 放疗的副作用大吗？

放疗不会直接引起疼痛，其副作用主要发生在治疗的位置，很少会有全身反应出现，而多数副反应轻微。乳腺癌患者放疗后皮肤受到辐射，可能会出现炎症导致放射性皮炎；可能出现皮肤颜色加深，严重时会变成深棕红色；极少数如果没有做好护理，很可能会出现破溃、渗液等症状。患者可以在医生的指导下，使用莫匹罗星软膏、维生素 E 乳膏等药物进行治疗，通过适当的处理及随着放疗的结束会慢慢恢复。

总之，随着乳腺癌整体治疗水平的提高，乳腺癌患者的治疗效果越来越好。患者朋友们一定要保持乐观的心态，积极配合医生进行治疗，相信会更快地恢复到正常的工作生活中！

医患同心　共克疾病

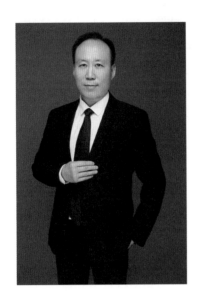

张永强

主任医师　著名专家　医学博士　研究生导师　副教授
北京医院肿瘤内科副主任
中国性学会乳腺疾病分会主任委员
北京医学会乳腺疾病分会常委
北京乳腺病防治学会内科专委会副主任委员
健康管理委员会副主任委员
北京中西医慢病防治促进会中西医乳腺癌防治全国专家委员会副
　　主委
北京肿瘤防治研究会乳腺癌分委会副主委
北京中西医肿瘤防治技术创新联盟副会长
北京肿瘤学会理事
中国老年学和老年医学学会老年肿瘤分会理事
中国心理卫生协会老年心理卫生专业委员会委员

应邀为百位乳腺癌患者的生命故事写点东西，我一口应允。跟乳腺癌患者打交道近30年，我看到、想到、听到、经历过的无数，感觉要说的东西很多很多，但当落笔时又一时不知从何说起。故事，亲身经历者都讲了。思量再三，我还是跟大家讲讲医生眼里的患者故事，顺便告诉大家平时很想对大家说的一些话，谈谈一位医生内心的感受。

努力就有希望，相信医生，相信科学

说起乳腺癌患者的故事，许多面孔浮现在眼前，有不知所措的、期盼的、痛苦的、失望的、无所谓的……但跟我交流过后，患友们总能充满希望、看到光明，经过治疗后更是能信心十足地走向新生活。一位45岁的女性患者做了乳腺癌手术及术后治疗，在辅助内分泌治疗的过程中先后因为孤立的肺转移和脑转移均接受医生的建议做了手术切除，再次内分泌治疗已经过了10年，一直未发现新的转移灶，已经宣告临床治愈。问起她的感受时，她强调最多的就是相信医生、相信科学，在每一个生死关口都是因为听取了医生的建议才取得了目前的效果，所以现在仍然按照医生的嘱托每年复查，管控自己的情绪，不钻牛角尖，力争开心快乐每一天。有一位患者一直不敢面对，以为是"乳疮"，以至于将乳腺肿瘤养到儿头大、破溃出血导致严重贫血甚至曾经晕厥，四十多岁的她走路气喘吁吁，说话底气不足，穿刺确诊后仍然不愿接受现实、不想治疗，我足足花了一小时说服她接受治疗。至于治疗的难度，以至于我不敢、也不能用两药或三药的标准化疗方案，只选择了单药，而且将这个药本应3周使用一次的总量，分为3份每周使用，同时联合双靶向治疗，一周一周地分次、试探着用药，成功将瘤子打到彻底消失，几年间她一直无瘤生存，继续自己喜欢的工作，每日在朋友圈里展现着她开心、快乐的生活。熟悉之后在一次聊天中，她袒露诊断前她不是没有想过肿瘤，而且不止一次地想过，想象中的后果让她害怕、恐惧、不敢面对。她一直记着我给她说的一句话："努力就有希望，逃避会丧失机会。"一位患者的爱人是残疾人，儿子初二时她确诊三阴性乳腺癌，而且已经复发转移。她深知三阴性亚型的凶险和治疗的难度，当时哭着告诉我唯一的愿望就是看着儿子考上大学，用期盼的眼神看着我："有救吗？"我告诉她："办法总比困难多，相信医生、相信自己。"我们大家都能感受到她的艰难、不易，所承受的压力以及对生命的渴望。治疗过程自然有艰苦、心酸，也有快乐，她一直坚强面对。她曾经参与的临床研究不但延长了生命，而且大大节省了治疗费用。这期间她经常参加包括社区、患者俱乐部组织的保护环境、手工制作等各种社会公益活动，尽自己所能帮助他人，假期还会带着儿子一同参与。即使在最后的时光，她也一直豁达、开朗，笑对人生，以感恩的心做自己力所能及的事来回馈社会。虽然她最终离开了大家，但她实现了自己所愿，完成了自己想做的事，用笑容和行动感染着病友甚至是健康的朋友，她永远怀揣一颗积极向上的健康心、感恩心。

现代医学虽然飞速发展，仍无法阻止人们谈癌色变，很多人拿到诊断通知单的那一刻已经放弃希望。其实，绝大多数乳腺癌是可以治愈的，很多医生也在与肿瘤患者并肩作战。

乳腺癌的治疗离不开指南，离不开共识，但结合每个患者的疾病特点、身体特点、个性需求等，做出适合患者本人的个性化诊疗决策，是我一直践行和追求的目标。

医学的发展进步，离不开不断探索更多可能的医生，更离不开这些支持临床研究的患者们，加入合适的临床研究一直是国内外指南所推荐的。患者的参与、贡献与支持，不仅让自己有机会提前用到潜在有效的新药，也有利于医学研究的大步向前，未来的最佳治疗方案将因你们的参与而改写。

科普宣教，同心抗病

过去，大众获得医学科普的途径较单一且低效。考虑到乳腺癌患者所承受的不仅是疾病带来的痛苦，也有因化疗等治疗以及身体有缺陷的心理煎熬，早在2012年，我就在我们北京医院发起并创办了"爱康乐园"，一个充满爱和知识的乳腺癌患者俱乐部。

爱康乐园以患者为中心，由专科医生和护士来共同陪伴，长期进行与乳腺癌相关的科普讲座，回答患者关心的问题，更为重要的是，协助患友们开展丰富多彩的娱乐交流活动和社会公益性活动，唱歌、跳舞、乐器、健步走、手工等，每个人都能找到适合自己的爱好项目，在娱乐中相互交流、疏解困惑、找回自信，帮助大家战胜病魔，走出心理阴影，回归家庭、回归社会。希望患友们能自信地去绽放最美的风采，感受到身心健康的重要性，成为不被病魔打倒的勇士和完整的社会人。

作为医者，我们对患者的内心承诺始终未变。被怀疑有肿瘤的患者，要帮她们搞清楚，避免误诊；已经确诊的患者，一定要努力找寻治愈的手段和机会；已经复发转移的患者，帮他们重新获得对生活的希望，哪怕只是帮他们延长了一段并不算长的享受人间美好的时光。

成功永远属于勇于面对、努力拼搏的强者。

乳腺疾病患者需要关注妇科健康

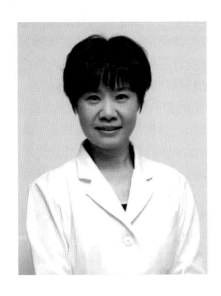

白文佩

首都医科大学附属北京世纪坛医院　领军人才
妇产科主任　主任医师
北京大学、首都医科大学教授　妇产科博士研究生导师
国家健康科普专家库成员
国家更年期保健特色专科负责人
北京中西医结合学会更年期专业委员会主任委员
北京市"登峰"人才团队负责人
"扬帆"计划重点培育专业负责人

作为妇科医生，常常遇到这样的情形：

患者："大夫，这些天我乳房胀痛，自己摸到了疙瘩，请您帮我查查！"

妇科医生："真抱歉呢，乳房的疾病您需要看乳腺外科或者普外科，妇科负责女性生殖系统。"

患者："咦，乳腺不归妇科？女性的疾病不是都归妇科看嘛！"

乳腺和女性生殖系统有着千丝万缕的联系，也难怪患者有这样的想法。青春期乳腺发育与月经初潮结伴而来，育龄女性生儿育女母乳喂养天经地义，绝经后乳房萎缩司空见惯。雌激素是乳房的滋养剂，但这种滋养也需要恰到好处。

我时常思考，乳腺疾病与妇科疾病的关系，希望能给乳腺疾病的患者提供妇科方面的专业支持，如月经管理、生育促进、妇科肿瘤早诊早治、更老年期保健等。在妇科疾病的治疗过程种，我也会非常关注乳腺健康。

乳腺癌患者的妇科管理

在乳腺疾病中，大家最担心、最关注的当属乳腺癌。乳腺癌与雌、孕激素有着密切的关系，一部分乳腺癌患者术后需要用到内分泌治疗。乳腺癌内分泌治疗的常用药物包括选择性雌激素受体调节剂和芳香化酶抑制剂。根据 2020 年美国国立综合癌症网络（National Comprehensive Cancer Network，NCCN）指南、2018 年英国国家卫生与临床优化研究所（National Institute for Health and Care Excellence，NICE）指南以及中国乳腺癌内分泌治疗专家共识（2015 版），术后 5 年选择性雌激素受体调节剂是绝经前激素受体阳性早期乳腺癌患者标准内分泌治疗方案之一，治疗过程中转为绝经后可改为芳香化酶抑制剂。近年来的研究亦推荐，高危乳腺癌患者进一步延长内分泌治疗时间，以减少局部复发和改善乳腺癌无病生存期。乳腺癌患者长期的内分泌治疗，必然影响到女性生殖系统，所以要高度关注乳腺癌患者的妇科健康。

女性体内雌激素的合成有两条重要途径，第一是由卵巢分泌的，是绝经前女性雌激素的主要来源；第二是肾上腺和脂肪组织在芳香化酶的作用下将雄激素转化为雌激素，合成量相对较少。患者一旦绝经之后，卵巢功能衰退，体内雌激素的合成主要依靠肾上腺和脂肪组织。正因为这第二条通路的存在，绝经之后女性体内的雌激素水平虽然会下降，但不会完全降到零，而是维持在一个较低的水平。他莫昔芬是目前最常用的选择性雌激素受体调节剂，其结构类似雌激素，在乳腺组织中呈拮抗作用，它与雌激素受体结合，形成稳定的复合物并转运入核内，阻止染色体基因开放，从而抑制癌细胞的生长和发育。而他莫昔芬在子宫内膜的作用是雌激素性质，不呈拮抗作用。标准剂量的他莫昔芬可能和子宫内膜增生、息肉、子宫内膜癌及子宫肉瘤相关。接受他莫昔芬治疗的女性发生子宫内膜癌的风险是未用他莫昔芬者的 2 ~ 3 倍，呈剂量和时间依赖性。长期使用他莫昔芬可使子宫肉瘤的发病风险增加 3 倍。

对于乳腺癌术后使用他莫昔芬的患者，应该高度警惕子宫病变，加强妇科随访与监控。《乳腺癌患者选择性雌激素受体调节剂治疗相关子宫内膜安全管理的中国专家共识（2021 版）》推荐，绝经前没有异常子宫出血症状的女性，每 6 ~ 12 个月进行妇科随访；绝经后或者伴有其他高危因素的患者，每 3 ~ 6 个月进行妇科随访。

乳腺癌与卵巢癌联合筛查

随着基因检测技术的不断推广，妇科肿瘤与乳腺疾病的关联性越发受到重视。乳腺癌易感基因（breast cancer susceptibility gene，BRCA）包括 BRCA1 和 BRCA2，是重要的抑癌基因，其编码产物参与 DNA 损伤同源性重组修复。BRCA1/2 基因突变显著增加乳腺癌、卵巢癌以及其他相关肿瘤的发病风险。所以，对于卵巢癌 BRCA1/2 基因突变的患者，除进行妇科专科治疗外，我们还会联合乳腺外科大夫共同排查乳腺疾病。同样地，对于乳腺癌 BRCA1/2 基因突变的患者，我们妇科肿瘤专科大夫也会行动起来，进一步评估妇科疾病并提供生育咨询和遗传咨询。推荐 BRCA 基因突变携带者在完成生育计划后，实施降低卵巢癌风险的输卵管 - 卵巢预防性切除术，BRCA1 基因突变携带者推荐实施手术的年龄为 35 ~ 40 岁；BRCA2 基因突变携带者推荐年龄为 40 ~ 45 岁。如果因为生育等原因，无法在推荐年龄前完成上述预防性切除术，则建议患者从推荐年龄开始，每 6 个月进行一次妇科评估，包括妇科咨询、经阴道超声和肿瘤标志物测定等。

绝经激素治疗与乳腺癌

绝经激素治疗（MHT）是缓解绝经相关症状最有效的方法，已知或可疑患有乳腺癌是 MHT 的禁忌证。MHT 与乳腺癌发病风险的关系尚无定论，长期应用可能轻微增加乳腺癌的风险，主要原因可能是合成孕激素。在专业的医生指导下权衡利弊，科学应用MHT，定期进行乳腺检查和必要的影像学检查，能最大限度地保障乳腺安全。

综上所述，乳腺与女性生殖系统确实存在着密切的联系，同时关注两者，将更为促进女性全生命周期的健康。

乳腺癌患者怎样学会自我营养管理

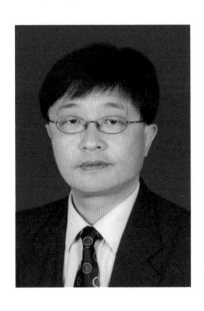

石汉平

医学博士 教授 主任医师 博士生导师
首都医科大学肿瘤学系第三届系主任
首都医科大学附属北京世纪坛医院胃肠外科主任
首都医科大学附属北京世纪坛医院临床营养科主任
国家市场监管重点实验室（肿瘤特医食品） 主任
肿瘤代谢与营养北京国际科技合作基地主任
国家重点研发计划项目首席科学家
北京市战略人才及团队
中国抗癌协会 副理事长
中国抗癌协会肿瘤营养专业委员会 主任委员
中国营养保健食品协会 FSMP 应用专业委员会 主任委员
国际肿瘤康复学会 候任主席
中国营养保健食品协会 副会长
中华医学会肠外肠内营养学分会第五届委员会 主任委员

　　合理营养既是维持健康和生命的物质基础，也是提高治疗效果、促进康复、延长生存期的重要措施。在乳腺癌患者的康复之路上，不同的治疗阶段需要合理营养保驾护航。

　　作为患者，在进行各种治疗前都需要有对自身进行营养评估的意识，关注自己的体能、体重、睡眠、食欲、食量、大小便、血生化和血常规等检查结果，树立营养治疗与临床治疗并重的理念。当自身出现明显变化时，应当及时向主管医生汇报，请营养医师参与综合治疗。

不同治疗阶段乳腺癌患者的营养管理

围手术期

　　手术治疗是乳腺癌最常见的治疗手段之一，营养不良会增加术后并发症风险和死亡风险。患者在围手术期采用适量能量、充足蛋白质、高维生素饮食，注意部分营养素的补充，如锌、维生素 A、维生素 C 等能够促进伤口愈合，促进康复，同时要注意补充适量的膳食纤维，预防便秘。

放疗化疗期

　　放化疗的治疗毒性反应可分为全身反应和局部反应，全身反应如乏力、骨髓抑制、胃肠道反应等，局部反应如黏膜炎症等。化疗药物在杀伤肿瘤细胞的同时，难免会伤害一些增殖快的正常细胞（如骨髓细胞、毛囊细胞、胃肠道上皮细胞等），导致相应的副作用，如白细胞减少、掉头发、厌食、恶心、呕吐、溃疡、排便习惯改变等。

有研究显示，乳腺癌患者在放疗期间，口服适量谷氨酰胺有助于改善放疗引起的皮肤不良反应，同时促进肠道健康。在没有显著的食欲减退、恶心呕吐时，以平衡膳食原则为基础，遵循康复期饮食原则即可；在食欲减退、恶心呕吐明显、味觉异常时，可增加营养流食，补充津液改善食欲，少量多餐，避免出现营养不良；当出现明显骨髓抑制时，应该补充充足的营养，以保证合成代谢的需要，具体可以去营养门诊制订营养治疗方案。

内分泌治疗

接受内分泌治疗的乳腺癌患者，尤其是接受芳香化酶抑制剂治疗的绝经后乳腺癌患者，容易出现骨质流失。建议在芳香化酶抑制剂治疗之前，进行骨折风险评估，改变生活方式以及补充钙和维生素 D。

康复期

有证据表明，遵循地中海膳食模式能更多地降低乳腺癌的复发率、总死亡率和其他合并症。由欧洲临床营养与代谢学会（ESPEN）制定的针对癌症幸存者的营养治疗的最新指南，提出了一种健康的饮食模式，其特点是摄入足够的蔬果、全谷物、丰富的鱼类、禽类，适量摄入低脂乳品，限制红肉、加工肉的摄入量，严格限制糖、糖果和酒精的摄入。该模式与地中海饮食模式类似，有以下要点：保持健康体重，BMI 维持在 18.5 ~ 23.9 kg/m^2，维持适当的肌肉的量和体能；降体重速度 1 ~ 2 kg/ 月即可；坚持规律作息、适当有氧运动和阻抗运动。

饮食原则

（1）主食：以全谷物为主，超重肥胖患者可以薯类替换部分主食量，尽量减少精制粮食、点心、糖果、饮料摄入。一般女性饭量全日主食推荐摄入量在 175 ~ 250 g。

（2）富含优质蛋白质的食物：①奶类，推荐脱脂（或低脂）奶或脱脂（或低脂）酸奶，选择安全来源的奶制品。②蛋类，一天 50g 即一个鸡蛋量即可，尽量避免煎炒方式烹调。③有证据表明，适当摄入大豆及其制品可以减少乳腺癌的发生，能够减少围绝经期及乳腺癌治疗期间的潮热症状，显著降低女性乳腺癌的死亡和复发风险，但不推荐患者服用含有大豆异黄酮的保健品。④肉类，可以选择适量鱼禽类，在平衡膳食中一般全日肉类总量 100 g 左右即可满足需求。有许多证据表明加工红肉（畜肉）的过量消费会增加癌症风险。

（3）蔬菜和水果：在健康膳食中，蔬菜量推荐一天 600 ~ 800 g，颜色和种类越丰富越好。水果由于含糖量较高，一日摄入 0 ~ 200 g 即可，糖尿病患者需遵医嘱。蔬果中含有大量的植物化学物，能够抗氧化抗自由基，对健康大有裨益。

（4）烹调油：过量的脂肪会促进炎症的发生。建议患者选择脂肪含量低的食材，选择水煮、清蒸、热拌等用油量少的烹调方式，选择适量 n-3 系列脂肪酸含量高的紫苏油、核桃油等烹调油，降低 n6 与 n3 脂肪酸的比例，不超过 25 g/d。

（5）关于饮品：有证据表明，摄入含咖啡因的咖啡可以降低绝经后女性乳腺癌的发病率，富含茶多酚的茶类可以降低肿瘤的发病率。饮酒会增加乳腺癌的发生风险。

中医药在乳腺癌治疗与康复中的作用

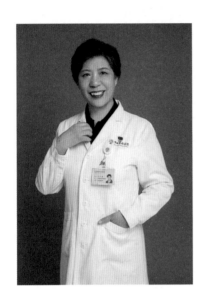

万冬桂

医学硕士　教授
中日友好医院中西医结合肿瘤内科　主任医师

　　中医药是中华民族的瑰宝，凝聚着深邃的哲学智慧和中华民族几千年的健康养生理念及实践经验，中医药在乳腺癌的治疗与康复中发挥着重要作用。下面就中西医有什么不同、手术及放化疗或内分泌治疗期间能不能服用中药、常见症状的自我保健等内容予以介绍。

　　中西医是两种具有不同理论体系的医学，首先二者的文化背景不同，中医源自东方文化，以和谐、守护为主，西医源自西方的征服、攻击性文化，所以中西医的治病理念、治疗方法各不相同，西医多以战争模式为主，把疾病视作敌人，以找到病因、消灭疾病为目的，相对而言比较短频快、精准狠，但往往不够顾全整体，容易顾此失彼，引发相关不良反应，而且药物发展有一定的滞后性，更新迭代快，成本高；中医则以平衡模式为主，认为疾病是因各种原因致机体内环境紊乱、阴阳不平衡所致，治疗上则以人为本，强调治病求本，形神合一，注重整体观念、辨证论治、治未病等理念，通过药物、针灸、推拿、饮食、心理、运动等多种方法，调节人体气血津液、脏腑经络等功能，扶正培本，祛除痰湿、瘀血、癌毒等病邪，达到气血运行畅通、阴阳平衡、促进机体康复的目的。中药多以天然的植物、动物及矿物类药物为主，毒副反应少，其中很多药物也是药食同源的食品，起着养生保健的作用。虽然中西医文化背景、治病理念、对人体和疾病的认识、疗效标准、诊断方法及所用药物等各不相同，但二者各有所长，中西医结合可达到事半功倍的效果。

　　一方面，中医扶助正气、培本固元法能够保护人体五脏六腑及气血津液经络等脏器功能，调节自身的生理平衡，提高机体自身的抗病能力和自我修复能力，阻止癌症转移，如三阴性乳腺癌患者在经历标准的西医治疗后，服用中药扶正培本、解毒抗瘤能够预防复发转移，晚期乳腺癌患者通过中医不仅能改善疼痛、失眠、疲乏、厌食等症状，提高生活质量，还能带瘤生存，延长生存时间。另一方面，西医的化疗、放疗、内分泌及靶向治疗会带来一定的不良反应，中医合理配合可以取长补短，能够减轻相关毒副反应，如化疗相关胃肠道反应、骨髓及免疫抑制等，可选用健脾和胃、降逆止呕、补气养血、滋补肝肾的中药来防治；针对化疗相关周围神经毒性及手足综合征等，予以益气养血、祛风通络等防治。放疗过程中，热毒伤阴的情况比较多见，或导致放射性肺炎、放射性皮炎等，中医采用清热解毒、养阴润燥的方法来防治。在内分泌治疗过程中，可辅助中医疏肝凉血、调理冲任的方法防治类更年期综合征的症状；采用补肾壮骨、活血通络的药物改善关节疼痛，提高骨密度；辅助健脾祛湿、活血化瘀的药物以改善血脂代谢。赫赛汀等靶向治疗药物可能引起心悸、胸闷、乏力等心脏不良反应，中医防治常用益气补血、养心安神法；吡咯替尼等靶向药物所致的腹泻，中医则采用健脾益气、涩肠止泻之法。

针对姐妹们在治疗过程中或日常生活中常出现的一些症状，推荐大家试试以下简单、方便、有效的中医穴位按揉方法！

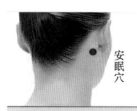

a

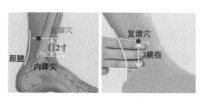

b

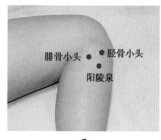

c

失眠

选穴：安眠穴

定位：安眠穴位于项部，风池与翳风连线的中点

功效：清心镇惊，安神助眠

简单取穴法：耳垂后方有个高凸的骨头，骨头下方的凹陷中（见图a）。

按揉方法：以食指或拇指指腹或食指间关节按揉局部穴位，有酸、麻、沉、胀的感觉为宜，每天2～3次，每次5～10分钟。

潮热汗出

选穴：复溜穴

定位：内踝尖上2寸，跟腱的前方

功效：滋阴补肾止汗

简单取穴法：内踝最高点上三横指处，跟腱的前方（见图b）。

按揉方法：同上，每天2～3次，每次5～10分钟。

关节疼痛

选穴：阳陵泉

定位：腓骨小头前下方凹陷中

功效：强筋健骨

简单取穴法：正坐屈膝，膝盖外侧有一隆起的骨头，骨头前下方的凹陷处（见图c）。

按揉方法：大拇指顺时针方向按揉阳陵泉穴约2分钟，然后逆时针方向按揉2分钟，每天2～3次。

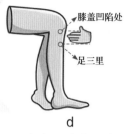

d

腹胀、消化不良

选穴：足三里

定位：位于小腿外侧，犊鼻下3寸，犊鼻与解溪连线上

功效：健脾和胃，升降气机

简单取穴法：膝关节下方外侧有一凹陷，凹陷直下4横指处（见图d）。

按揉方法：同上，每天2 ~ 3次，每次5 ~ 10分钟。

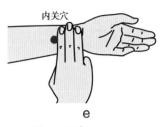

e

恶心呕吐

选穴：内关

定位：位于前臂掌侧，腕横纹上2寸，掌长肌腱与桡侧腕屈肌腱之间

功效：降逆和胃

简单取穴法：当腕掌侧横纹上3横指处（见图e）。

按揉方法：同上，每天2 ~ 3次，每次5 ~ 10分钟。

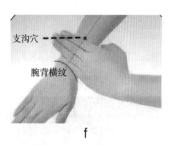

f

便秘

选穴：支沟穴

定位：前臂背侧腕背横纹上3寸。

功效：行气通便

简单取穴法：一手四指并拢置于另一手手背腕关节处，两个骨头中间（见图f）。

按揉方法：同上，每天2 ~ 3次，每次5 ~ 10分钟。

分清体质，打好"乳腺"保卫战

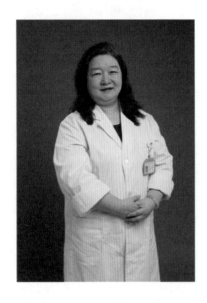

姜 敏

首都医科大学附属北京世纪坛医院中医科主任　主任医师
教授　博士生导师
全国优秀中医临床人才　全国名老中医学术继承人
北京优秀名中医　北京市第六批名老中医师承指导老师
中华中医药学会亚健康分会副主任委员
中华中医药学会体质分会常务委员
中国中医药信息学会中医临床药学分会副会长兼秘书长
北京中医药学会糖尿病专业委员会副主任委员
北京中医药学会老年病工作委员会副主任委员
北京市科学技术奖评审专家　北京市自然科学基金评审专家

　　自 2020 年起，女性乳腺癌已超越肺癌成为全球发病率最高的癌种，我国乳腺癌的新发病例数仅次于肺癌、结直肠癌和胃癌，位居第 4，乳腺癌对我国女性造成了巨大的疾病负担。中医学对乳腺癌的认识由来已久，古籍文献中所记载的"石痈""乳岩""奶岩"等与乳腺癌的疾病表现相似，如宋代陈自明《妇人大全良方》首次提出"乳岩"一词，"若初起，内结小核，或如鳖、棋子，不赤不痛。积之岁月渐大，巉岩崩破如熟石榴，或内溃深洞……名曰乳岩"。中医素来重视"治未病"，强调通过调摄饮食、运动、生活起居来预防疾病发生，对于乳腺癌同样如此。

　　中医体质在疾病发生发展过程中发挥着重要作用，中医体质是指人在生命活动过程中形成的、相对稳定的、与生活环境相适应的固有特征，不同体质的人群对各种致病因素有不同的易感性，疾病的发病倾向也不尽相同。目前应用最为广泛的是由中国工程院院士、国医大师王琦教授提出的九种体质，包括平和质、气虚质、阳虚质、阴虚质、痰湿质、湿热质、血瘀质、气郁质和特禀质。相关研究表明，体质（特别是偏颇体质）与乳腺癌发病密切相关，我们通过临床观察发现，气郁质、气虚质、阴虚质、血瘀质和痰湿质与乳腺癌的发病相关性较高，那么这五种体质分别有哪些特点？这些易感体质的女性，在平时的生活起居中应当如何做才能有利于乳腺癌的康复呢？下面我们就从饮食、运动、穴位保健等方面，为大家提供养生调摄建议，帮助各位女性朋友辨清自己的体质状态，打好这场乳腺"保卫战"。

1. 气郁质

【体质特点】

总体特征：气机郁滞，以神情抑郁、忧虑脆弱等气郁表现为主要特征。

形体特征：形体瘦者为多。

常见表现：闷闷不乐，情绪低落，胸胁胀闷，乳房胀痛，舌淡红，苔薄白，脉弦。

【饮食建议】

建议气郁质人群多食用具有行气、理气功效的食物，如荞麦、大麦、黑芝麻等谷类，萝卜、藕、洋葱、芹菜、甘蓝等蔬菜类，开心果、荔枝、香橼、山楂等果品类。尽量少食用具有酸敛性质的食物，如乌梅、石榴、柿子、柠檬等。

药膳举隅：

（1）沙参佛手粥

材料：沙参、山药、莲子、佛手各 20g，粳米 50g。

制作：将山药切成小片，先与莲子、沙参一起浸透水，再加入所有材料，放入砂锅中加水煮沸，再小火成粥。

功效：益气养阴，理气健脾，清心安神。

（2）甘麦大枣茶

材料：小麦 30g，大枣 10 枚，甘草、绿茶各 6g。

制作：加水煎煮 30 分钟后代茶饮。

功效：养心安神，和中缓急。

【穴位按压】

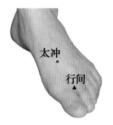

推荐穴位 1：太冲。

定位：在足背第 1、第 2 跖骨间，跖骨结合部前方凹陷中，或触及动脉波动处。

操作：用拇指指腹轻轻按揉穴位，或用指间关节叩击，以微微酸胀感为宜。

推荐穴位 2：膻中。

定位：在前正中线上，两乳头连线的中点。

操作：用食指、中指指腹轻轻按揉此穴，或轻轻叩击穴位。

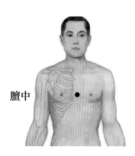

【运动建议】

气郁质人群建议积极参加体育锻炼，可优先选择群体运动，如跑步、游泳、球类运动等。

2. 气虚质

【体质特点】

总体特征：元气不足，以疲乏、气短自汗等气虚表现为主要特征。

形体特征：肌肉松软不实。

常见表现：平素语音低弱，气短懒言，乏力易累，精神不振，易出汗，舌淡红，舌边有齿痕，脉弱。

【饮食建议】

建议气虚质人群多食用具益气功效的食物，如山药、芡实、大枣、葡萄干、苹果、红薯、南瓜、糯米、小米、香菇、豆腐、鸡肉、兔肉、牛肉、鲢鱼等。尽量少食用空心菜、生萝卜等耗气的食物。

药膳举隅：

（1）黄芪山药粥

材料：黄芪、山药、麦冬、白术各 20 克，糖适量，粳米 50 克。

制作：先将山药切成小片，与黄芪、麦冬、白术一起加水泡透后，再加入所有材料，放入砂锅内加水用大火煮沸后，再用小火熬成粥。

功效：益气养阴，健脾养胃，清心安神。

（2）四神汤

材料：莲子、薏米、淮山药、芡实。

制作：莲子、薏米、淮山药、芡实煮成汤食用。

功效：健脾益气。

【穴位按压】

推荐穴位1：足三里。

定位：在小腿前外侧，当外膝眼下3寸，距胫骨前缘横指（中指）。

操作：用拇指指腹轻轻按揉穴位，以微微酸胀感为宜。

推荐穴位2：气海。

定位：在下腹部，前正中线上，当脐中下1.5寸。

操作：用拇指指腹轻揉穴位，或以小鱼际摩擦穴位，以微微酸胀感、发热为宜。

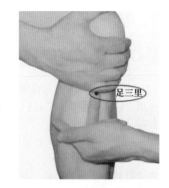

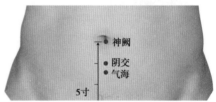

【运动建议】

气虚体质患者一般可以通过健步走、瑜伽、太极拳、八段锦等舒缓的方式进行锻炼，这些运动有利于增强患者体质，适度锻炼还有利于改善患者的气虚情况。需要注意切莫运动致大汗淋漓。

3. 阴虚质

【体质特点】

总体特征：阴液亏少，口燥咽干、手足心热等虚热表现为主要特征。

形体特征：体形偏瘦。

常见表现：手足心热，口燥咽干，鼻干，喜冷饮，大便干燥，舌红少津，脉细数。

【饮食建议】

阴虚质者应该多食一些滋补阴液的食物，常选择的食物如芝麻、糯米、绿豆、乌贼、龟、鳖、海参、鲍鱼、枸杞子、螃蟹、牛奶、牡蛎、海蜇、鸭肉、猪皮、甘蔗、桃子、银耳、蔬菜、水果等。阴虚火旺之人，应少吃辛辣之物。

药膳举隅：

（1）莲子百合煲瘦肉

材料：莲子20克，百合20克，猪瘦肉100克，盐适量。

制作：用莲子、百合、猪瘦肉，加水适量同煲，熟烂后用盐调味食用，每日1次。

功效：养阴润肺，益气安神。

（2）莲心茶

材料：麦冬12克，莲心3克，绿茶3克。

制作：上述三物以沸水冲泡饮用。每日1剂，不拘时频饮。

功效：养阴清火。

【穴位按压】

推荐穴位1：太溪。

定位：在足内侧，内踝后方，当内踝尖与跟腱之间的凹陷处。

操作：用食指或中指指腹轻轻按揉穴位，以微微酸胀感为宜。

推荐穴位2：三阴交。

定位：小腿内侧，当足内踝尖上3寸，胫骨内侧缘后方。

操作：用食指或中指指腹轻轻按揉穴位，或用指间关节轻轻叩击，以微微酸胀感为宜。

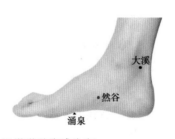

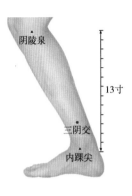

【运动建议】

阴虚质的患者可以适当进行一些有氧运动，如慢跑、瑜伽、打太极等，在进行运动的时候需要循序渐进，不能够过度运动，同时应该保证良好的睡眠质量，尽量保证在晚上 11 点之前睡觉。

4. 痰湿质

【体质特点】

总体特征：痰湿凝聚，以形体肥胖、腹部肥满、口黏苔腻等痰湿表现为主要特征。

形体特征：体形肥胖，腹部肥满松软。

常见表现：面部皮肤油脂较多，多汗且黏，胸闷，痰多，口黏腻或甜，喜食肥甘甜黏，苔腻，脉滑。

【饮食建议】

气郁质人群建议多食用具有健脾利湿功效的食物。如扁豆、赤小豆、薏苡仁等谷类，山药、红薯、芋头、冬瓜、白萝卜、绿豆芽等蔬菜类，槟榔、山楂、橄榄、杨梅等果品类。痰湿质患者饭后不宜马上休息，晚餐尽量少吃。

药膳举隅：

（1）茯苓香菇玉笋

材料：玉笋 250g，香菇 100g，茯苓粉 10g。

制作：香菇、玉笋切成丝，茯苓粉与水淀粉调和，当油锅六七成热时，放入玉笋、香菇、高汤、味精、水淀粉，翻炒撒盐出锅。

功效：补中健脾，除湿利尿。

（2）陈皮荷叶茶

材料：陈皮 30g，荷叶 10g，绿茶各 6g。

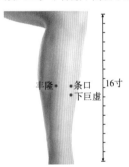

制作：加水煎煮 30 分钟后代茶饮。

功效：理气健脾，燥湿化痰。

【穴位按压】

推荐穴位 1：丰隆。

定位：在小腿前外侧，当外踝尖上 8 寸，距胫骨前缘二横指。

操作：用食指或中指指腹轻轻按揉穴位，以微微酸胀感为宜。

推荐穴位 2：阴陵泉。

定位：位于小腿内侧，胫骨内侧下缘与胫骨内侧缘之间的凹陷中，在胫骨后缘与腓肠肌之间，比目鱼肌起点上。

操作：用食指中指指腹轻轻按揉此穴，或用指间关节轻轻叩击穴位。

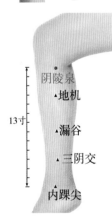

【运动建议】

痰湿质人群多表现为体型肥胖，运动有助于调畅气机，促进体内津液的运行与代谢、一般建议中等强度的运动，如慢跑、自行车、乒乓球、网球、武术等。

5. 血瘀质

【体质特点】

总体特征：血行不畅，以肤色晦黯、舌质紫黯等血瘀表现为主要特征。

形体特征：胖瘦均见。

常见表现：肤色晦黯，色素沉着，容易出现瘀斑，口唇黯淡，舌黯或有瘀点，舌下络脉紫黯或增粗，脉涩。

【饮食建议】

血瘀质患者可以多食用活血散瘀的温性食物，以促进气血运行通畅，少吃生冷、油腻、甘甜类食物。平时药膳或药茶中可加入川芎、丹参、当归、红花、三七等活血类中药。

药膳举隅：

（1）山楂内金粥

材料：山楂15g，鸡内金1个，粳米50g。

制作：山楂于锅内小火炒至焦黄备用，鸡内金用温水洗净，烘干研成细末备用，粳米淘净后与山楂、鸡内金共入砂锅，小火煮30分钟。

功效：活血化瘀，行气散结。

（2）桂花玫瑰茶

材料：桂花3g，玫瑰花3g。

制作：将桂花和玫瑰花放入杯中，沸水冲泡，每日2～3次，代茶饮用。

功效：理气活血，温胃散寒。

【穴位按压】

推荐穴位1：血海。

定位：屈膝，在大腿内侧，髌底内侧端上2寸，当股四头肌内侧头的隆起处。

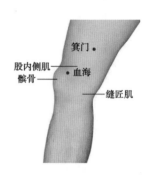

操作：用食指或中指指腹轻轻按揉穴位，或用指间关节轻轻叩击，以微微酸胀感为宜。

推荐穴位2：内关。

定位：位于手臂内侧，掌长肌腱与桡侧腕屈肌腱之间，腕横纹上2寸。

操作：用食指或中指指腹轻轻按揉穴位，以微微酸胀感为宜。

【运动建议】

瘀血体质的人适合做一些强度不大、舒缓柔和的运动。有氧运动较为合适，常见的项目有步行、慢跑、缓步登山、韵律操等。传统运动项目（如易筋经、五禽戏、导引、太极拳、太极剑、八段锦等）往往刚柔并济，既可以助血行，又可以强身壮体。

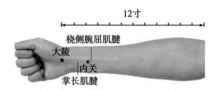

手法淋巴引流技术在肿瘤康复中的地位和作用

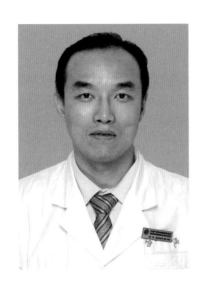

张　路

中国中医科学院西苑医院针灸科主任医师副教授　博士研究生
导师　医学博士
国家中德中医药中心一线工作负责人
国际 SCI 期刊客座编辑
世界针灸杂志青年编委
国际中医药杂志编委

　　手法淋巴引流技术是针对淋巴水肿治疗的一种新技术，广泛地用于肿瘤所引发的各种肢体淋巴水肿，在治疗肿瘤康复中具有重要的地位和作用。

　　一、什么是淋巴水肿

　　淋巴水肿是因外部或自身因素引起的，淋巴管输送功能障碍造成的，渐进性发展的疾病，早期以水肿为主，晚期以组织纤维化、脂肪沉积和炎症等增生性病变为特征。其常见临床表现为肢体增粗肿胀、沉重、皮肤发紧，严重者伴疼痛、反复发作的淋巴管炎及皮下组织蜂窝织炎，后期皮肤增厚、粗糙，坚韧如象皮，也称"象皮肿"。

　　二、什么是综合消肿治疗

　　目前，淋巴水肿尚无治愈方式，因此治疗的主要目标是利用剩余的正常淋巴管和淋巴通路使淋巴水肿恢复到潜伏状态，使肢体恢复正常或接近正常尺寸，并防止再产生淋巴积液；其他目标包括预防和消除感染、减少和去除纤维组织。这些目标可通过国际公认的淋巴水肿治疗的"金标准"——综合消肿治疗（CDT）来实现。CDT 是一种非侵入式、多步骤的淋巴水肿及其相关病症的治疗方法，该疗法已被多项研究证明其科学性和有效性，被许多国际组织、国家及协会和淋巴水肿相关协会公认是淋巴水肿的首选治疗方法。CDT 包括徒手淋巴引流（MLD）、压力治疗、消肿锻炼和皮肤护理等部分，以下分别讨论。

（一）徒手淋巴引流

徒手淋巴引流（MLD）是一种温和的人工治疗方式，由Vodder的4个基本手法组成，即静止圆式、压送（泵送）式、铲式、旋转式。所有手法均分为着力期和放松回复期两部分。着力期，治疗师通过手部用力对患者皮下组织进行牵张刺激，促进毛细淋巴管锚丝和淋巴管壁平滑肌的运动，但手部力度不可过大，否则可能损伤锚丝或其他淋巴结构，也可能导致集合淋巴管痉挛；放松回复期，治疗师手部停止用力，依靠患者自身的皮肤弹性，被治疗师推动的皮肤从治疗师手部被动回弹到其原始位置，在此无压力阶段，初级淋巴管会从组织间隙吸收组织液。徒手淋巴引流技术不应与按摩技术混淆。按摩手法传统上用于治疗肌肉组织、筋腱和韧带相关疾病，为了达到理想效果，按摩的力度通常较大；徒手淋巴引流是非常温和的，其目的是作用于皮肤和皮下浅表组织的各种液体和淋巴结构，因为所有的淋巴水肿病症均发生在皮下组织。徒手淋巴引流可促进淋巴液生成，增加淋巴管的运动性能，促使淋巴液返流增加静脉回流，从而起到舒缓止痛之效。

（二）压力治疗

淋巴水肿会损害皮肤组织的弹性纤维，这一点从淋巴水肿患者（包括原发性和继发性）的外观清晰可见，同时并发其他病理问题的淋巴水肿患者的情况也是一样。尽管通过适当的治疗，可以使淋巴水肿部位恢复到正常或接近正常的体积，但淋巴管系统是无法恢复正常状态的，皮肤也不可能完全恢复弹性，病患部位总是存在淋巴液再次淤积的风险，因此，对患肢或病患部位提供外部支持是管理淋巴水肿的重要步骤。压力治疗的主要目标是维持MLD治疗期取得的消肿效果，也就是防止淋巴液再次在组织中淤积。如果不进行压力治疗，则无法成功治疗淋巴水肿。

根据治疗阶段的不同，压力治疗中可选择特殊材料绷带（短拉伸绷带）或弹力衣，也可两者联合应用进行综合治疗。其中短拉伸绷带主要用于CDT的消肿阶段，这类绷带具有纺织弹性，通过交互编织的方式使棉纤维达到特定弹性程度。对于新制造的低弹力绷带来说，交互编织模式意味着绷带拉伸度为原始长度的60%左右。其工作原理分别是产生低静吸压力、产生高工作压力以及创建压力桶梯度，可以增加患者休息时的舒适度，提高每次治疗的消肿效果。现由中国中医科学院西苑医院参与研发的国产短拉伸绷带已应用于临床，欢迎广大医生同道莅临参观。四肢消肿后（CDT的第2阶段），淋巴水肿患者可以不再使用弹力绷带而是改穿弹力衣，为了保持消肿阶段的治疗效果，患者必须终身穿弹力衣。弹力衣本身不会起到消肿作用，所以如果肿胀肢体尚未接受治疗，则不能穿弹力衣。

压力治疗可增强组织本身、组织中血管和淋巴管的压力，改善静脉和淋巴回流，减少有效滤过，提高肌肉和关节在进行活动时的泵送能力，防止淋巴液再次淤积，维持MLD的治疗结果，有助于溶解和软化结缔组织和瘢痕组织，为失去弹性的组织提供支撑。

（三）消肿锻炼

定期运动带来的益处不能忽视，尤其是对于淋巴水肿患者或者淋巴水肿高危人群。运动的益处是减轻和管理体重，改善精力、情绪和免疫功能，缓解慢性健康问题和疾病，进行社会交往和娱乐活动。运动应在使用弹力绷带或弹力衣的同时进行，通过帮助组织重塑，促进淋巴液回流进入循环系统，消除水肿。国际指南推荐，患者可进行呼吸练习（如深度腹式呼吸、膈式呼吸练习）、抗阻练习（如低重量哑铃）、有氧运动（如步行、游泳、骑固定自行车、瑜伽），并且需要注意运动强度应适当，避免过度运动导致不适或疼痛。

（四）皮肤护理

淋巴水肿患者容易发生皮肤和指（趾）甲感染，细心地护理这些部位对于 CDT 成功至关重要。一般情况下，细菌和其他病原体无法穿透皮肤，但如果皮肤出现外伤、发热或其他原因引起的缺陷，可能使病原体或感染源容易进入。淋巴组织富含蛋白质，是病原体理想的滋生地。此外由于弥散范围扩大，局部免疫能力较低，影响了水肿部位免疫细胞及时发挥作用，淋巴水肿部位皮肤可能出现增厚或鳞状现象，增加了皮肤裂口和龟裂的风险。

应指导患者进行清洁和保湿，保持皮肤健康和完整，包括检查皮肤伤口、观察是否有感染或炎症迹象等。在消肿治疗阶段，患者使用绷带前应先涂抹为敏感性皮肤、放射性皮炎和淋巴水肿专门设计的专用药膏或软膏，应穿着弹力衣，每日两次使用保湿软膏。淋巴水肿患者使用的软膏、肥皂及其他皮肤清洁用品应具有良好的保湿效果，不含香料，致敏性低，pH 介于中性至酸性（pH 值 5.0 左右）。此外，在蚊虫肆虐的地区，应该将防蚊药涂抹在水肿肢体（部分保湿品具有天然驱蚊效果），避免蚊虫叮咬及可能引起的感染。

乳腺癌术后乳房重建

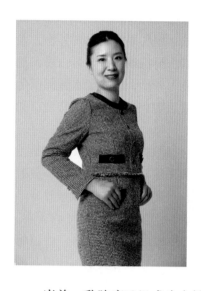

吕淑贞

副主任医师
首都医科大学附属北京世纪坛医院　乳腺科副主任
北京协和医学院外科学硕士
首都医科大学肿瘤学博士
北京市乳腺病防治学会外科分会青年委员
北京市乳腺病防治学会健康管理委员会青年委员

当前，乳腺癌已经成为女性发病率最高的恶性肿瘤，虽然保乳手术已经非常普遍，但因需要病变满足一定的条件，所以仍有大部分患者不得不接受乳房切除手术。乳房的缺失导致身体形态的缺陷，患者产生负面的不良情绪，遭受身体和心理的双重打击。乳腺癌术后乳房重建就是为手术切除乳房的患者进行乳房再造，是提高乳腺癌患者术后生活质量的重要措施。大量研究证明，乳腺癌术后乳房重建无论对局部肿瘤复发率，还是对生存率进行比较，都不会增加肿瘤带来的生存风险。同时，乳房重建能够显著提高患者术后的生活质量，不仅保证了患者形体的完整性，而且能够帮助患者恢复自信，重新融入社会。

乳房重建按照手术的时机不同，分为即刻重建和延期重建，即大家所熟知的一期再造和二期再造。即刻重建手术就是在切除乳腺组织后同期进行的乳腺再造，多用于不适合保乳，有乳房再造意愿，不需要术后放疗的早期乳腺癌患者和预防性乳腺切除患者。近年来，研究发现自体组织皮瓣可以耐受放射治疗，而且重建的乳房也不影响放射线治疗的结果，因此，使用自体组织即刻乳房重建就不再受放疗限制。延期重建主要是在乳腺癌根治手术后，间隔一段时间进行的乳房再造。由于乳腺癌患者手术后进行放化疗，会对乳腺附近的血液循环造成损伤，因此再造手术需要在患者病变情况稳定后，即在完成放疗 12 个月后，或者完成化疗 4 ~ 6 个月后进行。即刻重建可提高整复效果，并缓和乳房切除术后的负面情绪，有明显的心理优势，研究表明，即刻重建能明显减低患者的焦虑、抑郁程度，在增加身体形象、自信、性感吸引力和满足感方面有明显优势，即刻重建更能减少患者的不良感受和提升精神健康状态。从手术角度来看，即刻重建能保留重要的解剖结构，如乳头、乳晕、乳房下皱襞，乳房皮肤延展性高，能达到更佳的整复效果。此外，即刻重建还可以避免患者再次手术的痛苦，相较于延期重建更受欢迎。

乳房重建按手术的方式分为假体重建、自体组织重建和联合重建。①假体重建即在切除乳腺组织后，在患者皮下或胸大肌下放置硅胶假体进行填充，或者在乳腺切除区即刻置入皮肤软组织扩张器，待放化疗结束、术区瘢痕稳定后，再植入假体以重建乳房形态，其具有手术时间短、操作简单，无须供区、患者损伤小、术后恢复快等优点。②自体组织重建主要包括腹部皮瓣或背阔肌皮瓣转移，或者自体脂肪移植等方法，这种方法具有无异物排斥反应、再造乳房的形态质地与自身组织相似、后期对称性和美学特征良好等优点，但皮瓣移植手术比较复杂，有供区损伤及遗留手术瘢痕，恢复时间相对也比较长。自体脂肪移植重建乳房的手术创伤非常小，基本无供区损害及严重并发症，不增加额外的瘢痕，并且可以同时对腹部、腿部进行吸脂，但是需要多次进行移植填充，通常 2 ~ 3 次，费用较高。③联合重建是应用假体和自体组织联合重塑乳房形态的方法，如背阔肌皮瓣或脂肪填充与假体联合的方法，用于乳房偏大、供区不能退供足量组织体积的患者。患者及术者应该根据患者的自身情况及需求，选择最合适的乳房重建方式。

不管是自体组织重建还是假体重建都有一定的风险和并发症。自体组织乳房重建最大的风险就是皮瓣不成活或者感染，手术后供区可能出现局部瘢痕、局部功能减弱甚至丧失等。假体重建的短期风险主要是对所用的硅胶假体过敏，术后可能会出现红、肿、热、痛等炎性反应，严重者要将假体取出来，对于高敏体质的人要谨慎。长期并发症有包膜挛缩、假体破裂、易位等。此外，硅胶假体有一定的寿命，通常是 20 年，超过了使用年限，就需要进行更换。虽然也有一些文献报道植入硅胶假体增加了淋巴瘤的发病率，但是相对于普通人群，乳癌术后的乳房重建并没有明确增加乳房恶性肿瘤再发的概率。

乳房再造手术，不仅仅治疗躯体的疾病，更改善了患者的心理。所以，它不仅仅是美学的需要，也是改善患者术后心理健康和生活质量的重要措施，充分体现了现代的生物—心理—社会医学模式。我国乳房重建水平已与国际同步，在肿瘤治疗得到保障的前提下，希望通过再造手术使患者树立自信心，提高生存质量，重塑完美人生。

医务社工：为患者提供社会与心理支持

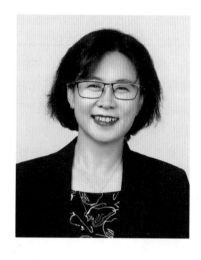

李　原

心理学博士

中国社会科学院大学社会与民族学院副院长　　副教授

一提到疾病，大多数人的关注点都集中在医疗需求上。实际上，患者除了医疗需求外，还需要面对很多医疗以外的需求，比如经济问题、家庭支持问题、情绪处理问题、出院回到社区的安置问题等。这些问题能否妥善解决，很大程度上影响到医疗效果以及对医护的配合程度。满足患者的医疗需求方面，医护人员是主角；满足患者的非医疗需求方面，医务社工是主角。

医务社会工作者，简称"医务社工"，近年来在很多医院、社区卫生服务中心及其他医疗相关场所中，常常能看到他们的身影。他们秉持以关怀为基础、以患者为中心的专业价值理念，凭借社会工作的专业知识和技术，为患者提供情感疏导、经济救助、社会关系调适等方面的专业服务。他们链接各种资源，协助患者更好地配合医护团队完成治疗，回归正常的工作与生活。

医务社工的工作主要有以下三个方面：

首先，医务社工可以提供心理关怀和情绪疏导。疾病患者尤其是癌症患者，不仅身体遭受疼痛和折磨，内心往往也备受煎熬。疾病带来的虚弱状态和治疗过程的不确定性，会让他们感到无力、无助、无望；治疗过程需要被人照顾因而影响到他人生活，也由此产生了内疚、焦虑甚至愤怒等情绪。很多人难以接受现状，常常自责"没用"，是家庭的负担。虽然医学的发展使得各种治疗癌症的新技术不断应用于临床，肿瘤患者的生存率不断提高，但在关注患者身体健康的同时，患者的心理健康、社会康复尚未引起足够重视。有文献指出，1/3 以上的癌症患者有明显的心理应激反应和心理障碍，其中近 1/5 的患者符合重症抑郁发作的诊断。面对这种局面，医务社工可以开展一些工作，帮助患者的心理适应、缓解应激性心理创伤、指导情绪解压、探寻生命的意义和价值等。

绝大多数癌症患者最初得知此病时都无法接受，一般会经历"拒绝—愤怒—怀疑—接受—适应"五阶段的过程，帮助患者顺利过渡，以相对平和的心态适应和接纳疾病，对后续治疗的开展十分重要。医务社工会在评估患者心理状况的基础上，提供个性化的服务与辅导，与患者一同克服障碍，实现接受病情并积极配合治疗的目标。

除了难以适应病情外，有的患者还可能出现由于身体变化或手术治疗导致的应激性心理创伤。尤其在国内，个别患者对自己的病情尚不知情就进行了治疗，如乳腺癌患者不知道自己罹患乳腺癌就进行了手术切除乳房，面对突然的身体伤残和形象破坏容易造成心理创伤，严重的甚至封闭自己。医务社工会了解她们的创伤过程，配合家属和医护人员，运用专业技术帮助她们从心理创伤中逐渐恢复过来。另外，患病过程中常见的焦虑、抑郁、担忧等负性情绪的调整，也是医务社工的工作任务。

疾病带来苦痛的同时，也会促发人们对人生价值的思考。医务社工还可以协助患者追寻生命的意义，通过引导患者回顾自己的人生历程，体会到人生的多姿多彩，通过讨论得失观、放下与接纳等话题，辨证地看待困境和生病事件。总之，让患者认识到在延长生存期的同时，提高生存质量、活得精彩才是关键。

概括说来，对于一个"很痛苦的疾病"，医务社工的工作重点是协助患者剥离生理致病因素外围包裹着的一层厚厚的非致病因素，例如各种消极情绪（恐惧、担忧、抗拒……）及其他阻碍治疗的社会和心理因素，如同把雪球的外层一层一层地剥离，把最后剩下的生物学意义的致病因素（雪球核心的冰晶）留给现代医疗技术发挥更好的作用。

其次，医务社工可以为患者增能。医务社工注重在服务过程中挖掘患者的主观能动性和潜能，提升他们的能力，促进他们自助和互助。人是社会性动物，在群体中会获得安全感和归属感，良性的群体互动也容易让人重拾信心，感受到自己有能力帮助自己、帮助他人。虽然决定肿瘤患者生存质量的主要原因是生理状态而非心理状态，但有研究表明，良好的社交网络的建立可以增强肿瘤患者的存在感和自我认同感，为其提供有利的心理支持，心理健康程度也会提升，而心理健康又会进一步促进患者的治疗与恢复。

在这方面，医务社工可以协助患者搭建交流平台，让同类型的病友相聚和支持，降低孤独感和无助感，增强认同感和凝聚力。医务社工在病友会中营造安全、友好、积极的群体氛围，鼓励患者坦诚分享经验，促进良性的人际互动。医务社工也可以发展病友志愿者，即在服务过程中发现一些有义工潜质的患者，鼓励和培育病友义工。一方面给病友义工设计专门的培训，提升服务能力；另一方面为病友义工开设小组或个人督导，让医务社工可以及时支持病友义工的活动，也让义工之间有更多的联系和支持。研究表明，在志愿活动过程中，患者对服务的社会效益及自身价值都给予积极肯定，在参与过程中明显收获了信心、成就和价值感。难能可贵的是，"铿锵玫瑰战友团"不但自发成立和组织起来，而且发展得如此壮大，成就令人惊叹。期待未来社工和义工之间能有更多的合作。

最后，医务社工还是资源的链接者，他们为有需要的患者链接社会资源，包括医保政策、救助信息、社区宣教等，减轻患者家庭经济压力，更好地得到治疗。

在科技不断进步与社会快速发展的今天，人们对健康的认识越来越全面。健康不再只是没有疾病和不虚弱，而是指人在躯体上、心理上、社会适应上的完好状态。在医疗"大健康"理念下，医务社工在医疗卫生服务中的角色越来越重要，是协助患者得到有效治疗、重归身心健康和正常生活的重要支持力量。我们也希望能够守护和支持更多的乳腺癌患者，让粉红丝带自由且肆意的飘扬。

乳腺癌患者的口腔健康维护

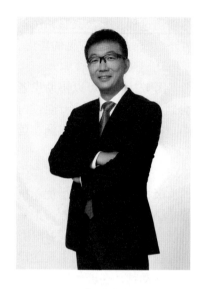

黄　懂

盖德口腔创始人　首席专家
北京大学口腔医学院毕业
丹麦奥胡斯大学皇家牙科学院博士
牙科培训中心（WDTC）创始人
gIDE 种植牙大师课程中国区主任
华人美学牙科学会副会长
北京口腔医学会民营口腔医疗分会常委
中华口腔医学会口腔美学分会委员

　　大多数患有乳腺癌的女性都可以获得极好的结果，5 年生存率超过 80%。由于癌症治疗会影响口腔组织，因此帮助乳腺癌患者保持最佳口腔健康是整体连续护理的关键组成部分。

　　乳腺癌治疗引起的口腔并发症可能导致急性和慢性口腔问题，这些问题往往未被识别和治疗。其中慢性并发症包括神经感觉变化，唾液、味觉和功能变化和口腔疾病，例如龋齿和局灶性骨坏死。这些并发症可能会影响患者的生活质量。

　　癌症治疗前的口腔护理

　　美国牙科和颅面研究所制定了为癌症患者提供口腔护理的指南，指南要求患者在开始癌症治疗之前，需要接受口腔检查和治疗，口腔健康状况不佳与癌症患者口腔并发症的发生率和严重程度增加有关。因此，牙科团队的参与会降低口腔并发症的风险。由于需要长期做健康维护，这里特别建议乳腺癌患者找固定的口腔医生定期维护口腔健康。

　　患癌患者的口腔卫生护理

　　我们对患癌患者有以下建议：

1. 使用超软尼龙毛牙刷和轻柔的牙线去除牙菌斑，以免造成创伤。

2. 推荐易于抓握和操作的产品（牙线柄、电动牙刷）。

3.5000 ppm 含氟牙膏 / 凝胶以降低患龋齿的风险。

4. 推荐用于局部治疗口干症和口腔病变的产品。

5. 建议患者在化疗前和化疗期用冰片 30 分钟，以保持口腔湿润。

6. 建议患者用碱性盐水漱口水漱口，该漱口包括 1/1 茶匙小苏打和 1/2 茶匙盐溶于

500 ml 水中，每天应至少冲洗 5 次。

7. 治疗前牙科检查使临床医生能够确定患者的口腔健康状况并决定是否应开始护理。如果可能，这次就诊应尽可能提前（至少 1 个月）在癌症治疗开始前进行。

8. 需要口腔手术的患者在放射治疗开始前，必须至少留 2 周的时间让组织愈合。口腔手术部位的愈合需要在开始骨髓抑制化疗前 7 ~ 10 天。

9. 在进行侵入性操作之前，始终需要进行医疗咨询，制订口腔护理计划，消除可能在癌症治疗期间产生并发症的潜在感染部位。

10. 要解决的具体领域包括坏死的牙齿、黏膜病变、龋齿、牙周病、不合适的假牙或正畸器具、颞下颌功能障碍和口干症。

11. 戒烟和限制饮酒很重要，某些类型的化疗可能引起暂时性神经病变伴有麻木、刺痛、疼痛、肌肉无力甚至肿胀。这些症状可能会影响口腔卫生的能力。

口腔团队可以指导患者的营养摄入、教授有效的口腔卫生习惯以及在治疗前就诊期间及早发现口腔病变。

化疗阶段的口腔健康方案

1. 癌症治疗患者在预约口腔治疗之前要问肿瘤医生的问题：

· 全血细胞计数是多少，包括中性粒细胞和血小板的绝对计数？

· 如果需要进行侵入性牙科手术，是否存在足够的凝血因子？

· 是否有中心静脉导管？

· 癌症治疗顺序是什么？以便可以计划安全的口腔护理。

· 是否也计划进行放射治疗？

2. 口腔医生还需要对患者进行定期检查评估（每 6 个月）。

· 评估软组织的炎症和感染。

· 评估牙菌斑水平和龋齿的存在。

· 管理口腔病变 / 黏膜炎。

3. 饮食和生活方式注意事项。

· 柔软湿润的食物。

· 液体，如肉汤、酸奶或其他液体（如果存在吞咽困难 ）。

· 使用温和口味的牙膏（非薄荷味）。

· 避免辛辣、酸性、坚硬 / 尖锐（薯片、烤面包皮）和热的食物和饮料。

· 避免吸烟和饮酒。

4. 黏膜炎管理。

· 冷冻疗法减少黏膜炎病变。

癌症治疗	口腔并发症
化疗	黏膜炎，口干症，真菌感染（念珠菌病），病毒感染（单纯疱疹病毒），牙龈出血，牙周感染
放疗	一过性口干症
抗雌激素	牙周袋，牙龈出血
靶向治疗	黏膜炎，口腔黏膜痛，味觉障碍，吞咽困难
静脉内抗再吸收药物	骨坏死

· 使用温和的漱口水：0.9% 的生理盐水碳酸氢钠溶液。

· 使用 0.5% 多塞平漱口水可治疗口腔黏膜炎引起的疼痛。

在癌症治疗中虽然很难预测哪一类药物可能诱发黏膜炎，但已知某些传统化疗药物（如氟尿嘧啶、氨甲蝶呤和多柔比星）会引起急性黏膜炎。靶向治疗引起的黏膜炎可能与传统化学疗法不同，表现为孤立的溃疡和黏膜疼痛（即使没有黏膜病变）。局部冷冻疗法可以通过减少这些有毒药物的血管输送来减少由药物（例如 5- 氟尿嘧啶和高剂量美法仑）引起的黏膜炎。

抗雌激素治疗

绝经后妇女雌激素水平下降与唾液流量减少有关，与药物或牙周病和牙齿脱落无关。最近，严重降低雌激素水平的芳香酶抑制剂已被证明，会影响牙周健康并增加乳腺癌患者的口干症水平。唾液流量减少会导致牙龈出血和龋齿，并可能导致口腔感觉迟钝和味觉改变的发生率增加。

结论

乳腺癌治疗的口腔并发症极大地影响了治疗和监测期间的生活质量，因此需要专业护理和最佳自我护理。正确的口腔健康维护包括：提前治疗口腔疾病，每天两次正确刷牙，每天用牙线，定期看牙医（每 6 个月）。特别建议有自己的固定牙医，定期检查，早预防，早治疗。

乳腺癌患者的亲密关系困境

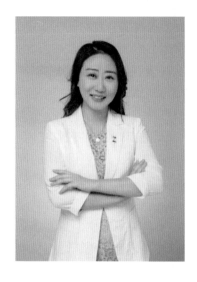

唐　婧

知名心理咨询师

《人民日报－健康号》科普先锋奖得主

　　根据英国《独立报》数据，2000—2013 年，中国乳腺癌年平均增长率约 3.5%。国家癌症中心发布的《2017 年中国肿瘤的现状和趋势》报告显示，乳腺癌发病率位列女性恶性肿瘤之首，成为危害当代女性健康的元凶。

　　作为心理咨询师，我从 2011 年开始深度接触乳腺癌患者这个群体。乳腺癌姐妹们的艰难历程中最触动我的部分，莫过于她们在亲密关系中所受的委屈和难言的隐痛。

　　乳腺癌带给女性最重大的打击，除了身体上的病痛，更有心理上的残疾。失去乳房相当于失去女性的第二性征。很多患者会质疑自己从此不再是一个完整的女人了，失去了面对异性的勇气，不知道亲密关系该如何进行下去。它更加残酷的是，这种痛苦伴随着性的羞耻感，无法言说，患者很难向医生或者身边的亲人表达，也难以得到理解和支持，因此格外孤独。

　　我曾有一位来访者，她 25 岁，因乳腺癌失去了单侧乳房。当遇到自己心仪的男士时，她很痛苦。这位男士很喜欢她，她却不敢上前，一再回避。她不知道该怎么向他表达自己是个乳腺癌患者这件事。如果开始亲密关系，这件事迟早是要说的。该怎么说，什么时候说，对方会有什么反应？对方能不能接受？她很纠结很痛苦。如果不能，自己将面临被歧视、被嫌弃，自己该如何承受和平复这种伤害。而即便对方接受了，自己又会觉得愧疚，觉得自己的身体不再完整，这于对方而言是一种伤害，也是一种不公平。

　　还有一位 42 岁的患者向我提起：治疗使用的药物导致了她的停经，并且在失去单侧乳房后，她不能再坦然地面对丈夫。尽管丈夫安慰她，也愿意接纳她，但她心里始终难以接纳自己身上的伤疤，不敢在丈夫面前袒露自己的身体，不再跟丈夫有性生活。她

　　甚至觉得，即便丈夫在外边有了别的女人，她也没有资格过问，因为自己已经残疾，不配再拥有幸福的亲密关系。

　　听到这些故事，我非常心疼。乳腺癌姐妹们的身体已经历经磨难，而疾病过后还要在心理上承受这些创伤和压力。

　　男性真的很在意女性乳房的缺失吗？我想，也许我们身边有这样三种男性，一是能够很好接纳的，二是难以接纳的，三是可能心理上没有准备好，还需要一点时间去了解、去学习、去尝试接纳的。而乳腺癌姐妹本身的自信和自爱的状态会影响身边男性的态度，特别是第三种男性，让他们能有更多的机会去真正了解和学会关爱我们的乳腺癌姐妹。

　　美丽其实是一种状态，一种由内而外的感觉，它跟年龄无关、跟外貌无关，还是一种发自我们内心的积极的精神状态。

　　在过去的 7 年中，我接触过很多乳腺癌的医患联谊组织，比如协和医院的粉红花园、天坛医院的汝康俱乐部、世纪坛医院的"铿锵玫瑰战友团"。我发现，这些社团中的许多乳腺癌姐妹们非常积极乐观。她们学习插花、摄影、化妆和服饰搭配，学习唱歌跳舞，积极地参加各种社会活动，把自己的病后生活安排得丰富多彩。当我看到她们，会觉得她们整个人都散发着光芒。那种美是非常有感染力的，无论男女都可以在她们身上感受到那种蓬勃的生命状态，浑身充满积极乐观的力量和美好的感受。你会发现，她们身上仍旧散发着美好的女性气息，柔软、活泼、温暖、优雅，依然充满了对异性的吸引力。确实美是一种发自我们内心的精神力量，当我们真正的喜欢自己、接纳自己、爱自己，觉得自己美好的时候，这种状态就会自然而然地呈现出来而让周围的人感知到，让周围的人也觉得我们美好。

　　的确，失去乳房确实会对我们的亲密关系造成一定的影响，尤其在性生活方面。但性生活除了发生在行为层面以外，也可以是心理层面的。由于乳腺癌治疗导致雌激素变化等原因，在行为层面上恢复性生活需要一段时间的探索和努力，但心理层面的性生活仍可以让我们感受到与爱人之间的深爱。

　　一位患者曾向我提起，在患病之后，她跟爱人每晚都牵着手一起睡觉，这虽然不能算行为层面的性生活，但在心理上也是一种亲密的接触。所以性未必是不能逾越的一个屏障，心理层面的亲密也可以给予我们幸福的感受。

　　我之前提到的这位 25 岁的乳腺癌患者，经过一段时间的心理咨询后，冲破内心的障碍，勇敢地接纳了自己的身体，坦然地告知了爱人自己的病情，最终收获了幸福的爱情。

　　还有那位 42 岁的乳癌患者，在心理咨询后，接纳自己的身体，决定重建自己的婚姻生活。经过与丈夫共同努力、共同探索，不但恢复了自信和美好的状态，也在很大程度上恢复了性生活。

　　所以，一切都是有可能的，失去乳房也可以不失爱，只要我们足够勇敢，接纳自己，爱自己，与我们的爱人共同努力。每一位乳腺癌姐妹都是足够美好的女人，我们都应该深爱自己，也都值得伴侣对我们的陪伴和深爱。

乳腺癌患者的护理及家庭照顾

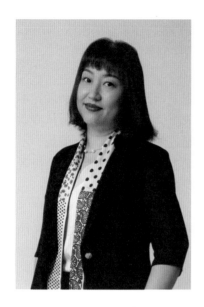

刘　娟

首都医科大学附属北京世纪坛医院　乳腺外科　护士长

首都医科大学附属北京世纪坛医院乳腺癌患肢功能康复护理门
　　诊负责人

北京乳腺病防治学会护理专业委员会第二届委员会委员

海淀区医学会护理学专业委员会第一届常务委员会委员

中国老年保健协会慢性水肿与创面治疗康复专业委员会第一届
　　会员

完成 MBSR 正念减压八周课程获得证书

北京护理学会肿瘤专科护士

　　乳腺癌患者的康复居家护理包括生理、心理状态及社会活动等方面。"三分治疗，七分护理"，住院期间全面周到地进行护理照顾，可以满足不同人群的护理服务需求。出院后实施居家护理在乳腺癌患者的康复阶段尤为重要，甚至决定了治疗效果。乳腺癌患者从心理、饮食、运动康复以及日常生活中得到护理照顾，掌握一些护理小技巧，在医院完成治疗出院后，也不忘居家照顾好自己的身体。

心理照顾

　　保持健康的心理状态以及乐观情绪，配合周到的护理会达到事半功倍的效果。当患者情绪处于消极低落、精神状态不佳时，照顾者应及时帮助患者调整状态，树立抗癌的信心。

　　患者患病期间最需要家属的陪伴和照料。当她们情绪不佳、心情不好时，家属要多一些包容，耐心倾听，用心陪伴，给患者坚不可摧的力量和可以依靠的肩膀。

　　听音乐能有效改善患者的不良情绪，对疲劳也有显著效果。听轻柔的音乐，可降低基础代谢率、每分钟耗氧量、血压及心率，可以起到调节身心、放松神经、缓解焦虑的作用。照顾者需要多给予患者安慰和鼓励，婉转地告知病情，并不建议对患者隐瞒病情，因为这样反而使他们的产生猜疑，增加她们的心理负担。还可以通过循序渐进的方式，告知病情进展，讲述一些抗癌科普知识，树立患者信心。

　　让患者充分享受阳光，接受积极正面的信息，消除负面情绪，以乐观的心态面对癌症是根治不良情绪的最佳方法。

饮食照顾

饮食需要多样化。化疗期间食欲较差时可以少食多餐，尽量做到一日三餐的时间规范化，可以食用一些高蛋白、高维生素、低脂肪、易消化的食物。多吃新鲜水果、蔬菜，注意保持营养均衡。饮食要清淡，避免熏烤油炸等食物，避免进食辛辣刺激、生冷和坚硬的食物。化疗期间多饮水，促进化疗药物的代谢和排出。

饮食中可以食用香菇、蘑菇、木耳等，提高机体的免疫功能，还可食用山楂、山药、陈皮、黄芪、萝卜等开胃健脾的药膳。慎用一些虚假宣传的保健品等。

运动康复

康复治疗要在乳腺癌正规治疗的同时或结束后，帮助患者恢复机体的生理功能。术后患侧上肢的功能锻炼对于恢复肩关节功能和消除水肿至关重要。住院期间要听从专业医护指导，术后康复锻炼操要在指导下必须严格遵守循序渐进的方法完成康复锻炼，不可随意提前，以免影响伤口的愈合。同时，照顾者还要帮助患者调整心理状态，使患者能够从心理上以及生理上回归社会，重建被疾病破坏了的生活。

日常生活照顾

对于有疼痛的患者需要严格根据疼痛的情况，遵从医嘱使用镇痛药物，保证用药的准确性以达到镇痛效果。也可去休息室听些舒缓的音乐，转移注意力，同时给患者按摩和抚触，放松肌肉，适当缓解疼痛感。也可通过针刺穴位缓解疼痛，提高其自身的免疫能力。

化疗期间容易导致静脉炎，用药前常规使用深静脉置管给药，减少化疗药物外渗引起的皮肤坏死等风险。用药期间患者有时出现皮肤搔痒及指端麻木感，应避免接触过多的冷水。要注意做好手卫生，勤洗手，注意个人卫生，避免抓挠，防止皮肤破损。

天气转凉及时增添衣物，防止感冒。避免去人员密集的地方，减少外出，出门养成戴口罩的好习惯。一旦出现鼻塞、流涕、发热、咳嗽气短等，及时就医。

治疗期间以及居家休养期间要保证充足的睡眠，养好精神，作息规律，保持良好的状态。

结语

即使病情得到缓解和控制，仍要严格遵循医嘱定时复查。术后（或结束辅助治疗后）常规第1～2年每3个月一次，第3～4年每4～6个月一次，第5年后开始每1年一次。在此期间如有特殊病情变化也要到医院及时就医。

家属最懂得患者的个人需要，作为家庭照顾者和医护人员更要积极调动环境因素与社会资源，帮助患者寻找积极的生存目标，建立生活的信心，意识到自身的价值，使患者能够自信的重回社会。

乳腺癌随访复查的意义

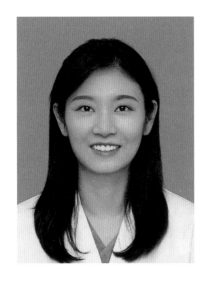

袁可玉

首都医科大学附属北京世纪坛医院乳腺科　住院医师

前面的章节中各位专家从各自的角度对乳腺癌患者关心的问题做了详细的阐述和解答，并给予乳腺癌患者生活和康复上的指导。但还有一些小问题萦绕在大家脑海，比如治疗过程中和治疗结束后有一些不适该如何寻求帮助？怎样判断治疗有没有效果？治疗结束后还需要做些什么？如何知道自己有没有复发转移……

面对这些疑惑，我给出的答案是：定期随访复查并听从医护人员或专业人士的指导。随访复查可以提供治疗结果分析，以及治疗结束后的癌症护理建议。肿瘤患者的随访能够检测乳腺癌患者治疗后的疾病恢复情况和预防疾病复发。

为什么要进行随访和复查，我们能从中得到什么

随访和复查是对已经接受了乳腺癌治疗的患者进行定期复诊、随诊和监测，了解患者现阶段的生活状态和心理状态、治疗中遇到的困难和不适以及评估患者的复发转移情况，并综合患者的疾病状况进行安抚疏导或进行治疗方案的调整。随访可以协助医护人员及时反馈乳腺癌患者面临的肿瘤及相关的健康情况，关注更广泛的健康风险。它贯穿于乳腺癌整个的治疗过程，内容包括了方方面面。

在疾病确诊的初始，患者往往会经历一个从拒绝、否定到逐渐接受的过程，在这一阶段为患者提供心理上的支持和鼓励无疑是至关重要的。在针对性的疏解工作后，及时的随访能够建立良好的医患关系，增加信任，增益治疗效果，同时可以反馈患者心理状态的变化，明确下一步的心理疏解方向，让大家更快地融入家庭和社会生活。

乳腺癌患者在治疗过程中往往会备受手术并发症或药物副反应的困扰。随访复查能够了解患者面临的具体问题，给予针对性的解决措施，并通过不适主诉关注到患者治疗过程中的相关脏器损伤,情节严重的可以适当调整治疗方案,增加治疗依从性和治疗效果。

乳腺疾病的治疗往往需要经历很长的时间,这其中就包括了治疗后的复查阶段。复查过程中我们要着重关注疾病残留或复发。研究显示约 1/3 的乳腺癌患者会出现复发转移,但可以在早期的发现和治疗中受益。

此外,随访可以暴露出被忽视的问题,比如不健康的饮食生活习惯、不及时的功能锻炼等。如若加以正向引导,可以减少因此导致的疾病复发或帮助患者更快地改善生活质量。

如何进行科学有效的随访和复查

实际生活中,可以简单地将乳腺癌的随访和复查分为两大阶段,即治疗阶段和治疗结束后的复查阶段,两个阶段侧重点并不同。我们以表格的形式将需要关注的点列举了出来,方便大家根据病情和治疗方案进行参考。

一般来说,乳腺癌治疗完成 2 年内按照 3 个月 1 次的频率进行复查,第 3 ~ 5 年改为半年 1 次,超过 5 年后可以延长至 1 年 1 次。

但是,在积极进行随访复查的同时,我们也需要规避过于密集的检查频率和不必要的检查项目。相关机构的研究结果显示:虽然过度检查能够提前发现身体内的小转移灶,却并没有延长女性的生存时间。

当然,如果能够按照医生制订的治疗计划进行诊疗,及时准确地记录和反馈病情变化,按时随访复查以及遵照医生嘱托并保持良好有效沟通,会使这一过程更加顺畅和有效。

复查结果提示有异常,是复发转移了吗,应该如何面对?

乳腺癌的随访复查在治疗中占据重要地位,而其结果能够显著影响患者的后续生活。那么出现了异常指标就意味着复发转移吗?当然不是。复查结果仅代表检查当时患者的身体状况,存在不稳定性。有时,患者会在复查阶段出现肿瘤标志物的轻微升高,医生会选择结合其他检查进行综合判定。如果同期的影像学上并未见到明确的复发转移或疾病进展表现,一般考虑可能因为检测方法、饮水饮食或个体差异等因素的影响,使结果产生了误差,仅需定期进行下次复查即可。再或者,有些患者在复查时发现肺部结节,这时则需要与前次胸部影像学结果进行比对。基本一致的可以密切观察,但如果较前有

治疗阶段	体格检查——新辅助治疗阶段肿物缩小过程 手术治疗——患侧上肢淋巴水肿、神经损及康复 化疗——胃肠道反应、脱发、心脏损伤、周围神经炎、血液系统毒性、肝肾功能损害 靶向治疗——心脏损伤 放疗——皮肤破溃、心脏损伤、放射肺炎、血液系统毒性、患侧上肢淋巴水肿、组织纤维化 内分泌治疗——骨质疏松、子宫内膜增厚、血脂异常、静脉血栓、更年期症状
治疗结束后复查	查体,乳腺 B 超、钼靶、核磁、腹部超声或 CT、胸部 X 线片或胸部 CT、骨扫描、颅脑核磁、心电图、心脏超声、血常规、血生化、肿瘤标志物、心肌损伤标志物、生殖激素水平、骨密度、妇科超声等

明显增大就需要引起注意。

因此，异常并不总是意味着癌症复发或转移，复查结果的异常可能由多种因素导致。面对检查结果，大家首先应当保持乐观积极的态度，摒弃焦虑的心情；其次，收集好历次的治疗及随诊复查资料并准确反馈病情及症状；最后，配合完成更为全面的检查。协助医生获得精确的诊断是治疗成功的关键。

相信有了乳腺科医护人员的保驾护航，有了患者家属耐心细致的体贴照顾，只要我们的乳腺癌病友姐妹积极开朗地面对生活，正确配合治疗，终将战胜疾病，曙光总在坚持后，相信大家的未来永远充满阳光。

乳腺癌术后康复者的福音

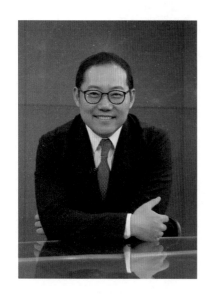

王文俊

爱蒙娜中国董事总经理

　　2020 年全球癌症的流行病学数据显示，每年新发乳腺癌病例数高达 226 万。在中国，每年新发乳腺癌人数位居世界第一，平均每年新发 42 万人，每年死亡人数达 12 万，令人触目惊心！且我国人口基数大，绝经前人群数量多，也就导致了新发患者多、年轻患者多，这意味着有一个庞大的群体，需要得到配套的术后康复服务。党的二十大报告明确提出，要坚持以推动高质量发展为主题，把实施扩大内需战略同深化供给侧结构性改革有机结合起来。实施健康中国行动、致力建设健康中国，是大健康服务供给侧改革的重要契机，也是推动大健康产业高质量发展的关键着力点。

　　爱蒙娜作为细分领域的领导者，重点关注乳腺癌术后形体缺失的管理和各类乳腺手术围手术期的专业辅助解决方案，"爱蒙娜研发产品，一直坚持"两全"要求，一是全手术方式适用，无论患者采用哪种手术方式，我们都能提供专业和配套的产品线；二是术后全周期服务，满足患者从术后期、康复期再到生活期的产品需求，这是我们第一个核心竞争力。也正是我们深耕产品线，建立起了牢固的品牌护城河，既帮助我们维持行业内的龙头地位，同时也能够最快速地服务好新兴市场。

　　随着疾病和诊疗手段的发展，以国际化的视野制定与时俱进的发展策略，将创新和个性化、甚至是定制化的解决方案融入中国发展的体系中，以创新为突破点、个性化和定制化为服务亮点、教育和公益为渠道，和专业的合作伙伴一起为患者的康复提供更为全面和专业化的解决方案。在中国，我们致力于结合中国乳腺癌患者不同阶段的实际需求，为术后患者提供"一体化康复解决方案"。面对乳腺癌的三大手术方式（改良根治术、保乳手术和术后乳房重建术）以及患者在康复周期中的不同阶段，帮助众多的乳腺癌患者在术后重拾自信，重塑形体，支持她们坚强自信地重新走向社会大舞台。

"四高，一准，一全——这是爱蒙娜的经营方针。"四高"，就是产品品质要高，知名度要高，创新度要高，客户满意度高；"一准"，就是不做大而全，要做小而精，精准定位在乳腺癌术后康复这一系统，提供全套全系列的配套解决方案；"一全"，就是全方位的形体解决方案覆盖乳腺癌所有手术方式。品牌的核心是品质和创新。爱蒙娜自始至终都把产品质量和创新力定义为品牌可持续发展的核心驱动力，在专利研发上不断加码，创造性地开发出 Comfort + 温控专利技术，主动控温调节，保持身体舒适，这样一来也就改善了传统硅胶义乳在佩戴时可能出现的闷热不透气的问题，为提高义乳佩戴的舒适度做出了创新的改良方案，也成为全球同类义乳产品的佼佼者，诠释了以人为本、以消费者使用为创新原点的研发初衷。

"义乳"无疑是爱蒙娜解决方案中的关键字。作为全球义乳产品发展和创新的领跑者，爱蒙娜品牌在不断给自己、行业带来突破的同时，给广大消费者带来了更优的产品与服务。气囊调整型义乳（Adapt Air）就是一个很好的例子，该产品为爱蒙娜独家研发并享有相关专利保护，产品面世以来斩获 5 项国际大奖，其中包括了工业设计界奥斯卡之称的德国红点奖（RedDot）、德国设计奖（German Design Award）、德国创新奖（German Innovation Award），得到了业内外知名专家陪审团的一致认可，充分体现了爱蒙娜在产品创新上的科技力量与巨大领先优势。

筚路蓝缕以启山林，十年砥砺，行而不辍。如今爱蒙娜在中国市场上也同样收获如潮好评，无论在线下的授权服务中心，还是线上天猫授权旗舰店铺内，我们都能听到来自客户的赞美、鼓励和有效建议。一条条的留言都充满了生命的感恩与温暖，也是对我们辛苦工作最好的安慰剂。有消费者在留言中这样写道："非常感谢爱蒙娜的专业指导和建议，让我选到了合适的义乳，还有文胸和泳衣，并且告知我最优惠的买法。乳房全切确实是一个难捱的过程，我觉得 Lucy 的正能量帮我回到平常心来看待这个过程，我非常感恩。"

因为专注所以专业，因为创新所以领航，因为有爱方得圆满。品牌在中国的创新之路上坚守匠心精神，48 年的匠心坚守和不断与时俱进的发展思路，是刻入爱蒙娜品牌DNA 的原动力，也是第一核心竞争力。我们是这个细分领域的启航者，也是创新者，在领航者这个位置已经深耕多年。品牌自始至终把产品质量和创新力定义为品牌可持续发展的核心驱动力。

随着中国医疗改革的推进和医疗技术的发展，乳腺癌患者能够在术后 5 年期的存活率将会持续提升，越来越多的患者能够战胜病魔，迎接生命的希望，同时也意味着爱蒙娜能够借着政策的东风，步入迅速发展的快车道，拥抱更广阔的宏观市场。求木之长者，必固其根本，为了能在健康产业的长期发展中捷足先登，步步为营，爱蒙娜倡导立足教育、深耕市场，提升乳腺癌的社会认知水平。为此，爱蒙娜不仅通过公益活动，与中国抗癌协会康复会以及一些大型社会服务中心合作捐赠产品，深入乳腺癌认知水平较低的三四线城市和县乡地区，帮助那里的患者重燃生活之光，同时还积极帮助专业学者出版学术专著，推进乳腺癌研究和康复知识的普及。

在此，我们希望并倡议，乳腺癌术后的康复能够受到更多的关注和支持，爱蒙娜的产品也能够像欧美一样进入医保系统，惠及更多乳腺癌患者。我们要做的就是将短中期的利益结合起来，进行可持续发展，不断优化公司和产品，立足于中国特色，按照国家大政方针制定战略体系并执行，为推动中国乳腺癌治疗和康复的长期认知力的提升起到积极作用，提升国民幸福感、收获感、安全感。

最后，我们衷心地祝福所有姐妹们身体健康，乐活人生，用自己的自信、乐观、积极和互助的态度点亮自己，照亮别人，在防癌、抗癌、康复的道路上肩并肩、手拉手，一起奔赴美好的明天。

呼啦舞蹈可给乳腺癌患者带来的帮助

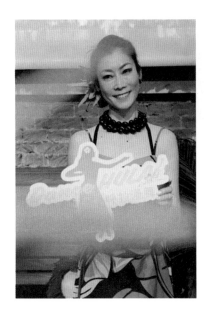

暗香闫莹

北京呼拉漫舞团团长及呼拉漫舞自然生活馆创始人
"触摸自然心灵之舞"心灵疗愈项目发起人
中国夏威夷呼拉舞协会第一届主席

　　人生原本就没有坦途，必定会有这样那样的坎坷与挫折。被暴风雪摧残的玫瑰，仍会顽强地生长，竞相绽放自己的绚烂多彩。

　　在国外，刚接触呼啦舞蹈的时候，我认识了一位美国乳腺癌患者，那时，她已经是术后第 21 个年头了。每次上课时，她都会和我们一起跳舞，看上去自信而健康。她在术后康复期时接触到了呼啦舞蹈，在夏威夷的医院里，呼啦舞蹈公益组织提供给她课程。她说，她是幸运的，因为通过呼啦舞蹈，她的身体和精神方面都坚持下来了，用乐观态度对待生病现状，也积极运动来进行康复。如今，她已经完全感觉不到自己是个生过重病的人。

　　回国之后，我一直在寻找这样的组织，希望可以给需要的人带去一些帮助。机缘巧合下，我认识了"铿锵玫瑰战友团"的团长杜庆洁，认识了战友团一些身患乳腺癌的姐妹，她们爱美、爱笑、爱生活的热情也感染着我。上过一堂欢快的体验课后，我们的公益呼啦舞蹈课程便风雨无阻地坚持下来了。

　　呼啦舞蹈是一种手语舞蹈，每支舞蹈都是一个美丽的故事，舞者就是故事的叙述者。呼啦舞蹈的音乐舒缓、动作柔美，不要求有什么舞蹈基本功，入门较容易。同时，呼啦舞蹈又是完全源于自然的舞蹈，跳舞时，光脚踏在地上，就像树根深深地扎到大地中，能够感受到大地母亲给我们的能量，感受到大地母亲对我们的承载和滋养。同时，我们的上半身又要朝着天空，朝着太阳伸展，就像树干一样努力向上挺拔延展，吸取天地之

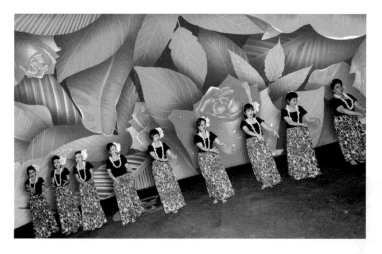

间的能量，连接天与地。一招一式配合呼吸，聆听音乐，身体律动，让自然的花草树木、山川湖海融入体内，同时再将这些美好通过身体展现出来，完成一次又一次身体与自然的循环往复。每次上课大家都会穿戴和自然相关的服装——呼啦舞蹈特有的练习裙，头上可以佩戴表示心情的花环。有时候，老师和姐妹们还一起用鲜花制作花环，到郊外或海边跳舞，用完全自然的方式疗愈自己的身体和心灵。

通过一段时间的呼啦舞蹈练习，大家都受益匪浅。一些因为手术影响身体平衡的姐妹经常会腰疼和膝盖疼痛，通过呼啦舞蹈的练习增强核心肌肉群的力量，并且会调整好自身的平衡，让脊柱恢复正常的状态。一些因为药物造成肾脏损伤的姐妹会有频繁起夜的困扰，通过呼啦舞蹈的练习，也给让女性的生殖系统和泌尿系统都得到良性的改善。

还有一些姐妹惊喜地发现，通过练习一段时间的呼啦，可以让高血压和心血管疾病得到改善。美国国家心肺血液研究所一项 5 年的研究项目表明，通过 12 周的呼啦舞蹈训练（每周两次，每次 40 分钟），参加者的血压和体重都得到了控制，收缩压都明显地下降。做过心脏手术不久的患者也加入了这项研究，结果表明呼啦舞蹈是安全并且有效的，可以降低高血压和心脏病的发作、中风和动脉瘤等严重健康问题的风险。

从中医上讲，每一次的展胸动作都会刺激到胸部的膻中穴而宽胸理气；而展臂上举的动作可以有效地刺激腋下极泉穴，有效拉伸手厥阴心包经，改善心功能，能够宁心、安神、解郁。呼啦舞蹈的展背动作可以刺激背部的督脉和膀胱经来温阳益气，调节五脏，而腰部的扭转动作可以刺激到肝胆经，达到疏肝、解郁、散结的效果。

乳腺疾病多和情致因素有关，呼啦舞蹈不管从音乐上还是形体训练上，都让人内外平衡，让心灵与身体和解，而呼啦舞蹈发力的核心部位就在人体的腹部，习练时调整气息，气沉丹田，从而达到培补元气的目的，增强体质，战胜疾病。

人生原本就没有坦途，必定会有这样那样的坎坷与挫折。被暴风雪摧残的玫瑰，仍会顽强地生长，竞相绽放自己的绚烂多彩。她们红的胜火，粉的如霞，白的赛雪，黄的似金……我愿一直与我的玫瑰姐妹们一起，踏着曼妙的呼啦舞步，陶醉在呼啦音乐中。欢迎还没有接触到呼啦舞蹈的姐妹们，不囿于一隅，与大家一起打开心扉，破除限制自己的内心，勇敢地接受洗礼，面对病痛时不乱于心，不困于情，不畏将来，不念过往，让自己像鲜花一样绽放鲜艳的花瓣，在舞蹈中锻炼自己，成长自己，陶冶自己，愉悦自己，提升自己，展示自己，在呼啦舞蹈的陪伴下，疗愈身体，疗愈心灵。

易筋经对女性乳腺"未病"的
益处与功效

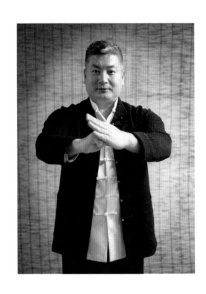

臧运良

北京武协临清潭腿委员会副主任

潭腿门武馆创始人

潭腿 99 代传人拳号菊锋

混元太极拳第三代传人

擅长武医养生

精通易筋洗髓经

国家武术套路裁判

中医自古以来强调治"未病",最经典的一段典故来自魏文王曾求教于名医扁鹊的故事。

春秋战国时期,魏文王曾求教于名医扁鹊:"你们家兄弟三人,都精于医术,谁是医术最好的呢?"扁鹊:"大哥最好,二哥差些,我是三人中最差的一个。"魏王不解地说:"请你介绍得详细些。"

扁鹊解释说:"大哥治病,是在病情发作之前。那时候,患者自己还不觉得有病,但大哥就下药铲除了病根,他的医术难以被人认可,所以没有名气,只是在我们家中被推崇备至。我的二哥治病,是在病初起之时,症状尚不十分明显,患者也没有觉到痛苦,二哥就能药到病除,乡里人都认为二哥只是治小病很灵。我治病,都是在病情十分严重之时,患者痛苦万分,患者家属心急如焚。此时,他们看到我在经脉上穿刺用针放血,或在患处敷药以毒攻毒,或动大手术直指病灶,使重患者的病情得到缓解或很快治愈。所以,我名闻天下。"魏王大悟。

由这个典故,我们至少可以推断出三个结论,首先,在春秋战国时期,中医就可以通过对个体细微的观测和体征能预测和判断出病症的初发征兆;其次,古人用药在预防治疗层面有很多案例的经验总结;最后,扁鹊治病采取穿刺、针刺放血、外敷、手术等方式,能推断出古人已经有一套完整的治疗方案,但这个方案在扁鹊看来是次优选的治疗方法。

根据中国女性乳腺癌筛查指南（2022 年版）提到，大量循证医学证据表明，乳腺癌筛查可以提高乳腺癌的早期诊断率，降低病死率。除了早期筛查之外，笔者曾从事十余年对老年女性养生保健的训练和指导，在接触的大量案例中，鲜少有练习易筋经的女性患有乳腺及相关疾病。

据记载，易筋经、洗髓经为禅门正法，源自禅宗初祖达摩大师，易筋洗髓内功，理法完备，定运双修；易筋为运，运中有定，重在脱换，为修命之妙法；洗髓为定，然定中有运，重在清虚，为炼性之秘。得此二法，能保全性命，圆满身心，可登寿域！

练习易筋经有六大益处：调和血脉、细腻皮肤、强壮筋骨、增长力气、健旺精神、涵养性灵。中青年女性可以通过练习易筋经来疏通经络、调节呼吸，预防控制精神过度紧张、沮丧、悲观、压力过大、疑心过重等不良情绪的干扰，通过调整身心平衡抵抗不良情绪诱发的乳腺小叶增生、增生结节和乳腺肿瘤的滋生和扩展。中老年女性可以练习易筋经和洗髓经，通过简单有效的动作体式调节呼吸、延展筋骨从而起到延年益寿的功效。相较于瑜伽复杂的体式训练，易筋经简单易学，深受中老年女性的喜爱和推崇。

练习易筋经需要功求有恒、坚持练习。凡行功至百二十日后，便觉加餐、健步、长气、增神、发体、壮力、添液、生精、明目、达聪、开胃、醒脾、强筋、坚骨，此皆除体验，照此坚持，身心都愉悦和健康，对于降低乳腺癌及相关疾病十分有裨益。

易筋经目前有十二体式，分别是：韦驮献杵第一式、韦驮献杵第二式、韦驮献杵第三式、摘星换斗式、倒拽九牛尾式、出爪亮翅式、九鬼拔马刀式、三盘落地式、青龙探爪式、卧虎扑食式、打躬式、收式。

通过易筋经十二式的练习，可以拉伸筋膜，从而达到扩展胸腔和肌肉组群的效果。很多人不知道什么是筋膜？其实，筋膜是一种纤维结缔组织，遍布我们全身，如同我们的血肉一样，与我们息息相关，你可能不知道它的存在，它却每时每刻无不在影响着我们。

在人体中，有一种为机体提供结构并将机体构成一个整体的一类组织，称为结缔组织。结缔组织是由少量的细胞分散在纤维、固体、半固体和液体基质中形成的。结缔组织呈现很多种形态，其中就有我们的筋膜。俗话说"筋长一寸，寿延十年"。由此可以看出，练习易筋经的各种益处十分明显。

本人自幼习武，是潭腿（北腿）99 代，混元太极第三代传人，易筋经、洗髓经承师傅口耳真传，从修行到教学有 15 年之久，每年为很多女性调整身心健康、引导身心放松、延年益寿做了长期研究，能够有效地开展易筋经的指导教学。希望结合先进的医学治疗方案，为女性朋友能够减少乳腺及相关病症带来的隐患起到治"未病"的效果。

做一条流入沙漠的河

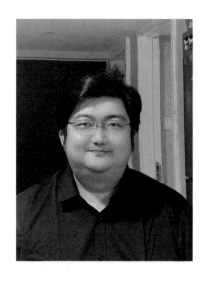

安之（宋威）

爱乳汇 CEO

如果生活的荒漠中有更多我这样的小溪，那是不是荒漠也能变成爱的海洋呢？如果没有，那便以我为始。

我是宋威，爱乳汇的创办人。爱乳汇是一个旨在帮助患者尽快康复，重归正常生活的公司。这里我有一个化名——安之。意思很简单，既来之则安之。这也和我的性格相符，随遇而安。

走进这个领域有很多巧合，一路走来似乎冥冥中有因缘在指引着我，就像一条流入沙漠的河，坚定而欢快地流淌，也静静滋润了一方略显干涸的土地。

中国女性在历史长河中，扮演着重要的角色，她们是包容、隐忍、奉献的代名词。古人云："天行健，君子以自强不息；地势坤，君子以厚德载物。"我常做这样的比喻，女主人就是一个碗，盛起丈夫盛起孩子，容下公婆，顾好父母，这才是一个完整的家。我们常说，为君者一屋不扫，何以扫天下。我们也要仔细地看一看，若屋中无碗何以为家？

一年多的时间里，我接触了很多姐妹，最小的患者24岁，已经多发性转移；最大的80多岁，癌龄已近20年。很多不同的面孔，带来很多不同的故事。一个个鲜活的生命，就像在山石间泥土里，偶然被剥离出的粒粒细沙，风雨过后汇聚在医院里，默默地抚摸着自己，渴望着被倾听，渴望着被关注。我相信，这本书里已经有很多姐妹在讲述自己的故事。

我经常跟我的同事们讲，我们的工作有点儿像绿化。大家都知道沙子是存不住水的，而我们就需要在这样的沙漠中种出草来留住沙子。而要如何做呢？只有放更多的水，用爱的种子去填补那些撕裂的缝隙，让姐妹们的情感重新生根发芽。

　　"想想那些关心你的人，他们一定不希望你因为这一点点打击就消沉下去。想一想你关心的人，你还需要有更多的时间去陪伴他，去照顾他，别指望别人会比你做得更好，因为这份爱只在你心中"。类似这样的话，在一遍遍地重复。而在绝望面前，我们能做的其实并不多，只有默默地陪伴和耐心地疏导。

　　在一开始的时候，我也被很多姐妹顶撞过，说你又没得病，你怎么知道我们的痛苦？而且你还是个男人，就是别有用心！你也就是说得好听罢了，你根本就不知道我们正经历的到底是什么。你不过跟他们一样，是过来骗钱的、沽名钓誉的混蛋！面对这些质疑我也是无力的，我也不知道应该用什么样的话语来消弭这样的愤怒。但我相信，既然是一条流入沙漠的河，那么我们便随遇而安，坚定地流淌下去。

　　逐渐地，这样的声音变少了。每次去探望姐妹们，我对她们的病情越来越熟悉。我会跟她们讲一讲如何应对治疗，如何建立康复的信心。开玩笑地讲，别人是久病成医，而我是久聊成医。慢慢地姐妹们也会跟我讲讲家里面的烦心事，也会跟我说一说自己的小困惑。我知道这是情感在生根、发芽，河流的两岸湿润了起来，渐渐地有了生命的绿意。这也让我看到了后续工作的希望。

　　"铿锵玫瑰战友团"这样一个自发地为广大患者提供服务、提供心灵乐园的公益组织，像一块沙漠中的绿洲。经过沟通，发现我们的想法很一致，我们的目标也十分相似，我们彼此也成了很好的朋友。所以，我经常感慨，只要在路上就一定能遇见和你一样志同道合的人。

　　在这里，我呼吁大家一定不要放弃治疗，一定不要放弃生存的机会。"随着国家对于癌症的重视，近30年来乳腺癌诊疗技术不断发展，更多的创新治疗手段相继问世，乳腺癌患者可以获取更多的治疗选择和更优的治疗效果。我国的乳腺防治也进入慢病化时代，患者实现高质量长生存目标越来越近"。亲历了这么多姐妹的病症，我亲眼见证了十年来不同手术疗法造成的损伤，以及不同手术疗法带来的不同效果。只要坚定信心活下去，治愈的机会就无限大！

　　很多朋友问我，为什么会选择一条这样的道路？一条流入沙漠的河？我想说，如果生活的荒漠中有更多我这样的小溪，那是不是荒漠也能变成爱的海洋呢？如果没有，那便以我为始。

　　丈夫处事，当仁不让。

向美而生　让生命成为人间绽放的烟火

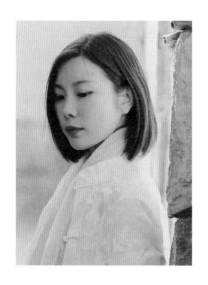

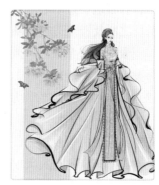

蒋　硕

河北美术学院设计艺术学院副教授
JS·肩上云国风原创品牌设计师

　　在浩瀚的岁月长河中，人生百年只不过是匆匆一瞬。连日来，我为JS·肩上云国风原创品牌在全国各地的秀场而忙碌着；更为《你并不是孤勇者》中的每一位主角所打动，为她们与病魔抗争的顽强毅力感动着，为她们积极向阳向光的精神鼓舞着，为她们直面现实、勇毅前行的力量激励着。

　　据世界卫生组织最新的数据，乳腺癌已取代肺癌成为全球第一大肿瘤。有专家指出"在中国每年有 42 万的新发乳腺癌患者。目前乳腺癌总体治愈率能够达到 60% 左右，然而即便接受了规范化的诊疗，早期患者中仍然有 1/3 左右会发展为晚期乳腺癌。""没有全民健康，就没有全面小康"。党的二十大以来，加快建设健康中国，更是成为全面建设社会主义现代化国家的必然要求，成为顺应人民对美好生活期盼的重要途径。

　　"抗癌之路需要在爱的浇灌下苦壮成长。在涅槃中……成为耀眼的玫瑰，拥有更精彩的余生。"这是《你并不是孤勇者》想要传达的主题精神。近年来，随着科技的高速发展，癌症已被越来越多的人认为是一种慢性病，只是其严重程度不同而已。但在现实生活中，谈癌色变仍是大多数，致使有部分患者不是因癌病本身而死，反而是被癌吓死的。因此，引导患者正确认识癌症，辩证地全方位调治，放松身心，顺其自然，保持精神生命和自然生命良性互动，从而提升自身抵抗力、免疫力和自愈力，让有限的生命充满爱与梦想。

　　人生自古谁无死？人生无常。爱与梦想不也正是乳腺癌患者面对厄运降临需要的铠甲吗？

　　爱是润物无声。中国的美学世界历来是有生命力的世界，是人生活在其中的世界，是天人合一、完美融合的世界，蕴含着深刻的心性化育精神。如果每一位患者可以将更多精力投入自我身上，多一些关爱，多一些自我呵护，那么不必去刻意追求探寻，只要用心享受平凡生活中的阳光、雨露、风景等自然之美，感悟自己的身体、生命、生活之美，各美其美，心情好了，生命的张力自然就延伸了。唯愿以美为每一位患者送上健康，带来如妈妈双手抚摸般的温暖，带来天生丽质难自弃的生活勇气。同时，为每一位乳腺癌患者营造良好的心理健康氛围，普及乳腺癌健康知识，提高患者心理健康水平，让患者目之所及皆是美，呼唤她们珍爱生命，活出自我，更加身心愉悦地面对未来。

爱是细心浇灌。"爱之花开放的地方，生命便能欣欣向荣"。这是画家梵高所言。翻看《你并不是孤勇者》中每一个不凡的生命，无不震撼！那位在康复路上坚强地走过17个年头的姐姐认为，常怀感恩，保持一颗喜乐的心，生活就会充满喜乐，喜乐就是最好的良药；那位从事临床医学工作20年的姐姐一直都在不断地学习成长，她将传播健康、传播美丽、传播爱视为使命，呼唤大家要保持阳光般的心态；那位将疾病视为一份美好礼物的姐妹，她希冀大家要学会在自我疗愈的过程中走向完整，活出美好的自己，用生命影响生命……快乐是包治百病的灵丹妙药，她们无不拥有良好的心态。愿每一位患者都笃定地美起来、乐起来，点燃生活的希望，照亮前行的方向，随心、随性，快乐舒适自在地生活，向阳而生。

爱是无尽关怀。"沉舟侧畔千帆过，病树前头万木春"。虽然这些乳腺癌患者在医学上被定义为癌症患者，但又何妨？明天的太阳照常升起，生活照样可以丰富多彩。俗话说"人靠衣服马靠鞍"，何不穿一袭红色去热烈地拥抱，哪怕生活赐予其一地鸡毛，也要把它绑成一个漂亮的鸡毛掸子；着一身白色去大胆彰显纯洁优雅的气质，活出水仙花的淡然、白牡丹的华贵；还可以身着蓝色去与天空试比高，与大海共长天一色……不一样的色彩，不一样的精彩。任时光流转，任岁月沉淀，风雅处处是平常，只要拥有积极向上的生活态度，那便是对付肿瘤的"利器"。愿与每一位乳腺癌患者共同奔赴风雅与时尚。

心中有光，素履以往。每个人都是自己健康的第一责任人。这个社会中每个人都不是孤立地存在，"互相守望，成为彼此的一道光"。《"健康中国2030"规划纲要》强调把健康融入所有的政策，加快转变健康领域的发展方式，全方位、全周期维护和保障人民健康。

美是对生命的一种从容、悠闲与豁达。JS·肩上云品牌真心希望可以帮助到更多乳腺癌患者重拾生活信心，把握生命的热度，以爱筑起藩篱，与癌和谐相处，无惧风雨，成就更好的自己。JS·肩上云品牌真诚愿意帮助患者缓解身心压力，树立乐观向上、健康阳光的积极心态，如向日葵般逐光而长，向美而生。"我的气质你模仿不来，那种感觉逆天的存在，不要迷恋也不要暗恋，我就是烟火绽放在人间……"让我们聆听一曲《我的气质你模仿不来》，愿每一位患者不断丰富自己的生活，尽情绽放自我，早日走出病魔的阴霾，让生命如烟火般绚烂！

爱心祝福篇

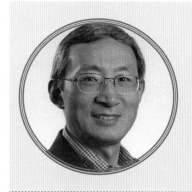

廖新生

癌症降临对任何一个人来说都是一个巨大的精神冲击。长期以来中国女性在世界上的印象都是以柔弱、温顺而著称，中国女性如何面对突如其来威胁生命的癌症将实际测试这个人群的坚强程度。从108位"铿锵玫瑰团"乳腺癌患者姐妹们应对这一严重突发事件的故事来看，借助我在美国20多年来治疗美国妇女乳腺癌患者的经历，你们完全可以比肩全球最坚强的妇女群体。我对你们肃然起敬，为你们的坚强、乐观和善良而骄傲，祝你们在未来的人生中继续书写精彩篇章。

刘俐惠

癌症是个难解的丝扣儿，用心态宽容能解开它的头儿。在北京世纪坛医院活跃着一群美丽的解扣人，她们是乳腺癌患者，不但解开了自己的扣，还自发组织成立了"铿锵玫瑰战友团"，长期义务坚持在门诊、病房、社区等，进行乳腺癌预防和情绪管理等内容宣讲，用自己治疗、抗癌和康复的切身经历与经验，帮助更多患病姐妹们解开心结，走上乐观抗癌的道路。她们就像落入人间的天使，帮助众多癌友打开了更多希望之窗；她们与北京世纪坛医院乳腺科的医护人员携手让患者们懂得了生命的价值和意义，她们用自己的故事，传递着阳光和欢笑。值此"铿锵玫瑰战友团"建团10周年之际，谨祝杜庆洁团长和战友团的姐妹们开心快乐健康长久！

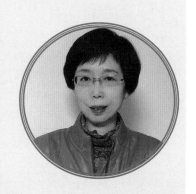

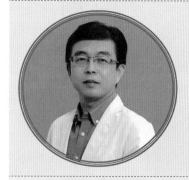

吕大鹏

你的每一个笑脸，都是激励我不断学习，不断努力，不断前进的动力。祝你们幸福、快乐。

翟振华

亲爱的乳康患友们／朋友们，大家好！非常荣幸以这样的方式和大家说几句心里话。作为一名从事乳腺肿瘤诊疗的专业医生，每天被你们与病魔抗争不屈的精神所折服，被你们与医护合作不懈的努力所感动！在我眼里，你们是患者，在我心中，你们是英雄。你们并不孤单，全社会都在关注、关心、关爱着你们，相信自己、相信科学、全力去爱，乐活人生。

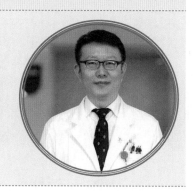

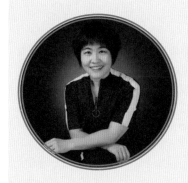

吕 铮

确诊乳腺癌后，愤怒、恐惧、焦虑、抑郁……一连串的情绪可能会瞬间涌出来。我们要尊重情绪，尽量让它释放出来。

运气是守恒的，做好事会攒好运；生了病是在透支未来的霉运，那么未来也肯定会有很多美好的事物在等待着你！未来无须迷茫，愿爱来癌去，一切美好会向你奔赴而来！

郭怡辉

随着 21 世纪的到来，乳腺癌已经成为危害广大妇女的第一大癌种！每一个乳腺癌患者，都有着自己独特的生活经历和非同寻常的抗癌体验，你们从怀疑、恐惧、痛苦、彷徨，再到接受、忍耐、欣慰和希望，你们战胜癌魔战胜自我的抗癌经历，是你们无比宝贵的人生财富，同时也是激励每个人生活进取的动力源泉！铿锵玫瑰，浴血绽放，粉红丝带，随风飘扬！祝愿姐妹们坚定信心，信奉科学！祝福姐妹们永远幸福、快乐、安康！

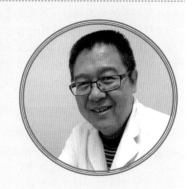

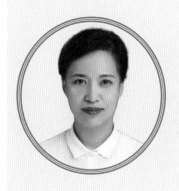

阎舒予

阳光总在风雨后，请相信生命有彩虹。珍惜每一份感动，希望在我们手中。传爱互助，彼此鼓舞，共同迈向康复。

王树滨

我们虽然无法决定生命的长度，但是我们可以决定生命的宽度，108 位乳腺癌患者用亲身经历谱写了对生命最美的感悟！活着的每一分每一秒都是自己的，不要轻易让它溜走。许多时候疾病并不可怕，可怕的却是一个人的心病，若失去对生活的信心和勇气，向病魔放弃作斗争，那么再好的良药也无法挽救自己的生命。

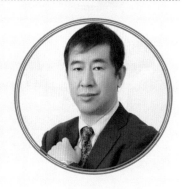

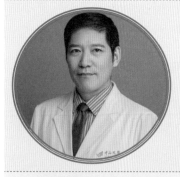

王树森

相较于其他实体肿瘤，乳腺癌有着更多、更完善的治疗手段和更好的预后。因此无论您身处何方，无论您患何种亚型或何种期别的乳腺癌，莫慌张，要坦然面对，积极主动寻求并接受科学合理的治疗。你们是铿锵玫瑰，风雨之后终会见彩虹，愿每位乳腺癌患者都能看见属于自己的光。

史业辉

乳房是生命的象征，是人类生命的源泉。乳腺癌，这个戕害广大妇女群体最主要的恶性疾病让多少女性痛失乳房！多少生命的源泉被摧毁，多少患病的母亲在哭泣，又有多少美丽的生命因此而逝去。万幸，随着医学的发展，乳腺癌的治疗近年来有了长足的进步。手术、放疗、化疗以及靶向、内分泌治疗等一系列的成果让乳腺癌变成了预后最好的癌种之一。让乳房远离伤害，让母亲不再哭泣，让生命如花绽放，乳腺癌的患者不再是痛苦的人群！本书中的 108 位乳腺癌患者为我们诠释了什么叫作面对，什么叫作斗争，什么叫作坚持！她们是患者，更是母亲，是女儿，也是斗士！但归根结底，她们是一群美丽的女神，一群快乐的精灵，乳腺癌在她们的面前不堪一击，快乐代替了痛苦，生命战胜了癌症。我在这里为这 108 位伟大的女性欢呼，也为她们祝福，愿全世界的美好都降临在她们身上，愿所有的幸福都围绕在她们周围！加油，我们的 108 位女神！

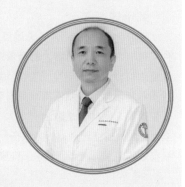

王　妍

战友们，很荣幸陪伴和见证了大家勇敢的抗病历程，每个人积极乐观的生活态度也带动了身边战友们的热情，大家共同努力一起战胜了病魔。同时也特别感谢各位战友的信任，将自己交付予我们，战友和家人们的积极配合，使得我们更加齐心协力地对抗病魔。正值"铿锵玫瑰战友团"10 周年，在此向各位铿锵玫瑰们献上最真挚的祝福，希望大家以后的生活充满光芒，顺心顺意，身体康健，家庭美满。春有约，花不误，岁岁年年不相负。

钱海利

疾病，是每个人都要面对的难题；健康，是每个人在疾病中的热切渴望。幸运的是，患病的人在最需要帮助的时刻遇到了医术精湛、倾尽心力的医生，不但坚强坦然、自信微笑着面对疾病，还成为传递信心和友爱的使者。每一位医生都是守护健康的天使，每一位病友都是一朵重新绽放的玫瑰。温暖是坚强的力量，微笑是健康的灵药。战胜疾病，我们在一起！

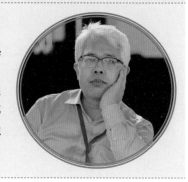

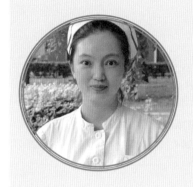

李倩雯

曾经许多病友哭着对我说："为啥是我得病了，我没做什么伤天害理的事呀"，而我要说不是因为你做了伤天害理的事，而是上天在警示你对自己不够好，不够关注自己。从现在开始你要学会更多的爱自己，爱生活，改变自己，精彩的人生就会由你来书写。我相信所有的姐妹都能战胜疾病，破茧成蝶，你们是最棒的！祝你们幸福健康！

陈金萍

人生没有真正的完美，只有不完美才是最真实的美；人生没有永恒，只有闪光的人生才算是生命的永恒。让我们用坦然的胸怀去接受，用快乐的心情去热爱，用灿烂的笑容去面对，用健康的心态去回味。人生短暂，珍爱生命；坚信未来，勇往直前。愿你们的生命如鲜花般灿烂，愿你们幸福快乐生活每一天！

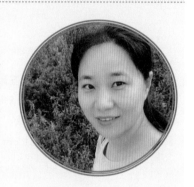

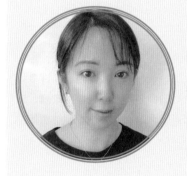

付莹莹

你们是最棒的天使，是最美的玫瑰！癌症并不可怕，只要活着就有力量，生命是脆弱的，同时也是坚强的。每个人对生的渴望都很浓烈，我相信信念和努力可以战胜一切。你们坚强，有在艰难中敢于拼搏的精神，定会迎来美好的明天，定会创造出属于自己的辉煌！祝福天使们在下一个十年、二十年、三十年，都能够像玫瑰一样不断攀登，尽情实现自己的梦想，散发出熠熠光芒！

毛婷

从第一次走进乳腺科病房时的陌生与担忧，到后来我们成为朋友，再到杜团长和几位姐妹自发组织成立战友团，通过亲身经历去开导更多的乳腺癌患者，使她们尽快走出阴霾，重新树立起对美好生活的勇气与信心。十年间，"铿锵玫瑰战友团"的姐妹们积极参与各种公益活动，在每一年的患教活动中，都能看到她们精彩的演出，见证着抗癌之星"化茧成蝶"的蜕变。很荣幸能够在此为"铿锵玫瑰战友团"成立十周年献上我由衷的祝福：愿美丽的"蝴蝶"们越来越美丽！

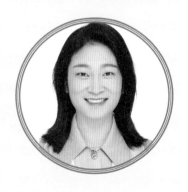

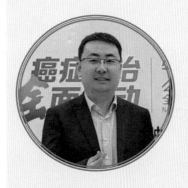

王 昱

榜样的力量是无穷的，108个故事的背后是家人、是医护人员、是社会组织的爱与付出，是"科学、爱心、顽强"最好的表达。愿这本书籍能为所有乳腺癌病友带来希望和力量，让她们坚定信心，战胜病魔。特别向所有为本书的出版所付出努力的朋友们致谢！为所有参与本书编写的粉红战友们点赞！

甄 荣

粉红战士们直面病魔互帮互励，用笑容铸就健康幸福的堡垒，用大爱诠释生命的绽放，用真情传递爱与美丽、信心和力量，谱写着群体抗癌、抱团抗癌的新篇章。"铿锵玫瑰，芳心似水，激情如火，梦想鼎沸"！祝愿粉红战士们生命之树长青，坚强与绚丽永驻！

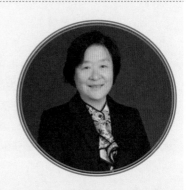

叶 子

北京新阳光慈善基金会与"铿锵玫瑰战友团"结缘已久，一起陪伴乳腺癌患者走过许多个春夏秋冬。十年来，战友团帮助许多姐妹克服重重困难，风雨同舟，就像她们的名字一样，铿锵玫瑰，迎风绽放，以乐观的态度传递着爱与坚韧、信心和力量。期待姐姐们越来越美丽，收获幸福，绽放生命的风采！

黄正湘

我只尽了一点点微薄之力不足挂齿，让快乐的时钟在生活里延长；让美好的阳光在生命中闪光；愿所有的粉红战士们岁岁平安，年年健康，快快乐乐，未来可期。

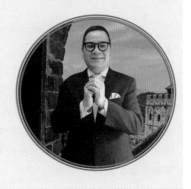

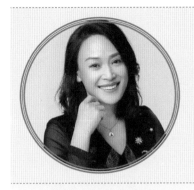

左玉莲

战病魔，抗疾病，铿锵玫瑰；

阳光照，心胸阔，爱在人间；

爱是生活的动力，爱是活下去的勇气，爱让我们不畏艰难，让我们坚持和顽强，绽放生命的绚烂。在挫折中站起来才是真正的成功，你们用行动诠释了不屈生命的意义。向你们学习，向你们致敬！

科学的发展、技术的进步赋予光明和希望，相信风雨过后叶会更绿，花会更红，让我们携起手来，一起加油！

张子文

祝贺"铿锵玫瑰战友团"成立十周年，为我们国家乳腺癌患者的康复事业做出了积极的贡献，希望在未来的10年里，"铿锵玫瑰战友团"能连接更多的机构和个人，一同来关爱乳腺癌群体，用大家的力量让更多的姐妹们放下焦虑、敞开内心、共情互助、融入社会，让更多的阳光和自信出现在她们的脸上，让我们的社会更加和谐、更加有爱！

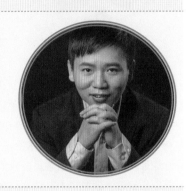

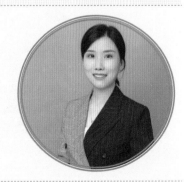

李迪斌

当下社会看书的人很少了，能把一本书从头看到尾的更少，尤其是大部头的书。说实话，近些年我也很少看书。就是看，也是前面看几页，中间翻几页，最后看个结尾而已。《你不是孤勇者》这本书却让我从头看到尾，因为这是一本特别的书。特别，是因为它的真实，真实到每一个人、每一个故事、每一个细节；特别，还因为书里的每一个故事，凄婉却又美丽，不幸却又万幸，哀怨却又灿烂。因为书里的每一个人都是特别的——她们都是癌症患者。我曾是一名新华社记者。追求真实、揭示真相是记者的天职，这是我在中国新闻学院就读时，那些在我们心目中有着崇高地位的前辈们给我们讲的最多的一句话。在缺乏真相的年代，真实就显得尤为珍贵。这，也许正是此书让我感动的地方。

王丹凤

乳腺癌不是不治之症，很多很多战友已经战胜病魔，回归了正常的工作和生活。铿锵玫瑰战士们，你们是真正的勇士，敢于直面苦难，依然乐观向上坚韧不拔。当太阳升起疾病消散，愿你能沐浴在阳光和爱之下，长长久久地享受生命这份厚礼。

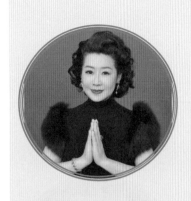

袁 艺

你是一只百舸飘摇的凤凰，在黑夜中翱翔，却又不孤单。

虽然患难重重，路途坎坷，但不要怕，唯有信心，才能破千山万水。

心中的美好，终会赢得获胜，不管天有多黑，心有多乱，

只要坚持，就能迎来明亮的曙光。

在风雨中，你需要勇气，在孤独里，你需要坚强，

在疼痛中，你需要坚定，而我会一直在你身旁，陪你一直前进。

因为你不孤单，有我在身边，因为你坚强，生命会变得更加美好。

因为你勇敢，所以恢复的日子也将不远。愿你越过每一个障碍，

让阳光和微笑洒满你的心间，愿你风雨兼程，终将走向绝妙的彼岸。

李九萱

我们都希望未来美好、世界和平，就像我们都希望人间没有疾病、没有分离一样。但真相是这一切并不会遂了我们的愿。人生真正的意义恰恰是体验本身，是在承受当下的我们的选择和努力还有坚持。无论顺境逆境、快乐痛苦，愿我们都能沿着正确的方向勇敢前行。向你们致敬，致敬这108位自己人生旅程中的真正勇者。你们已经向世界宣告了自己生命的高度和厚度，你们也必将帮助和影响到更多的人。无憾！

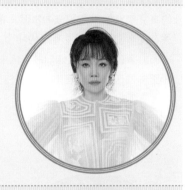

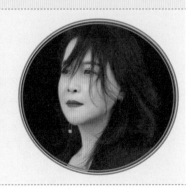

刘海燕

初见庆洁，如名字般喜庆、纯洁，一起畅聊，时而眯眼微笑、时而开怀大笑，不曾想她是一位被乳腺癌"青睐"过的坚强女性。这些年来，她在疫情封控小区做志愿者、在党派活动中积极献言建策、在工作上一丝不苟，更是为公益事业尽心尽责，十年磨一剑，她带领"铿锵玫瑰战友团"走过苍茫兼瑕。祝愿我们天下女性，特别是经历过病痛的女同胞们，如春花般绚丽、夏日般灿烂、秋色般多彩、冬雪般纯净。所求皆所愿，所盼皆可期！

王伟华

人的命也许是注定的，又不是很严重的病，也许是上天测试你的勇气呢，好好治就得了。只要你朝着太阳走，影子自然会被你甩在身后。我一点不想夸你们是战神，我觉得这就是每一个遇到困难的人应该有的态度，而铿锵玫瑰，不但治愈自己，不忘治愈他人，这种精神至少治愈了我，所以我想，这种无私和爱，会感天动地的。祝福你们，祝福我们，祝福世界。

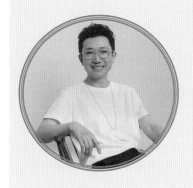

于晓丹

　　与铿锵玫瑰的姐妹相识于 2021 年 11 月，作为"姜好"术后内衣的试穿志愿者，你们毫无保留地与我分享了自己的故事，分享了自己的穿着体验和对术后内衣的真实需求与想象。祝愿所有的粉红战士姐妹们得自在、得自由。

姚景林

　　每次受邀参加乳腺癌患者组织的活动，都是一次感召和教育。无论是她们的毅力，还是她们对待现实的生活。在她们脸上洋溢着坚强和自信，在她们的心里牢牢地守护着志胜和乐观，在她们的脚步里看出了她们的从容和顽强。她们每一位的生活经历都是一部自信的生活史和斗争史，无时不在鼓励着自我和家人亲友，所以，铿锵给予她们勇于面对，玫瑰般的芬芳伴随她们度过岁月的时光。

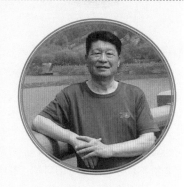

韩佳历

　　铿锵玫瑰的每位女性都是凤凰涅槃，面对生命的课题都是勇士，面对生死无常乐观积极面对。 每一朵玫瑰不仅疗愈了自己的疾病，还幻化成爱的天使帮助每个处于水深火热的病友姐妹走出困境。这是一群坚韧的姐妹，更是一支铿锵有力，有爱心的玫瑰战队，活成一道光和爱。每当我创业遇到困难时就会想到铿锵玫瑰而生出勇气，她们是我的榜样，也一直给予我力量，祝福铿锵玫瑰的所有天使们幸福安康、富足圆满 。

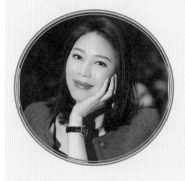

邱淑芳

　　梅花独自在冬雪天开放，虽然没有牡丹的富贵娇艳，但是它孤独、傲雪、不与世争，寒风凛冽下依旧傲骨芬芳。它的寓意是高洁孤傲、吉祥如意。它的每一片花瓣像征着不同的寓意，一瓣是和平，二瓣是快乐，三瓣是顺利，四瓣是幸福，五瓣是长寿。我把这五个花瓣送给亲爱的姐妹们。祝大家在"铿锵玫瑰战友团"这个大家庭中和平、顺利、快乐、幸福、长寿！

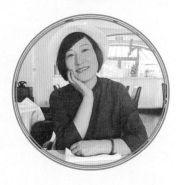

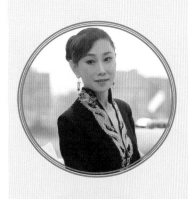

周蓓 Rebecca Zhou

我是一名乳腺癌逝者的女儿，也是一位海外华人。20 多年前，我母亲在美国与乳腺癌抗争了 4 年多的时间，最终美国医院放弃了对她的治疗，叫我们回家或者去 Hospice 临终关怀的机构。记得我母亲躺在病床上，带泪对主治医生含糊地说："医生，你为什么不要我了？"当初我们根本不知道临终关怀的概念，不知如何是好，作为家属感到很孤单无助。现在想想，如果当时能得到"铿锵玫瑰战友团"的能量传播和助力支持，我们肯定会更加坦然地面对各种困难，那将是多么大的身心安慰啊。"铿锵玫瑰战友团"的新书《你不是孤勇者》，对于国内外华人乳癌患者及其家属可谓是一本"圣经福音"。我由衷地祝福粉红战士们，风雨彩虹，纵横四海，笑傲天涯，永不后退。

白如芳

能够在公益的道路上埋下关爱的种子，为乳腺癌患者送去温暖与祝福，我倍感荣幸。我想对所有的患者朋友们说：人生本来就是一场不断疗愈自己的旅程，学会勇敢与乐观，积极配合治疗，只要坚持不放弃，未来依旧可期！在经历中成长，在困境中坚强，生活依旧继续美好，加油！

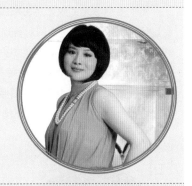

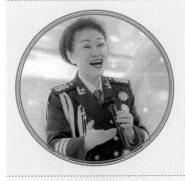

陆紫源

滴水穿石的韧劲，团结友爱抱团取暖的力量。"你给了我温暖，我给了你力量！"感人肺腑的友爱精神，激励了众多姐妹对生命的渴望和命运的抗争！凡事懂得向上走，向下看，向内寻，便是在尽人事，也是成年人最高级的自律境界！铿锵玫瑰这朵绚丽的花，绽放出最美丽的色彩！照亮人生的每一个瞬间角落！

赵春燕

美丽的姐妹们，你们是生命中绽放的一朵朵玫瑰。你们相信拥在一起，不但美丽，更展现着坚强，你们的志愿者行动温暖每一位乳腺癌患者，你们灿烂的笑容就像雨后天空中的彩虹给人以梦想与希望！世界需要你们，你们很重要！我们在一起，把爱传递！

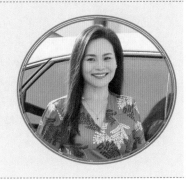

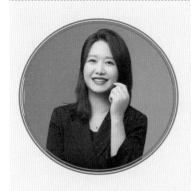

刘洪波

我与"铿锵玫瑰战友团"杜团长相识于 2009 年，她曾是我的领导、我的老师、我的姐姐，我们曾并肩作战组织过多场千人主题品牌活动……我知晓她患病的始末，亲历她创立"铿锵玫瑰战友团"的全过程，见证她战胜病魔后的涅槃重生。她用乐观坚韧之心，用大爱无私之情，感召众多健康领域专家及社会爱心人士关注乳腺癌患者群体。重生十年，破茧成蝶，愿团里的姐妹们在杜团的带领下未来不负自己，不负韶华。

FM 主播猛哥

为什么我们要关注乳腺癌患者群体？因为我们每个人都会在某些时刻成为患者、成为弱者，我们都需要他人的陪伴和帮助。杜姐和"铿锵玫瑰战友团"已经帮助他人长达十年。也许大多数人一生都不会成为乳腺癌患者，但我们都可以成为铿锵玫瑰的战友。关心她们，就是关心每一个家庭和我们自己。感谢杜姐和梁玉珍老师，有幸结识这样一个有爱的组织。

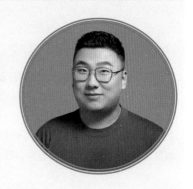

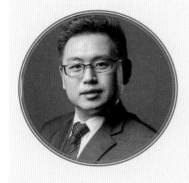

刘　钊

作为一名年轻乳腺癌患者的家属，我深知这个疾病对家庭甚至家族带来的压力，不但有来自长辈们的担忧，还有同龄人的恐慌和晚辈的疑虑。走过一段阴暗的道路是不易的，医生、亲友的关爱犹如点点星光，唤醒乳腺癌患者内心的阳光！要敬畏生命，关爱每一个患者，让乳腺癌患者生活得更好，生存期更长。

刘琬淇

我真诚地祝福每一位患者能够走出阴霾，重获"新生"。希望她们能像青松一样面对风雨屹立挺拔，也能像玫瑰一样芳华绽放。能够"不困于心，不乱于情，不惧将来，不念过往"。每天都能好好吃饭，安然入睡。让鲜活又开朗的生命，昂然向上地活在当下！

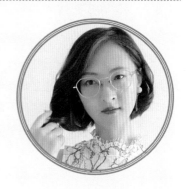

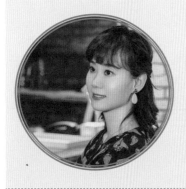

苏诗尧

所有的乳腺癌患者都是积极向上、独立坚强，拥有毅力的美丽女性，她们用意念战胜病魔，用真爱感动上天！愿你们永远自信勇敢，挺立在风雨彩虹中绽放美丽光芒！

翱宇

"癌度"发展至今已经有 9 年多了，这些年见过很多病友的勇敢抗争故事。恶性肿瘤是一种随着年龄增加而发生概率比较大的疾病，对于这种疾病的认识我们从恐惧担心、逐渐到勇敢地正视。做到这一点很不容易，需要充分了解知识和信息，借鉴其他病友的成功抗癌经验。杜团长带领的"铿锵玫瑰战友团"做了大量让我们钦佩的工作，我看到她们的力量，祝福她们的未来！

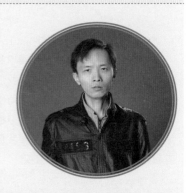

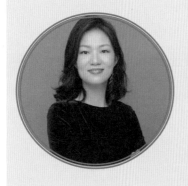

王思扬

恭祝粉红姐妹们未来的日子，
美人如诗、生命如画！
《如梦令 玫瑰》
姐妹并肩携手，多少十年能有？
轻邀问红颜，无恋往昔怀旧。
玫瑰，玫瑰，精彩更盛一筹。

李希

十年风雨，十年成长！感恩一路有姐妹们的悉心陪伴，感激所有助力推动国内乳腺癌康复事业发展的爱心人士，更要感谢"铿锵玫瑰战友团"十年如一日坚持不懈的辛勤努力，相信大家的付出必将化作一路芬芳，护佑更多姐妹们早日康复，重获新生，以更好的心态和姿态回归家庭和社会。

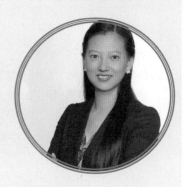

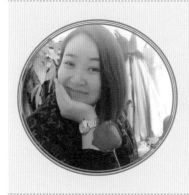

张小丽

一路见证这个坚韧乐观的团队走到现在，真心觉得太不容易了。她们中的每个人都是一段励志的故事，尤其是杜团长，小身躯大能量的女人，从一个人到今天这个大团队，是她的鼓励、是她的意志感染了大家，让其中的每个人都在生命的黑暗时刻看到光芒，看到希望……在此祝愿铿锵玫瑰永远绽放最美的彩虹，最温暖的力量！

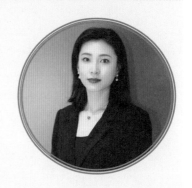

呼兰娜

铿锵玫瑰的绽放，将会发出令人振奋的锐坚力量，勇敢面对挑战，只要有星火传承，你就不是孤勇者；秉着不畏艰难，永不放弃的信念，在自己热爱的世界里闪闪发光；向善致敬，向美而行，精彩演绎未来人生。

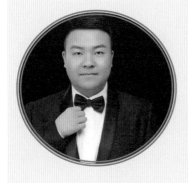

詹济榕

当面对乳腺癌时，可能我们畏惧过，我们无助过，但是更多人的经历告诉我们，勇气与坚定信念是战胜疾病的关键。不要纠结过去，要积极面对，做到了，你就赢了！我们有能力为自己赢得更多的人生幸福，选择重生，是我们最后的倔强，让铿锵玫瑰再次绽放。

江波

一个简单的举动，可能就改变了我们的命运，我们的一个微笑，对家人、朋友、陌生人，都会产生生命影响力；简单的善举就可以改变一个人的世界，特别是我们所关注的人。

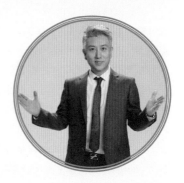

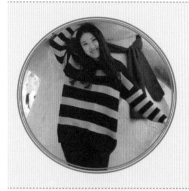

孙含珺

我很想用苏东坡的《定风波》里的两句话给到她们：一蓑烟雨任平生，也无风雨也无晴。

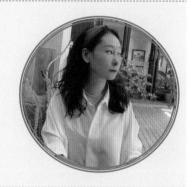

刘 洁

愿所有抗癌的朋友们，战胜病魔，向光而生。

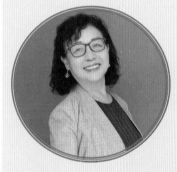

顾京敏

粉红战士们走过了充满坎坷又光彩辉煌的十年，她们顽强、勇敢，充满爱心，为罹患癌症的姐妹带来生活的勇气和希望，乐观快乐地创造着生命的奇迹！我们和战友们结缘已经 6 年，6 年肩并肩的前行，伴随着感动和激情，我们的助力虽然微薄，但衷心祈愿战友团的姐妹健康，快乐！

谢静

当拿到诊断报告的那一天，也许您焦虑失眠，也许您灰心绝望，也许您无数次在梦里问，为什么是我，未来的路要怎么走？但是当您睡梦中醒来，看着身边您亲爱的家人，是否潸然泪下万般不舍？然后默默燃起斗志，癌细胞算个啥？不怕！我要找权威的医生为我好好诊疗，我要努力学习乳腺癌科普知识，好好配合医生，我要自我救赎，向老天再借 30 年、50 年。多年来，我们一直在为乳腺癌患者提供可及的帮助，在您斗志昂扬与癌细胞战斗的战场上，我们的努力奋斗就是为了让您能感受到您的主诊医生就在您身边，您在康复过程中的疑问让患友来为您解答，让您可以更快、更好地恢复健康。

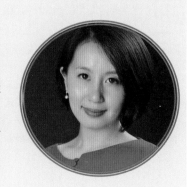

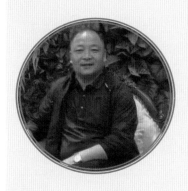

陈立钢

初识"铿锵玫瑰战友团"，眼花缭乱地只认为进了花丛，真诚的笑容伴着婀娜多姿的表演，一切都是美好的画面，都是云淡风清的场景，直到第一次见面后整齐划一地告别，那种井然有序的队列才让我了解到这是一个有组织的团体，是有一位灵魂舵手的团体。杜庆洁团长是一位非常有亲和力的人，外型娇小，从里到外散发一种迷人的气质。一颗博爱的心以及坚韧不拔的性格让她克服困难，带领铿锵玫瑰从小众到大众，从一种生活的自救到生命的绽放。一路相伴而来，从开始的给予，到后来源源不断的收获，自己内心深处充满了对"铿锵玫瑰战友团"这个团体的尊重与祝福，祝愿阳光撒遍大地，祝愿"铿锵玫瑰战友团"愈久弥香。

刘立凡

作为一个患乳腺病的幸运儿，我由衷地祝福乳腺病的姐妹们用大爱托起健康和幸福。心中时刻充满欢喜心、慈悲心、包容心，用智慧打开生命的密码。疾病是块敲门砖而非敌人，故应善待疾病，反思反省，痛而思过，病则自愈。心有不通，身有淤堵。心要放得下世界，魂才能真正归隐天地。生病是情绪能量在身体的严重堵塞，真正的治病是从内心的解脱开始。希望姐妹们要从健康的生活方式、健康的思维认知着手，将药房变厨房，学会养生，救己、救家、救社会。

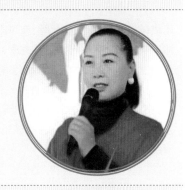

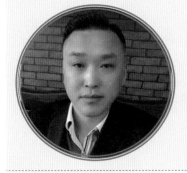

梁广帅

铿锵玫瑰是一种信念，承载着前行的动力；铿锵玫瑰是一片沃土，孕育着温暖的力量；铿锵玫瑰是一条丝带，系着人们的大爱之心。人人都拥有一颗爱心，那就行动吧，用全身心的爱给需要温暖的人送去阳光！

李利军

亲爱的粉红战士，健康快乐、气质优雅、洒脱自信永远是你们的主题！家人、朋友对你深深的爱永远保卫着你，你是我们永恒的主题！上帝保佑你！千言万语化为一句祝福，希望你早日康复，我们大家都会比以前更爱你！家人、好友都在爱着你，支持你！你的生命不再属于你自己，而是属于所有爱你的人！你的康复就是我们的幸福。人在身处逆境时，适应环境的能力实在惊人，人可以忍受不幸，也可以战胜不幸，因为人有着惊人的潜力，只要立志发挥它，就一定能渡过难关，愿你保持好心情，康复一定行！

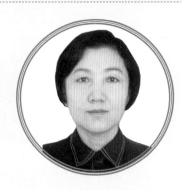

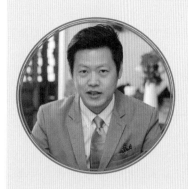

叶峻诚

　　我经常在看影视作品的时候就会想，如果我是剧中的某某某，我的一生像他一样的经历，我会怎么选择？我会怎么过这一生？会和剧中一样吗？我觉得人生在世，精彩是最重要的，每个人的一生日拥千顷夜卧八尺，人生不过是一趟体验之旅，谁也带不走分文，所以开心、快乐、精彩最重要！哲学家尼采说过：每一个不曾起舞的日子，都是对生命的辜负。今天，是我们余生中最年轻的一天，有什么理由不开心呢？祝我们都开心地过好每一天。

王　蕾

　　十年铿锵，不负初心。在这个特殊的时刻，我向乳腺癌患者表示最诚挚的祝福！感谢你们在过去的十年里，用自己从病弱到坚强的成长过程，用自己的涅槃重生，诠释对生命的敬畏和礼赞，为乳腺癌患者和家属提供了无私的支持和鼓励，为推广癌症预防知识做出了积极的贡献。祝愿你们在未来的工作中，继续发扬"铿锵玫瑰战友团"的精神，为更多癌症患者及其家属带来希望和力量。同时，我也祝福所有乳腺癌患者能够坚强勇敢，战胜病魔，重获健康和幸福！

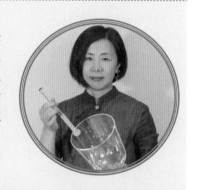

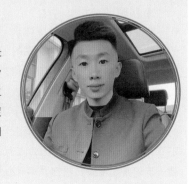

郑玉洁

　　缘起公益，初见"铿锵玫瑰战友团"就被大家的阳光乐观所吸引，很荣幸可以携手见证大家的美好，为大家服务送祝福，所有的磨砺都是为了遇见最好的自己，祝福庆洁姐与"铿锵玫瑰战友团"的天使们眼角带笑，月光不染眉梢；温柔不变，一生幸福久安。年华无恙，喜乐平安！

田宏印

　　我想对所有的乳腺癌患者说：其实乳腺癌不是人生的尽头，而是该转弯了，乳腺癌可能是上天给你敲的警钟，也可以说是上帝赐予的一份礼物，目的是让我们学会善待自己，学会放下，学会如何生活得更精彩。同时要学会感恩，感恩我们拥有的一切，就算是癌症我们也得从它这得到点什么！加油，你们是最美丽的天使，让我们一起向光前行！！！

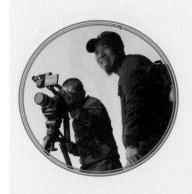

张选华

战友们十年如一日用爱和行动为乳腺癌患友提供支持和帮助，让很多患友都重拾战胜病患的信心，家庭重新焕发生机。战友们为公益宣传乳腺癌防治工作付出长期努力，让更多女性关注乳腺健康问题，做到早发现、早治疗，正确对待乳腺健康问题，这些事迹非常值得弘扬和传播。拍摄公益节目期间，我也现场感受到战友们彼此的关爱和支持，大家一起努力，携手走过艰难的抗癌之路，让更多病友一起重建被病患击碎的家庭和幸福生活，积极正确地配合治疗，重燃生活的热情和光彩！最后，祝福所有乳腺癌患者能战胜疾病，身体健康，家庭幸福！

张伟泽

在几年前的世界乳腺癌宣传日那天，"铿锵玫瑰战友团"以乐观战胜病痛的故事，在央视新闻频道《共同关注》栏目播出，节目一上来就是她们的T台走秀。作为这个片子的采访记者，"走秀"当天，我在现场被战友团这些阿姨和大姐姐们的表现给惊住了，那种激情和活力扑面而来，换作任何一个人，都不会相信她们是一群身患乳腺癌的人。

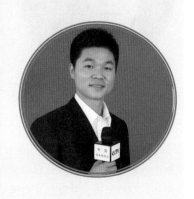

虽然身患绝症，但她们的内心却是无比健康、无比阳光的。她们学模特步，练瑜伽，玩茶艺，旅游运动，载歌载舞，用正向的行为去收获美好心情，影响身边人。正是这种积极的心态，让她们走到了一起，让她们重新找到快乐，对生活充满信心和希望。经过努力，她们一个个战胜了病痛，活出了新的精彩人生。就连医学专家世纪坛医院乳腺科主任李艳萍也称赞她们："集体的力量，快乐的力量。不断地给自己鼓劲，也鼓励了身边人，形成了一种正向的能量，正向的循环。"

人生的价值不在于长度，而在于宽度、厚度和高度，"铿锵玫瑰战友团"正是一群有宽度、厚度和高度的人。其经验值得被借鉴，其人生值得被尊敬！

公益节目导演　何　彪

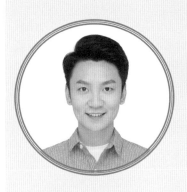

2016年，我因制作一档公益节目而知道了"铿锵玫瑰战友团"，认识了团长杜庆洁和团里的姐姐们。那次初见面通过深度采访，我深受感动的是这群姐姐们竟然因一段痛苦的患癌经历，而使得她们身上有了一道正义、璀璨、如同天使的光。记得有位姐姐说道"家属对患者的关心说一千道一万，不如我们来劝她一句，因为我们是过来人！"面对疾病，我们的语言是这么的无力和弱小，而这群姐姐们传递的价值也因此而无人能抵。也因为"铿锵玫瑰战友团"，我自2016年起就改掉了以往和大多人一样习惯用的市侩祝福语，从此只祝福大家健康、快乐和平安！

朱珮霞

祝愿是春风,幸福是帆!欢乐是水,健康是船!祝愿的春风吹着幸福的帆,欢乐的水载着健康的船飘向你,愿你在汪洋中,向着光的方向,扬帆起航!点点星光点点明,缕缕春风缕缕情!愿美丽的你们,在滚烫的人生里,活出自己的光!向阳而生,如沐春风!

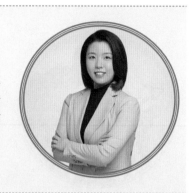

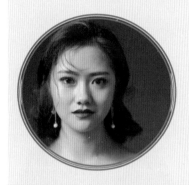

张梦平

玫瑰不仅美丽而且有坚强的生命力量,"铿锵玫瑰战友团"的战友们亦是如此。她们积极乐观,携手战胜病魔,更是帮助广大女性群体在抗癌路上不再孤单,帮助更多的人走出逆境的"坑",温暖着所有人!是我们学习的榜样!也祝福正在受苦的人们战胜病魔!顺利过关!

赵　爽

乳腺癌,这三个字像是一把双刃剑,一刃在她们身心留下伤口;一刃划破黑暗与过去,让她们发现更美好的自己。从囿于成见,到对生活主动出击,我看到了杜庆洁女士和其他玫瑰战士们阳光、自信的一面,这也让同样身为女性的我重新审视自己的生活态度。感谢"铿锵玫瑰们",也祝愿你们,下一个十年,依旧光芒万丈。

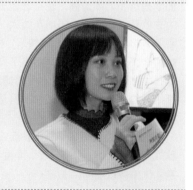

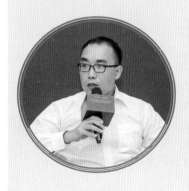

王　维

一次偶然的机会,让我与杜庆洁女士结识,在她的人格魅力的感染下,我了解了她所从事的这个伟大事业——抗乳腺癌及相关领域知识。在这个过程中,我逐步了解了这一事业的艰辛不易及杜庆洁女士十年的不懈付出,也被这群最可爱的人所感动,全身心地协助杜庆洁女士努力做好自己力所能及的事情。时光荏苒,十年弹指一挥间,在杜庆洁女士的带领下大家取得了丰硕的成绩,也体味了这其中的酸甜苦辣,但我们一直在努力,坚定地向前走着。展望未来,相信这个事业会更加美好,造福更多普通人,大家齐心协力,共同开启新的篇章。

汪　畅

2020年刚毕业之际，我有幸因采访认识了杜老师，也认识了"铿锵玫瑰战友团"的"战友们"，深聊后才知道，漫漫长夜里，每个人都经历了那么多不为人知的苦痛。好在，病痛没有阻挡她们旺盛的生命力，一起玩乐时的欢声笑语，一起做公益时的炙热爱心，一切都留在了大家的心里。祝愿大家人生漫长而不虚度，平平安安健健康康。

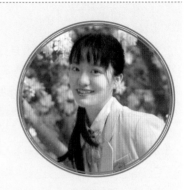

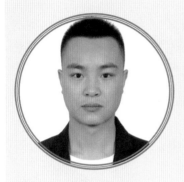

朱健明

在节目录制过程中我结识了"铿锵玫瑰战友团"的朋友们，被她们的乐观和坚强所打动。她们不仅彼此温暖，笑对人生，还热衷公益，帮助了身边更多的人，在她们身上看到了满满的正能量。祝福"铿锵玫瑰战友团"的朋友们活出人生的精彩，用无私的爱带领更多的朋友走向健康，快乐。

李　静

你们彼此扶持、共同前行，不仅仅在疾病知识上互相帮助，更在心灵上给予支持和鼓励。你们向全体女性宣传了乳腺健康的重要性。在这个特殊的日子里，祝福你们的新书能够在社会上引起广泛的关注，在乳腺癌防治方面发挥积极的作用，同时也带给更多的人力量和勇气。愿你们铮铮铁骨，依然铿锵如昔，为乳腺癌患者和预防工作做出更多的贡献！

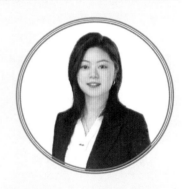

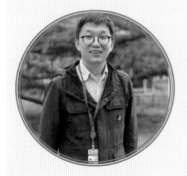

张周项

"患者"不应该是界定大家一生的标签，"乳腺癌"更不应当成为各位终身生活在其中的阴影。随着医学的进步，癌症早已不再是可怕的病症，与TA共存是患者的常态，如何与TA更好、更舒适地共存则是大家的智慧。这本书就是"铿锵玫瑰战友团"关爱大家的成果，也是这个团体互助互爱的体现。祝各位患者生活愉快，早日战胜乳腺癌！

陈铭华

人生旅程中，每个人都有自己追求和珍惜的东西，黑暗使人更加珍惜光明，寂静使人更加喜爱声音，经历疾病的痛楚使人更加向往健康和未来的美好生活，最美丽的东西，看不见也摸不着，要靠心灵去感受。有幸认识这样一个群体——"铿锵玫瑰战友团"的姐妹们，十年来她们凭借坚定的毅力，乐观向上的心态，同时对未来美好的生活无限的信心与向往，感染和感动着身边的每一个人。

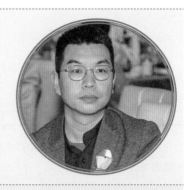

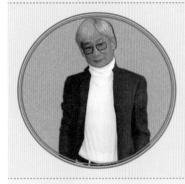

林建国

值此"铿锵玫瑰战友团"走过十年之际，我一个多半过程的参与者，对你们并通过你们，向全体的玫瑰战友们致以十年庆的祝贺！十年来你们始终坚守着坚定的信念，即团结一心共抗疾病，相互温暖，相互增强意志，走向新生。可歌可泣的事迹证明了你们做到了！并且出色地完成了身心两方面的全新花一样的绽放！祝你们身心痊愈，迎接新的生活！

田洪海

六年前，我有幸结识杜庆洁团长，在星星点点的活动参与下，见证了战友团为天下乳腺癌患者所做的努力！她们孜孜不倦，点燃自己，用每一份光和热去温暖，去引领患者走在心理建设、身体康复的道路上！成立十年，风风雨雨并不容易。她们用耐心和毅力持之以恒地为其他患者服务的精神让人感动。

十年玫瑰，铿锵绽放，

不忘初心，砥砺前行。

敬——最好的青春年华，

敬——最美的铿锵玫瑰！

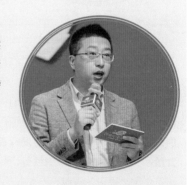

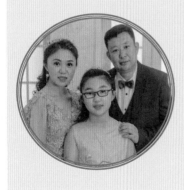

包 钢

2013年孩子妈妈查出乳腺癌，对于这个年轻的小家庭如同正在盛开花朵般开始慢慢枯萎、凋零。我对海莹说，定个自己能力所及范围之内完成的目标吧，这样你的心情就会十分愉悦。从1个月、1年、5年、10年……就这样在抗癌的道路上一起走过风风雨雨，转眼我们的孩子也11岁了。玫瑰花的前世今生，鲜花变干花，每一次蜕变都能成为一道风景，时间改变了一切，生活中点滴的事都是很平凡，甚至渺小，母亲这个角色世上最伟大的人，家庭是她们最温暖的港湾，最坚实的依靠。经历了那黑夜中的呜咽与怒吼后，最后站在光里的才是英雄！

吕 妍

人生最大的幸福是健康，而最大的痛楚多是疾病所导致，我的妈妈在 6 年前不幸患上乳腺癌，只有经历过的人才知其中的艰辛，从术前心理建设、手术、术后化疗、放疗、靶向，一个不落，但妈妈很幸运，遇到了技术精湛的医师、积极乐观的病友，在我们最彷徨无助、心力交瘁时候，陪伴并鼓励妈妈勇敢地坚持了下来。癌症虽然是一大杀手，但是它也有脆弱的一面，也有害怕的东西，那就是高兴。病魔往往会最先攻破人的心理防线，让患者对生活失去信心，所以坚强自信心与乐观向上的心情则是战胜癌病的关键。调整自己的情绪，保持人体各部机能的正常有序，坚信山重水复疑无路，柳暗花明又一村，人生中没有过不去的坎，一定能痊愈，保持良好的心态，祝愿在抗癌路上的粉红战士们都能摆脱病魔的束缚，拥抱美好的明天！

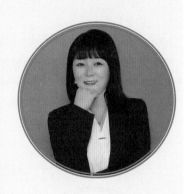

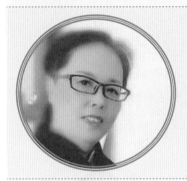

卢秀琴

愿姐妹们保重身体，虽已完成治疗但还要以自己的身体为重。不要过度劳累，愿姐妹们保持好的心态，每天开心快乐就好。好的心态是我们保持好的身体的基本要素，心态好身体就好，身体好家庭才美好。愿姐妹们家庭和睦，生活美满，在抗癌的路上才能走得更远。愿姐妹们越来越美丽，越来越漂亮，越来越美好，每天都在欢声笑语中度过。在这美好的时光里让我们带上"开心快乐"，拿好"幸福美满"，拎着"欢声笑语"，继续在抗癌的路上前进。

何 鹏

我很荣幸有机会为"铿锵玫瑰战友团"这么优秀的组织来服务。我们一起登上过长城，在那里我体会到你们的坚强和勇敢；我们又在影棚里一起拍摄了这本书的图片，让我又体会到了各位的开朗和乐观。现在是战友团十周年的生日，在此我祝福"铿锵玫瑰战友团"十周年生日快乐。希望在未来的日子里，战友团发展得越来越好，每个成员都有满满的获得感，互相促进不断成长。愿大家携手前进，走过一个十年又一个十年，直到永远。

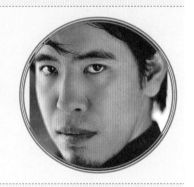

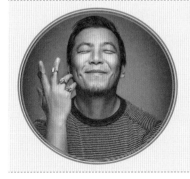

宣 野

每一次拍摄中，我都能感受到点燃的生命在发光发热；那种顽强的生命力是源自相互的关怀与鼓励；天使，对，就是天使，天使般地守护着彼此。大家的心凝聚在一起拥有了这超越生命的力量。

柴金辰

对于癌症患者来说，心中是否存在希望是很重要的一环。面对强大的病魔来说，希望虽然像蜡烛一样微弱，但可以带人走出黑暗。108 位粉红战士们恰似一根又一根的蜡烛，给无数患者带去了希望，帮助她们走出阴霾，好像光明的使者。祝所有的粉红战士们在每一天都能健康、平安、喜乐！

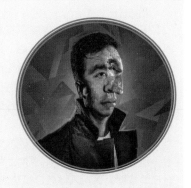

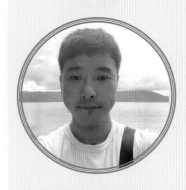

何 欢

晚风，吹走无数隐痛。

遥望无尽星空，忘掉那些我不曾，

湖面上闪烁的点点流萤，夜空中点点的星。

晚风轻轻飘荡，心事都不去想，那失望也不失望，惆怅也不惆怅，都在风中飞扬。

晚风轻轻飘荡，随我迎波逐浪，那欢畅都更欢畅，幻想更幻想，就想让你一直在身旁。

孙伟强

我跟杜姐合作十年了，期间看到了她的艰辛，也感受到了所有乳腺癌患者的善良和乐观。有今天的健康，才有明天的幸福，你们照顾好自己，才是最好的选择。我祝福所有的粉红战友们，未来的日子，一直健康、快乐。

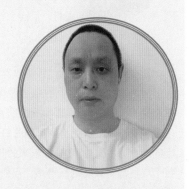

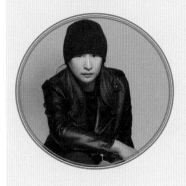

温 丽

一路同行十余年，见证"铿锵玫瑰战友团"成员的初始和成长，我感到十分的自豪。现在"铿锵玫瑰战友团"用图书记录康复过程，将积极乐观、直面困难、永不放弃的态度和信念传递给广大的女性朋友，你们是最伟大，最可爱的人。你们像光一样，带给身边每一个人温暖与希望！你们深深地感染着我！也影响着我！我是一个悲观的人，可是每一次见面都让我在你们身上吸取到非同一般的能量！那种乐观的心态感染着我！同时也让我充满能量！携手同行，一路有你，生活将会更加美好！